被遗忘的古方

（第二辑）

主　编　钟相根　窦　豆

副主编　邱旭东　徐　爽　李志鸣

编　委（按姓氏笔画排序）

王　丹　王佳丽　宋雨萱

张卫平　高艺宁

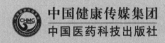

中国健康传媒集团

中国医药科技出版社

内 容 提 要

　　本书作者查阅了大量的文献资料，撷英取华，将一些名医喜用但并不为人熟知的中医古方收入本书，共计 51 首。每首方剂从来源、组成、用法、功效、主治、方解、名医经验、临床应用方面予以详细介绍，最后用方剂歌诀予以总结，以便读者记忆掌握。全书内容丰富，资料珍贵难得，值得中医院校师生、临床医生收藏研读。

图书在版编目（CIP）数据

　　被遗忘的古方. 第二辑 / 钟相根，窦豆主编. — 北京：中国医药科技出版社，2021.1

　　ISBN 978-7-5214-2102-6

　　Ⅰ．①被… Ⅱ．①钟…②窦… Ⅲ．①方剂–汇编–中国–古代 Ⅳ．①R289.2

　　中国版本图书馆 CIP 数据核字（2020）第 208810 号

美术编辑　　陈君杞
版式设计

出版　**中国健康传媒集团 | 中国医药科技出版社**
地址　北京市海淀区文慧园北路甲 22 号
邮编　100082
电话　发行：010-62227427　邮购：010-62236938
网址　www.cmstp.com
规格　710×1000mm　¹⁄₁₆
印张　15½
字数　241 千字
版次　2021 年 1 月第 1 版
印次　2022 年 10 月第 2 次印刷
印刷　三河市百盛印装有限公司
经销　全国各地新华书店
书号　ISBN 978-7-5214-2102-6
定价　**39.80 元**

获取新书信息、投稿、为图书纠错，请扫码联系我们。

中医方剂，是历代医家临床经验的结晶，是中医临床防病治病的主要手段。纵观秦汉以来，新方创制不断增加，载方文献汗牛充栋，组方理论渐趋完善，为中华民族的健康和繁衍昌盛作出了巨大贡献。

然而，中医方剂数量众多。彭怀仁主编的《中医方剂大辞典》收载有方名的方剂约 10 万首，而全国高等中医药院校规划教材《方剂学》介绍方剂仅 300 余首，因此，有大量方剂并不为众人熟知，随着时间流逝，慢慢地已被后人遗忘。

纵观近现代名医成才之路，有个非常有趣的现象，即每位名医都有几首自己临床应用非常得心应手的古方，并积累了大量经得起时间、实践检验的古方应用经验，形成了自己独特的认识。如已故名医江尔逊喜用"金沸草散"治咳嗽，云："数十年来，余治咳嗽，无论新久，亦无论表里寒热虚实，恒喜用此方化裁。"国医大师伍炳彩喜用《温病条辨》之"杏仁汤"，称此方为"夏秋季退热神剂"。然而，这些古方并没有被《方剂学》教材收录，不为人熟知；有些古方虽见诸《方剂学》教材，他人并不陌生，然其临床运用之要妙并没有为他人掌握，极大地限制了该古方的临床应用。这些名医历经多年积累的古方应用经验，已成为中医药学宝库中重要的组成部分，挖掘整理并继承发扬这些古方应用经验，具有十分重要的现实意义。

有感于此，我们一直想把当代名医各自所掌握的古方收集成册，广而告之，如此更多的医者会用这些古方去救助更多的病人，服务于健康中国这一国家战略。《被遗忘的古方（第一辑）》已于 2018 年 4 月出版，临床医生很是受益。又经 3 年的收集整理，集成《被遗忘的古方（第二辑）》，以飨读者。

编　者

2020 年 10 月

Contents 目 录

白金丸 01

【来源】

白金丸，源于明·吴崑《医方考·卷五·癫狂门第四十九》。

【组成】

白矾三两　郁金（须四川蝉腹者为真）七两

【用法】

二共为末，糊丸梧桐子大。每服五六十丸，温汤下。《医方集解》以薄荷汤糊丸。

【功效】

开郁涤痰，安神定志。

【主治】

忧郁气结；痰涎阻塞包络、心窍所致癫狂证；一切痫病，久不愈；喉风乳蛾。

【方解】

郁金入心开窍，入血活血凉血，入肝经能行气解郁，为"清气化痰、散瘀血之药也"；白矾咸寒，能软顽痰。二药相合，使痰与血各安其所、各循其道，邪去而气结得散，情志得舒，通过治痰、治血，以达治气之功。正如《医方集解》记载"白矾酸咸，能软顽痰；郁金苦辛，能去恶血。痰血去则心窍开而痰已矣"。

【名医经验】

国医大师余瀛鳌教授治疗癫痫几乎每方必用白金丸，且白矾与郁金的比例为1:4。白金丸行经络而清热祛痰、入心而安神定志，有开郁涤痰之功。临床使用抓住苔腻、脉滑等有痰之征象。[许霞，余瀛鳌．余瀛鳌教授治疗癫痫验案举隅．浙江中医药大学学报，2016，40（7）：543-544.]

【临床应用】

案 1　癫痫（余瀛鳌医案）

黄某，男，16 岁。2009 年 9 月 23 日初诊。9 岁时确诊癫痫，无外伤史。经四处求诊无效，特来我处。现基本 2 天发作 1 次，发作时神昏、摔跌，甚至突然仆倒，昏不知人，口吐涎沫，声如羊叫。舌尖红、苔黄腻，脉滑弦。治以潜镇止痫、清热化痰通络。处方：生牡蛎（先煎）30g，生龙齿（先煎）24g，白矾（先煎）2.5g，郁金、柏子仁、川黄连、桃仁、杏仁、远志、竹茹各 10g，胆南星、陈皮、姜半夏各 6g，鸡血藤 15g。每日 1 剂，浓煎分服，共 18 剂，每服 6 剂休息 1 天。

二诊：2009 年 10 月 14 日。上药进服 3 天时发作 1 次，后再发作 2 次，有痰。苔厚腻，脉滑、弦象不著。治以潜镇止痫、化痰通络。药用：生龙齿（先煎）30g，珍珠母（先煎）24g，白矾（先煎）2.5g，鸡血藤、川芎各 15g，地龙 12g，郁金、远志、竹茹、桃仁、杏仁各 10g，琥珀末（分冲）1.2g，胆南星、僵蚕、姜半夏各 6g。每日 1 剂，浓煎分服，共 24 剂，每服 6 剂休息 1 天。

三诊：2009 年 11 月 11 日。上药服用后至今未见发作，痰症亦不显著。治以潜镇止痫、健脾化痰通络。处方：生牡蛎（先煎）30g，白矾（先煎）2.5g，郁金、竹茹、桃仁、杏仁各 10g，丹参 15g，薏苡仁 20g，胆南星、姜半夏各 6g。每日 1 剂，浓煎分服，共 24 剂，每服 6 剂休息 1 天。

原按　此案为小儿癫痫案。世人皆以先天因素及痰、火、惊、气、血为小儿癫痫致病之源，余师独认为痰浊不化、心神不宁为其主要病机，十分强调痰在发病中的重要性。此亦秉承先贤旨意。如《丹溪心法·痫》中所说："痫证有五……无非痰涎壅塞、迷阊孔窍。"元·曾世荣《活幼口议·痫疾证候》中论述惊、风、食三痫发病时说："风痫有热生痰……食痫因食而致惊，食未克化，气仵关膈之间，生痰致风，由风成痫……善治惊痫者，化其痰，和其气。"不仅强调了痰在痫证中发病机制的作用，而且治疗时作为首选治法。明代龚廷贤《古今医鉴·五痫》更是断言痫证"皆是痰迷心窍"，方贤《奇效良方·五痫》中有"痰痫"之说。沈金鳌《幼科释迷·痫痉》中亦云："然诸痫证，莫不有痰，咽喉梗塞，声出多般。"足见余师博通古今，治疗中以潜镇止痫、化痰通络为其大法。二诊时因起效不显，故加重化痰、潜镇之力，于是效如桴鼓。[许霞，余瀛鳌.余瀛鳌教授治疗癫痫验案举隅.浙江中医药大学学报，2016，40（7）：543-544.]

案2 癫痫（余瀛鳌医案）

张某某，男，18岁。初诊：2008年12月3日。2008初头部外伤骨折住院，出院后右侧偶有头痛隐隐，约半年后出现阵发性昏仆，醒后如常人，仍能从事体力劳动，未予介意。近月来昏仆发作频频，夜寐不安，易于惊醒，骨折处有轻度压痛。舌质紫暗、舌尖红、苔黄微腻，脉弦涩。治宜潜镇止痫、活血通络，兼以宁神止痛。处方：生牡蛎（先煎）30g，珍珠母（先煎）24g，白矾（先煎）2.5g，郁金、远志、桃仁、杏仁各10g，胆南星、陈皮各6g，丹参15g，夜交藤、赤芍、杭白芍各12g，橘红5g。每日1剂，浓煎分服，共18剂，每服6剂休息1天。

二诊：2008年12月24日。眩晕减轻，头痛消失，昏仆未发作，夜能安寐，舌苔薄黄，脉小弦。继以活血通络、潜镇止痫。药用：生牡蛎（先煎）30g，生龙齿（先煎）24g，白矾（先煎）2.5g，丹参15g，青、陈皮各4g，川芎、郁金、桃仁、杏仁、赤芍、白芍、丝瓜络、竹茹各10g，胆南星6g。每日1剂，浓煎分服，共24剂，每服6剂休息1天。

原按 本案乃头额受伤，血络受损，血气外溢，流滞脉外，阻塞脑络，致心神失养、清窍空虚而发病。宋·杨仁斋在《仁斋直指小儿方·发痫方论》指出："大概血滞心窍，邪气在心，积惊成痫……治宜通行心经、调平心血、顺气豁痰。"余师治疗正秉承此意，临证中在潜镇止痫的同时，时刻不忘活血通络。余师认为，癫痫发作时人体脏腑气血失去平衡而发生紊乱，气机紊乱必然导致血流不畅，因为气和血有密切的联系，气滞以后血流瘀阻，血瘀以后气机更加不利，所以在治疗癫痫时，尤其是治疗外伤性癫痫时，运用活血化瘀的药物可以提高疗效。常用活血药物有川芎、赤芍、丹参、桃仁、红花、鸡血藤等。[许霞，余瀛鳌.余瀛鳌教授治疗癫痫验案举隅.浙江中医药大学学报，2016，40（7）：543-544.]

案3　癔病性心绞痛（仝小林医案）

某某，男，48岁。病人无明显诱因出现眩晕，心前区疼痛憋闷、有压榨感。急诊查心电图及心肌酶等检查均无异常，诊为癔病性心绞痛。给予吸氧、含服硝酸甘油治疗，诸症缓解不明显。曾服枳实薤白桂枝汤之类中药汤剂无效。现心绞痛症状持续，无其他不适，体重/身高：85kg/170cm。方予白金丸加小陷胸汤：白矾30g，郁金30g，黄连30g，瓜蒌仁30g，清半夏30g。每日1剂，水煎服。服药1周后心痛缓解，继服1周告愈。后随访未再复发，体健。

原按　病人虽以心绞痛诸症就诊，但无明确诊断，也无明显诱因，辨证亦无其他兼症可查，实属疑难；但虑其已服仲圣之胸痹方而无效，结合其形体肥胖，确又实属痰证，虽枳实薤白桂枝汤以通阳散结、祛痰下气为治法，然痰尚有热者，此方不可与之。而试用白金丸合小陷胸汤，以清热涤痰为主，又郁金活血止痛、行气解郁之力强，故药到病除，是对证也。此病人虽无热象，亦有热之可能，临床当多思虑而后治之。[周强，夏乐，吴笛，等.仝小林运用白金丸治疗癔病3则.中国中医药信息杂志，2011，18（6）：91-92.]

案4　癔病性晕厥（仝小林医案）

某某，女，45岁。反复发作性晕厥，每周1次，持续4年。病人每次发作多有情志诱因，倒于安全地，脑电图等检查均无异常。曾服用补益气血之剂1年余，症状无改善。现面白、怕冷。诊为癔病性晕厥。拟白金丸加减：白矾30g，郁金30g，全蝎9g，胆南星15g。每日1剂，水煎服。服药1周后，晕厥未发，后随访告愈。

原按　病人有情志抑郁之诱因，且病已4年，气郁生痰，痰阻气机，发为癔病。其痰为邪，当以除之，故立涤痰开郁之法。药用郁金开郁顺气；白矾、胆南星涤痰燥湿除邪；全蝎祛风定眩。[周强，夏乐，吴笛，等.仝小林运用白金丸治疗癔病3则.中国中医药信息杂志，2011，18（6）：91-92.]

案5　精神分裂症（仝小林医案）

某某，男，65 岁。背胀、背痛 10 余年。自诉背部正中及两侧紧痛感不可名状，咯吐黄色黏痰、量多，情绪低落，处事消极，有轻生念头。曾被诊断为"精神分裂症"，治疗 2 年余，不见好转。查：舌红、苔黄腻，脉滑略数。诊为：郁证；证属痰湿内蕴。拟白金丸、苓桂术甘汤合小陷胸汤：白矾 30g，郁金 30g，茯苓 120g，桂枝 30g，白术 120g，炙甘草 15g，清半夏 30g，黄连 6g，瓜蒌仁 15g，西洋参 6g。每日 1 剂，水煎服。服 6 剂后，情志舒畅，黏痰大减，背胀痛缓解。原方继服 7 剂，告愈。后将该方改丸剂，每日 18g，服 1 个月以巩固疗效。

原按　病人背部不适，因燥痰搏结，阻于经络，督脉受阻，阳气失于通达，呈现低靡情绪。故予白金丸豁痰散结，苓桂术甘汤温阳化饮，合西洋参实脾土、绝痰源；又"病痰饮者，当以温药和之"，加小陷胸宽胸清热涤痰。[周强，夏乐，吴笛，等. 仝小林运用白金丸治疗癫病 3 则. 中国中医药信息杂志，2011，18（6）：91-92.]

案6　癫痫（陈粹吾医案）

邓某某，男，21 岁，芜湖黑白铁社工人。1964 年 11 月 19 日初诊。患癫痫症已 3 年。始发数月 1 次，愈发愈频，近则 1 个月数作。多次就医，不见效机。发前心中烦乱，继而卒然仆倒，不省人事，两目上窜，牙关紧闭，口中不时吐出白沫，喉中痰鸣如锯，有时还发出怪叫，项背强直，四肢瘛疭，一般经 15 分钟左右，方可苏醒。醒后较困，余皆如常。小便常黄，大便时干，脉弦滑有力，舌嫩红多涎、苔微黄而薄腻。缘因脾虚失运，痰湿内聚，肾阴素亏，肝阳易亢，厥阴气逆，夹痰上升、壅塞经络、蒙蔽清窍所致。证势顽固，暂以丸剂缓图，仿温胆合白金丸治之。处方：清半夏 45g，云茯苓 45g，川枳实 30g，薄橘红 30g，淡竹茹 45g，制胆南星 30g，白矾 12g，广郁金 30g，灵磁石 45g，炒建曲 45g，大枣 60g，枸杞子 30g，陈小麦 60g。上药共研极细末，水泛为丸，大若绿豆，朱砂为衣。每次服 6g，每天 2 次，温开水送服。

1965 年 1 月 14 日复诊：经用前药，药证相安。这段时间内，前后只发作 2 次，发作时昏睡时间也趋缩短。脉已弦缓，察苔薄白。为巩固疗效，仍守前方加青礞石 30g，依前炮制，遵原服用。1965 年 6 月底曾托来此就医病人，传来口信称：半年来一切正常，没有复发。

原按 《医家四要》云："痫证者，忽然昏倒不知，口噤牙闭，神昏吐涎，抽搐时之长短不等，而醒后起居饮食一似平人。古人虽听五声，分五脏……其实不越痰、火、惊三字范围。"此论扼要中肯，实可临床师法。该案治疗，即本斯旨。方选温胆汤清化痰热，白金丸祛除风痰，制胆南星蠲顽痰、解痉风，佐灵磁石、枸杞子、陈小麦滋水涵木、宁神平肝。复诊加入青礞石，以增攻痰之力，且可协枳实引痰下行。诸药相合，共奏祛风涤痰、清火宁神之功。邪既去，正得安，痫证岂能不愈？ ［张笑平．陈粹吾医案选录．江苏中医，1965，（8）：29–30.］

方剂速记歌诀

白金丸治癫狂痫，七两郁金三两矾。

郁金苦辛开结气，白矾咸寒软顽痰。

百合汤 02

【来源】

百合汤，源于清·陈修园《医学三字经·心腹痛胸痹方》。

【组成】

百合一两　乌药三钱

【用法】

水两杯，煎七分服。

【功效】

养阴清热，行气止痛。

【主治】

心口痛诸药不效。亦属气痛。治疗胃脘痛证属气郁化火，或热积中脘，服药无效或增剧者。

【方解】

方中百合微寒，甘润清热；乌药辛温，行气止痛。二药配合，凉温相宜，柔中有刚，润而不滞，用于治疗气滞日久化火之胃脘疼痛尤为适宜。

【名医经验】

俞慎初教授常应用百合汤治疗气滞日久化火之胃脘疼痛。然而气滞胃痛日久每多夹瘀，故俞老临床上常加活血祛瘀的丹参一味，组成"加味百合汤"，其功效较原方为著。俞老常用此方治疗胃脘胀痛反复不已，且伴有嗳气嘈杂、纳少口干之症，每取得满意疗效。[刘德荣，杨云明. 俞慎初教授运用陈修园时方的经验. 福建中医学院学报，1994，4（1）：4-5.]

郭老认为二药相伍，一凉一温，一走一守，润而不滞，燥而不过，利于脾胃功能的恢复；并强调可根据病证寒热多少不同灵活调整用量，可不局限于气郁化热之胃痛，对胃气不和之胃痛等均有较好疗效。[谢雪姣，黄政德，吴若霞. 郭振球教授百合汤加味治疗胃痛经验. 浙江中医药大学学报，2012，36（12）：1283-1284.]

【临床应用】

案1 慢性浅表性胃炎（俞慎初医案）

江某某，男，34岁。1992年6月22日诊。病人3年来经常出现胃脘部闷痛。近日胃痛又发作，饥饱均痛，且有灼热感，伴脘胁胀闷，嗳气，纳减口干。5月8日经省立医院胃镜检查诊为"慢性浅表性胃炎"。其脉弦，舌边红、苔白而干。此属气滞化火之胃脘痛，治宜理气清热、养胃止痛。处方：京丹参12g，苏百合22g，台乌药6g，毛柴胡6g，杭白芍10g，绿枳壳6g，甘草3g，川郁金10g，干石斛10g，明玉竹10g，怀山药12g，谷麦芽各15g。水煎服。服5剂后，胃脘疼痛明显减轻，口干改善，食量稍增。前方加川厚朴根6g，又续服7剂后胃痛获愈。

原按 俞老对百合汤颇为赞赏，认为方中百合微寒甘润清热，乌药辛温行气止痛，两药配合，凉温相宜、柔中有刚、润而不滞，用于治疗气滞日久化火之胃脘疼痛尤为适宜。然而气滞胃痛日久每多夹瘀，故俞老临床上常加活血祛瘀的丹参一味，组成"加味百合汤"，其功效较原方为著。俞老常用此方治疗胃脘胀痛反复不已，且伴有嗳气嘈杂、纳少口干之症，每取得满意疗效。临床上如见脘胁胀闷较甚者，多与四逆散合方治疗；以胃痛为主者，加川楝子、延胡索、川郁金；泛酸加吴茱萸、黄连、海螵蛸；倦怠乏力、食欲不振者，加太子参、怀山药、白术、谷麦芽；口干咽燥者，加石斛、玉竹等。[刘德荣，杨云明. 俞慎初教授运用陈修园

时方的经验. 福建中医学院学报，1994，4（1）：4-5.]

案2　胆汁反流性胃炎（郭振球医案）

某某，女，57岁。于2009年9月23日就诊。主诉：胃脘胀痛半年。现病史：病人于2008年12月行"胆囊切除术"，术后饮食不节，诱发脘腹闷胀，未予重视。近半年胃脘部胀痛明显，逐渐加重。胃镜显示：① 胆汁反流性胃炎；② 糜烂性食管炎、贲门口炎。现症见：脘腹胀痛，呃逆，时头晕欲呕，不思饮食，口干，小便黄，大便干，舌红、苔黄微腻，脉弦数。诊断：胃痛。证型：痰热中阻，胃气不和。方药：百合15g，乌药10g，法半夏5g，橘皮10g，竹茹10g，枇杷叶10g，麦冬15g，茯苓15g。1日1剂，水煎服，共10剂。

二诊（2009年10月14日）：病人诉服上药后，胃胀痛明显减轻，纳差，不呕；偶有头晕，口干，二便调，舌淡红、苔薄白微腻，脉弦。诊断：胃痛。证型：胃阴不足。处方：前方加白参15g，石斛10g，桑椹6g。继服7剂以善后。

原按　胃痛是由于胃气阻滞、胃络瘀阻、胃失所养、不通则痛导致的以上腹胃脘部发生疼痛为主症的一种脾胃肠病证。导致胃气阻滞有食积、痰滞、情志不畅等诸多原因。《素问·痹论》曰："饮食自倍，肠胃乃伤。"饮食不慎，损伤脾胃，饮食停滞，致使胃气失和、胃中气机阻滞、不通则痛，可见脘腹胀痛；脾胃升降相因，胃病日久累及于脾，脾失健运、升清无力则见头晕；日久痰浊渐生，郁而化热，则见口干、溲黄、便干、舌苔黄腻等痰热内阻之象。故方用百合汤清热润燥、行气解郁，合橘皮竹茹汤清热化痰、和胃止呕。二诊痰热渐清，但因有胃阴不足的征象，故继服前方益胃生津、和胃止痛以巩固疗效。[谢雪姣，黄政德，吴若霞. 郭振球教授百合汤加味治疗胃痛经验. 浙江中医药大学学报，2012，36（12）：1283-1284.]

方剂速记歌诀

百合汤出三字经，百合养阴热亦清。
气郁化火胃脘痛，乌药止痛气须行。

柏叶汤 03

【来源】

柏叶汤，源于东汉·张仲景《金匮要略·卷中》。

【组成】

柏叶三两　干姜三两　艾叶三把

【用法】

以水五升，取马通汁一升，合煮，取一升，分温再服。

【功效】

温中止血。

【主治】

吐血不止。

【方解】

方中侧柏叶性味苦涩，清降止血，又有涩敛之性；干姜、艾叶温中散寒，收涩止血；马通微温，止血而引血下行。（如无马通汁，童便代之。童便者，引血下行以除虚热）四药合用，共奏温经摄血之效。

【名医经验】

原方中的马通汁现多用童便代替。老中医陈建华用柏叶汤治疗肠风下血，取柏叶汤之温，又入阿胶止血，并佐以槐花、荆芥炭，实属溯本求源之举。[陈瑞春. 老中医陈建华遗案. 江西中医药，1988，（6）：2–3.]

刘方柏教授认为柏叶汤为温阳摄血剂，方中柏叶可用止任何类型的出血证，临床不具有实热火动指征，且久经治疗不效者一律以本方为主。以本方治疗出血证应当症见素体虚弱且有一派虚寒之象。[刘方柏. 论冷僻经方的临床唤醒. 上海中医药杂志，2011，45（1）：29–32.]

名老中医龚志贤多用炮姜或姜炭代替原方中之干姜，去干姜辛热燥烈之性，又能增强止血之功。用本方治疗各种虚寒出血证时，需要明确疾病之标本。标急当先治其标，宜温中止血；血止后，缓则应求其本。[名老中医龚志贤临床经验荟萃（14）. 中国乡村医药，2004，11（6）：63–64.]

【临床应用】

案 1 胃溃疡出血（蒲辅周医案）

段某，男，38 岁，干部。1960 年 10 月 1 日初诊。旧有胃溃疡病，并有胃出血史。前 20 日大便检查潜血阳性，近因过度疲劳，加之公出逢大雨受冷，饮葡萄酒一杯后，突然发生吐血不止，精神萎靡。急送某医院检查为胃出血，经住院治疗 2 日，大口吐血仍不止，恐导致胃穿孔，决定立即施行手术，迟则将失去手术机会，而病人家属不同意，半夜后请蒲老处一方止血。蒲老曰："吐血已两昼夜，若未穿孔，尚可以服药止之。"询其原因由受寒饮酒致血上溢，未可以凉药止血，宜用《金匮要略》侧柏叶汤，以温通胃阳、消瘀止血。处方：侧柏叶 9g，炮干姜 6g，艾叶 6g。浓煎取汁，兑童便 60mL，频频服之。

次晨往诊：吐血渐止，脉沉细涩，舌质淡、无苔。原方再进，加西洋参 12g 益气摄血、三七（研末吞）6g 止血消瘀，频频服之。

次日复诊：血止，神安欲寐，知饥思食，并转矢气，脉两寸微、关尺沉弱，舌质淡、无苔。此乃气弱血虚之象，但在大失血之后，脉症相符为吉。治宜温运脾阳，并养荣血，佐以消瘀。主以理中汤，加归、芍补血，佐以三七消瘀。服后微有头晕耳鸣，脉细数。此为虚热上冲所致。于前方内加入地骨皮 6g、藕节 9g，浓煎取汁，仍兑童便 60mL 续服。

复诊：诸症悉平，脉亦缓和，纳谷增加，但转矢气而无大便。继宜益气补血、养阴润燥兼消瘀之剂。处方：白人参 9g，柏子仁 6g，肉苁蓉 12g，火麻仁（打）12g，甜当归 6g，藕节 15g，新会皮 3g，山楂肉 3g。浓煎取汁，清阿胶（烊化）12g 和童便 60mL 兑入，分 4 次温服。服后宿粪渐下，食眠俱佳，大便检查潜血阴性。嘱其停药，以饮食调养，逐渐恢复健康。

原按 本例旧有胃损之证，素不饮酒，骤因受寒饮酒，寒热相攻，致血上溢，非热极吐血可比，故主以温降之法，采用侧柏叶汤。柏叶轻清，气香味甘，能清热止血；佐以姜、艾辛温，合以童便咸寒降逆消瘀，温通清降并行，故服后血即渐止。再剂加三七、西洋参，益气消瘀止血，因而得以避免手术，给我们很大的启发。继以理中法温运脾阳，盖因脾胃为中州之司，而甘温有固血之用。服后微见头晕耳鸣，知其虚热上冲，则佐以地骨皮凉血不滞、藕节通络消瘀，使以童便降火。服后诸症悉平，脉和睡安。终以益气补血、滋阴润燥而善其后。蒲老指出：此非热邪传经迫血妄行，故不用寒凉止血之法。若不知其所因，误用寒凉，必然血凝气阻而危殆立至。［中国中医研究院主编. 蒲辅周医案. 北京：人民卫生出版社，2005：34-36.］

案2 咯血（李寿山医案）

徐某，男，60 岁。1962 年 2 月初诊。病史与主诉：患咳喘病 20 余年，每届冬春发病，且伴咳血。半个月前因外感诱发咳嗽、大咯血，经北京某医院诊为支气管扩张咯血、肺结核瘤、肺不张。经西医及中药十灰散、咳血方等治疗均未奏效，特邀余赴京会诊。症见：精神萎靡，面色苍白，形态虚浮，烦躁汗出，呼吸困难，不能平卧，语声低微，喉有痰鸣；咳中带血，其色浅红或暗红有块，每次 100～200mL；心悸乏力，不欲进食，二便尚可。舌质淡而胖嫩、苔黑而润，脉象虚数。辨证：素体阳虚，卫外不固，外邪袭肺，肺失宣降，久致肺气亏虚，血失统摄，热随血失，阳气愈虚；为阳虚夹寒不能摄血之证。治则：温经止血。药用：侧柏叶 20g，炮姜 15g，艾叶 10g，西洋参 25g。水煎频服。童便 100mL，每次药前先服 5～10mL。药后咳血渐少，翌日会诊，诸医皆有悦色。服至 6 剂，血已止，遂用生脉散加阿胶，以西洋参代人参扶阳，以资善后。服药 10 余剂，病人纳增体健，神采奕奕，诸症霍然而平。

原按 吐衄血者一般属于血热妄行者居多，法当凉血止血。但本病辨证之要点，年高久病，咳血反复发作，失血过多，热随血去，阳气亦虚，不能摄血，法当温经止血；脉数属"膈气虚，脉乃虚也"之虚脉，若不识证，误用清热凉血之品，虽塞流，而血不能止。方以柏叶汤温经止血；童便代马通汁，咸寒降逆而消瘀；加西洋参以补气敛血、养阴益血而无人参升发之弊；炮姜易干姜，去其辛热燥烈之性，苦温收涩。继以生脉散加阿胶补肺之气阴善其后。药证丝丝相扣，焉有不效之理。[吴洁，李良，李志民.李寿山治疗急重症脉案.辽宁中医杂志，2007，(6)：831-832.]

案 3　咯血（刘方柏医案）

袁某，女，60 岁。病人断续咯血 30 年。初时数年一发，后渐频繁，至近半年来每日咯血多次，痰唾均混鲜红血液。咯血前左胁肋痛，咳嗽，心悸气憋，头晕欲仆。CT 检查提示：左下肺点状影，性质待定；血常规及 B 超检查等无异常发现。病人口腔及咽喉无充血、水肿；舌苔薄黄，脉迟细（右三部尤迟细）。诊断为阳络受伤之咯血证，方予柏叶汤合归脾汤加味。处方：侧柏叶 20g，干姜 10g，艾叶 10g，炒白术 10g，黄芪 30g，白参 10g，当归 10g，茯苓 10g，龙眼肉 10g，大枣 20g，白及 10g，仙鹤草 30g，阿胶（烊）10g，山药 30g。病人服药 3 剂，咯血大减。续用上方 3 剂，吐血止，余症均大减。

原按 方中侧柏叶性属微寒，而非凉血止血药，是任何类型出血皆可使用的止血药。因此，干姜、艾叶在方中的作用不是"防凝"，而是温阳摄血，亦即本方是温阳摄血剂，所针对的病机是《灵枢·百病始生》篇提及的"阳络伤则血外溢"。基于上述认识，笔者在治吐血时，凡不具有实热火动指征，且久经治疗不效者，一律以此汤为主，随证合用他方，一般少则 1 剂，多则数剂，吐血即止。[刘方柏.论冷僻经方的临床唤醒.上海中医药杂志，2011，45（1）：29-32.]

案 4　咯血（龚志贤医案）

邵某某，男，54 岁，干部。1982 年 6 月 13 日初诊。反复咳嗽、咯血 7 年，加重 2 年余。病人初因高热、咳吐脓痰中带血丝而住某医院，诊为肺炎、肺结核。经用青、链霉素治疗，肺炎痊愈、结核好转出院。出院后继续抗结核治疗，病情稳定。2 年前因工作劳累，结核病复作，致大咯血（约 500mL）再度入院，后因咯血曾住院 4 次，每次皆需用"垂体后叶素""酚磺乙胺"等西药，要十多天血才能完全止住，甚为苦恼。近半年来证情更为加重，每隔半月至 20 天左右必大咯血，大咯血止后，平时亦见痰中带血少许，投以多种西药治疗，效果不显。病人于昨夜突然又大咯血，每次咯血量约 50mL，至今晨已咯血 3 次，自觉头晕、心悸。后经人介绍求余诊治。查形体消瘦，面色㿠白，舌质红，脉细数无力。辨证认为此系结核病久咳伤肺，气不摄血；宜治痨止血兼顾之。用柏叶汤加味：侧柏叶炭 50g，艾叶炭 3g，姜炭 5g，百部 15g，葎草 30g，黄芩 12g，白及 12g，明沙参 25g，生甘草 3g。水煎服。1 剂咯血减，2 剂血全止，续服 3 剂以巩固其效。后转以滋阴润肺杀虫之剂疗之，连续诊治半年未再咯血。

原按 方中药物温清并用，血止而不致瘀，方效著而性平，咯血者可放心服之。今时之医用柏叶汤，每畏姜、艾之温燥，多去而不用，或加生地、牡丹皮、黄连、知母、藕节等寒凉之品，又谓童便乃人之排泄物，认为不洁，多不用之，故其方投之不效矣！考童便性味微温、微咸，功可引火归原、导血下行，单用亦可止血，故《血证论》云："吐血咯血者饮童便，百无不生"，极称道童便之神效也。[名老中医龚志贤临床经验荟萃（14）. 中国乡村医药，2004，（6）：63-64.]

案 5　衄血（陈建华医案）

李某某，男，18 岁，学生。1957 年 8 月就诊。病人于八月间鼻衄出血近半个月，经西药塞鼻腔，以及用止血药注射等，中药用四生丸、犀角地黄汤等均无效。症见：鼻尖肿大，头晕眩，精神萎靡，食欲减退，脉洪大，舌淡而润。处方：侧柏叶 10g（炒），艾叶 3g（盐水炒），炮姜 3g，童便 1 盅（兑服），阿胶 12g（烊服）。服 1 剂后即止血，3 剂痊愈。继服六味地黄汤调理善后。

原按 本案鼻衄，始用寒凉止血，未能取得疗效。临床上咳吐衄血，动辄寒凉，不效者甚多。殊不知柏叶汤功专温以止血，原方用马通（即马粪汁），多以童便代之。至于用阿胶止血，《千金》《外台》等均认为柏叶汤可有阿胶，且《本草

纲目》等亦认为阿胶非独滋阴，而是止血要药。[陈瑞春．老中医陈建华遗案．江西中医药，1988，（6）：2–3.]

案6　便血（陈建华医案）

周某某，男，30岁。1950年9月就诊。病人经常肠风下血，身体素来衰弱，营养不良。在1950年9月间，因秋收太忙，劳累过度，引起肠风下血，卧床不起。经治无效，延余诊治。证属虚寒：面色苍白，精神萎靡，四肢疲倦，食欲减退，大便下血不止，脉象弦虚而缓。处方：阿胶15g（另烊冲服），侧柏叶10g，炒艾叶3g，枳壳5g，生槐花10g，炒荆芥6g，炮姜炭5g。水煎，童便一盏兑服。上方服3剂，下血已止，精神好转，食纳增进，后以归脾汤调理而愈。经治疗后，多年未复发病。

原按　肠风下血，多属痔疮出血。一般是属湿热下迫大肠，用清热解毒治之，是情理之常。但若反复出血，素体虚弱，一味用寒凉止血，不效者多，本案即是其例。先父用柏叶汤之温，又入阿胶止血，并佐以槐花、荆芥炭，实属溯本求源之举，既可清肠间之湿热，又能引药入血分，药味简炼，切合病机，取效甚速。续以归脾治本，冀其巩固疗效。[陈瑞春．老中医陈建华遗案．江西中医药，1988，（6）：2–3.]

方剂速记歌诀

吐血频频不肯休，马通升许溯源流。
干姜三两艾三把，柏叶行阴三两求。

奔豚汤 04

【来源】

奔豚汤，源于东汉·张仲景《金匮要略·奔豚气病脉证并治第八》。

【组成】

甘草二两　芎䓖二两　当归二两　半夏四两　黄芩二两　生葛五两　芍药二两　生姜四两　甘李根白皮一升

【用法】

上九味，以水二斗，煮取五升，温服一升，日三、夜一服。

【功效】

养血平肝，清热降逆。

【主治】

奔豚气上冲胸，腹痛，往来寒热，奔豚汤主之。

【方解】

方中君药甘李根白皮专治肝气奔豚病，入肝经，清热泻火、下气降逆；黄芩、生葛根清肝泄热；芎䓖（即川芎）、当归、芍药养血调肝；半夏、生姜和胃降逆散结；芍药、甘草缓急止痛。全方具有养血平肝、清热降逆之作用。

【名医经验】

俞长荣教授认为，本方适用于七情郁结之肝气冲逆的"奔豚气"，包括西医学所称的某些神经官能症、自主神经功能失调和更年期综合征等多种疾病。其辨证要点是"气上冲"，"腹痛"常兼而有之，至于"往来寒热"则较少见。并认为，"气上冲"的表现是，病人自觉有一股气从腹部上冲胸咽，有的仅觉咽喉或胸中窒塞，并伴有肝气久郁、情志失调的某些疾病。[俞宜年，许仕纳．俞长荣教授应用奔豚汤的经验．福建中医学院学报，1997，7（2）：8.]

【临床应用】

案 1　梅核气（俞长荣医案）

潘某某，女，38 岁。1991 年 8 月 27 日初诊。长期以来不时自觉咽喉阻塞，伴眩晕、耳鸣、嗳气，月经色暗黑，舌质淡红、苔根薄微黄，脉细弦。曾经多项检查，除乳腺小叶增生外无特异发现。拟为肝气郁滞、肝气上逆之证。治宜疏肝降逆，佐以甘缓宁神。处方：李根皮 15g，半夏 10g，葛根 15g，黄芩、白芍各 10g，当归、川芎各 6g，小麦 30g，甘草 6g，红枣 3 枚。

9 月 28 日复诊：服 6 剂，咽喉异物感消失，仅偶觉有痰阻喉间，伴胸膺胀，心悸，口臭，"口厚"。仍照上方去小麦、大枣，以免甘缓生痰，加瓜蒌仁宽胸通下。至同年 11 月 9 日询知，上方续服 6 剂后，除痰仍较多外，诸症基本缓解（乳腺小叶增生仍在）。

原按　《金匮要略》原文论奔豚病"皆从惊恐得之"，俞老认为这是提示之意，惊恐可概括七情诸因素。本例长期有咽喉阻塞感，属"梅核气"范畴，病机是情志怫郁、肝气上逆，故可用奔豚汤疏肝降逆。俞老用奔豚汤方中主药李根皮常用量为 15g。本例方中去生姜，因嫌其辛热易激惹肝火；合甘麦大枣汤以缓急宁神。[俞宜年，许仕纳．俞长荣教授应用奔豚汤的经验．福建中医学院学报，1997，（2）：8.]

案 2　失眠（俞长荣医案）

鄢某某，女，19 岁。1988 年 11 月 12 日初诊。平素学习用功，成绩优异，年年考试均名列前茅，惜性格内向，而又好胜。今年 4 月间因故成绩略逊，自感面上无光，由是耿耿于怀，中午不能入睡，此后又复失眠，伴思虑纷纭，心悸易惊，心烦躁急，甚则欲哭乃安，胸次不舒，健忘，小便黄，大便干结。2 年来月经紊乱（或数月 1 潮或 1 个月 2 潮），量少。脉细数，唇舌红，苔黄中微灰。拟为肝郁化火、气上冲逆之证。治宜降逆下气、清肝宁神。处方：李根皮 15g，半夏 10g，葛根 15g，黄芩、白芍各 10g，当归、川芎各 6g，北柴胡 10g，百合 15g，甘草 5g。服 7 剂。

12 月 3 日因在外地，来信诉述：服药后，胸次通畅许多，思虑纷纭减轻，睡眠好转。照前方去柴胡；加知母、麦冬各 10g，瓜蒌仁 15g。上方服 15 剂，睡眠趋于正常，余症亦见好转，能继续学习。此后仍以奔豚汤为基本方加减，续服 28 剂，睡眠基本正常。1989 年秋如愿升学。

原按 本例因学习紧张，思虑纷纭，以致情志怫郁、肝郁化火、上扰心神而失眠，故以奔豚汤为基本方调平肝气，加百合以清心安神，柴胡以增强疏肝解郁之功。此外，俞老重视其发病根由，谆谆善诱，劝其放下思想包袱，亦有利于本病的治疗。[俞宜年，许仕纳．俞长荣教授应用奔豚汤的经验．福建中医学院学报，1997，（2）：8．]

案3 惊吓后腹痛（尉中民医案）

李某，女，13 岁。1991 年 8 月 27 日初诊。病人平素身体健康，活泼喜动。半年前在学校玩耍时，因同学突然拿出死蛇，受到惊吓，当时尖叫一声，呆坐在桌椅旁，表情惊恐，神情呆滞。此后与以往判若两人，情绪低落，活动少。继之出现腹痛阵作，每二三天发作 1 次，发作时自觉有气上冲，疼痛剧烈难忍，持续数十分钟后自行缓解。曾在北京某医院诊断为"腹型癫痫"，其父怕影响女儿学习，拒服抗癫痫药物，遂求助于中医治疗。诊查见病人表情淡漠，纳食一般，因腹痛家人不让她服用水果及寒凉食物，大便略干燥。舌质红、苔薄白，脉弦细。病由惊恐而起，情志郁结，肝郁化热，肝气循冲气上逆，属奔豚气病。治宜清热降逆、养血疏肝，佐以养心安神，投以奔豚汤。处方：李根白皮 30g，半夏 12g，葛根 15g，黄芩 10g，白芍 10g，当归 12g，川芎 6g，生姜 10g，淮小麦 30g，炙甘草 10g，红枣 3 枚。7 剂，水煎服，每日 1 剂。嘱家长自备李根白皮，新鲜者量稍大，陈旧者量少些。病人用药后效果显著，腹部疼痛程度减轻，发作时间缩短，每次持续 5 分钟左右缓解，发作间距延长。效不更方，继服 4 周后病人腹痛未作，精神恢复如初，获全效而收工，后随访知病情未再发作。

原按 张仲景《金匮要略》指出奔豚病"皆从惊恐得之"，古人认为奔豚气病病因为惊恐，"惊则伤心，恐则伤肾"。心伤气乱，故邪积而乘之虚发为奔豚。此病案较为典型，案中病人因受惊吓而发病，发病时自觉气上冲胸、腹痛，伴情绪低落等症状，表明了心肝两脏相互为用，肝气郁结和心神不安常相互引动。故尉老师投以奔豚汤养血平肝、清热降逆，加用甘麦大枣汤养心安神、柔肝缓急，用药体现了"肝苦急，急食甘以缓之"的肝证治则和养心调肝二脏并治之意，治疗效果显著。[刘慧兰，王彤，周刚．尉中民教授应用奔豚汤临床验案．现代中医临床，2014，21（4）：47-48.]

案 4 胸闷（尉中民医案）

王某，男，47 岁。2011 年 4 月 20 日初诊。胸部憋闷反复发作 2 年余。每次发作自觉有气从少腹向上冲至心胸，发作时胸部憋闷较重，痛苦难忍，自己在椅背上来回摩擦背部，或请他人按压捶背则有所缓解。近半年来发作频繁，每周发作 2~3 次，症状加重，尤其在着急生气时，常常诱发此病发作。伴恶心，纳差，睡眠欠佳，大便干。舌质红、苔薄白，脉弦细有力。既往史：高脂血症，无高血压、糖尿病史，无冠心病等器质性疾病史。病人因工作压力大，情志抑郁，肝气郁结，郁而化火，引动冲气上逆，引起疾病发作；属中医学奔豚气病之肝气奔豚证。选用奔豚汤加减治疗，以养血平肝、和胃降逆。处方：川楝子 15g（代李根白皮），桑白皮 10g，半夏 15g，葛根 15g，黄芩 12g，白芍 12g，当归 12g，川芎 6g，生姜 10g，生甘草 12g，生白术 10g。7 剂，水煎服，每日 1 剂。病人用药后效果显著，胸部憋闷症状减轻，发作次数减少，睡眠好转。守前方进退，治疗月余，临床治愈，随访知未再发作。

原按 临床应用奔豚汤时，李根白皮为主药，如无此药，可以用川楝子或桑白皮代替。本案中尉老师用此二药代替李根白皮亦收到很好的效果。方中加白术，意在"见肝之病，知肝传脾，当先实脾"，补脾健运，防治肝木克脾，变生他证。

［刘慧兰，王彤，周刚. 尉中民教授应用奔豚汤临床验案. 现代中医临床，2014，21（4）：

47-48.］

方剂速记歌诀

气冲腹痛号奔豚，四两夏姜五葛根，

归芍芎芩甘二两，李根须到一升论。

柴前梅连散 05

【来源】

柴前梅连散，源于南宋·杨倓《杨氏家藏方》。

【组成】

柴胡（去苗）　前胡（去芦头）　胡黄连　乌梅肉各等份

【用法】

上咬咀。每服五钱，水酒、童便共一盏半，猪胆一枚取汁，猪脊髓一条，葱、薤白各三寸，同煎至八分，去滓，食前冷服。

【功效】

开达伏邪，酸苦泄热。

【主治】

童男、室女骨蒸潮热，及热在肌肉、吐血等疾。

【方解】

本方乌梅之敛，可引柴、前入气阴至虚之地，祛散伏风；柴、前疏解，可除肝肺入虚之伏风，以助正复，与乌梅同用，则敛散相合。乌梅之酸收，可敛气阴收浮热，而助苦泄；胡黄连之苦泄入阴可清泄伏热，以助正复，胡黄连与乌梅同用，则有酸苦泄热之功。以柴、前疏风散邪，以开达伏邪；以胡黄连清泄透热，以苦味泄热，二法合用，使疏中有清、清中有透，又寓表里双解之法。猪胆所以养阴，猪髓所以养骨，童便所以济火，薤白辛热，少用之以使向导。

【名医经验】

国医大师周仲瑛教授临证选用此方，在主方四药基础上，多取其法，加重养阴透热，兼以和解清润；服法中提到的"水酒、童便、猪胆汁、猪脊髓、葱、薤白"等药物，虽不用其药，但取其法，配合化痰除瘀。此类病证伏热伤阴，每致阴气耗伤，可配合使用生地、天麦冬、南北沙参等养阴之品；当邪气深伏，周老常合用青蒿鳖甲汤，或参合清骨散；若肝失疏解，枢机不利，而致邪气留伏，可合用青蒿、黄芩、半夏和解枢机；若肺失清肃，可合用桑白皮、地骨皮等药；若风伏化痰，可变薤白通阳开郁之法，取升降散之意；若化毒成瘀，可化用秋石通瘀降火之法。[冯哲，叶放，赵智强，等．周仲瑛运用柴前梅连散治疗疑难病证经验．时珍国医国药，2017，28（9）：2264-2265.]

【临床应用】

案 1 肺癌风劳（周仲瑛医案）

某某，男，58 岁。2008 年 9 月 18 日初诊。病人 2006 年查有肺癌，2006 年 12 月手术，术后化疗 6 个疗程，放疗 31 次。近 2 个月出现发热、持续不退，查血象升高不显，血培养无菌，使用"抗生素+激素"治疗，体温控制不佳。刻诊：身热起伏，体温在 38.5℃左右，略有形寒，热时汗不多，服退热药有汗，凌晨盗汗，咳嗽，痰少不多、色白不黄，大便正常。脉细数，舌苔薄黄、质暗红。拟诊癌毒久郁、气阴两伤、肺风劳热。治以养阴透热、清肺达邪，兼化癌毒。处方：炙鳖甲（先煎）15g，白薇 15g，青蒿 20g，知母 10g，大生地 12g，牡丹皮 10g，胡黄连 3g，乌梅肉 9g，前胡 10g，葎草 25g，银柴胡 10g，地骨皮 15g，太子参 10g，冬凌草 20g，土茯苓 25g，白花蛇舌草 20g，龙葵 20g，炙桑白皮 15g。7 剂。

2008 年 9 月 24 日复诊。发热未作，激素由 12 粒减至 8 粒，稍有咳嗽，有痰、呈泡沫状，肌肤有汗为舒。脉细滑，舌苔黄薄腻、质暗。上方加泽漆 15g，鱼腥草 20g，南北沙参各 12g。14 剂。继服 2 周，发热已平，余症亦减，随访其激素撤减亦无反复。

原按 本案为 1 例肺癌术后放化疗的病人，反复发热近 2 个月，其发热虽似放化疗引起，但合并感染以及癌性发热的情况尚不能排除，其诊断难明，而治疗乏效。分析其特点，既有正损癌毒内生的内伤之本，又有放化疗或外感内犯伤正的外受之因，当属劳病而受邪之证；临床见身热起伏而汗不多，发热伴有咳嗽痰少，以及脉细数等风热伏而阴气伤的表现，属正虚而邪伏，符合柴前梅连散的使用指征。同时本例病人咳嗽痰少，又有黎明盗汗等表现，提示其阴分热伏较重，又有肺失清肃化燥之势。故而周老选用柴前梅连散，变柴胡为银柴胡，合用青蒿鳖甲汤加重透热，又合泻白散兼以清肃，同时酌配解毒清化之品兼化残留之癌毒，防其生变。药证相合，因此服药不足 7 剂发热已平，继服 2 周，其激素撤减亦无反复。[冯哲，叶放，赵智强，等. 周仲瑛运用柴前梅连散治疗疑难病证经验. 时珍国医国药，2017，28（9）：2264-2265.]

案 2　淋巴结炎低热（周仲瑛医案）

某某，女，50 岁。2004 年 8 月 27 日初诊。病人 2003 年中秋至 2004 年春节期间曾一度低热，伴有咳嗽，2004 年 3 月两侧颈部锁骨上淋巴结肿大，手术病理示增生性淋巴结炎。刻诊：最近 4 个月又见低热，测温 37.5℃～37.7℃，稍有怕冷，有汗不多，两颈部淋巴结仍可触及，性情急躁，口干不苦，手心热，二便正常。脉细小弦滑，舌苔黄腻。拟诊肝肾阴虚、气郁痰结。治以滋阴透热、开郁化痰。处方：银柴胡 10g，黄连 3g，乌梅肉 9g，前胡 10g，牡蛎（先煎）25g，玄参 10g，浙贝母 10g，白薇 15g，荸草 25g，地骨皮 12g，夏枯草 10g，制香附 10g，炙鳖甲（先煎）12g。7 剂。

2004 年 9 月 10 日复诊。身热降至 37.4℃以下，颈部淋巴结缩小，汗出不多，纳尚可，手心热，口干，脉细滑，舌苔薄黄腻。上方地骨皮改 15g，守法续用。继服 2 个月，低热平，余症亦减，依法善后调治而愈。

原按 本案病人近 1 年时间反复出现低热，近 4 个月不退，伴有颈部锁骨上淋巴结肿大，虽活检提示为炎性增生，暂不支持结核与恶性病变诊断，但其病情反复不愈，仍需进一步排查，同时此炎性增生的原因，也需要进一步分析。其诊断难明，治疗无从下手。分析其特点，本病初起见发热咳嗽有类外感之象，后转气郁发热等有类内伤之象，属伤风而成劳之证；临床见低热形寒、汗出不多、口干以及脉细等阴气伤、枢机不利而邪伏的表现，属正虚而邪伏，具备柴前梅连散的使用指征。同时本例病人发热形寒、口干、性情急躁、颈结痰核、脉小弦滑，提示又有肝郁化火伤津，以及气郁津凝成痰之变。故而周老选用柴前梅连散，变柴胡为银柴胡防其劫阴，变胡黄连为黄连以泄其热，同时配用香附、夏枯草理肝开郁，合用消瘰丸化痰散结，同时酌配敛阴清透之品以增其效。药证相合，因此服药 14 剂，身热降而淋巴结缩小，继服 2 个月则低热平余症减，依法善后调治而愈。[冯哲，叶放，赵智强，等.周仲瑛运用柴前梅连散治疗疑难病证经验.时珍国医国药，2017，28（9）：2264–2265.]

案 3　淋巴结核（周仲瑛医案）

梁某某，男，53 岁。2000 年 6 月 14 日初诊。去年 8 月发热住院治疗 4 个月，诊断为"肺门淋巴结核"，用抗结核药 9 个月热退，肝功能几度损害。今年 3 月体温复升，在 38.5℃上下波动，午后热甚，黎明盗汗，间有咳嗽，咯痰不多，口干口苦，舌苔黄厚腻，脉濡。证属湿热郁蒸、枢机不和。治予和解枢机、清化湿热法。处方：柴胡 10g，炒黄芩 10g，法半夏 10g，藿香 10g，佩兰 10g，青蒿 20g，白薇 15g，功劳叶 10g，萆草 20g，鸭跖草 20g，厚朴 5g，杏仁 10g，薏苡仁 15g，茯苓 10g，芦根 20g。7 剂。常规煎服。

二诊：2000 年 6 月 23 日。身热、发于午后，夜半热退，热退时有汗，不怕冷，热时咳嗽。昨日鼓楼医院会诊，排除肺门肿瘤，肺门淋巴结核可疑，并疑为免疫系统疾病。大便通畅，舌苔厚腻、质暗红，脉濡数。继予和解枢机、清化湿热法。处方：柴胡 10g，炒黄芩 10g，青蒿 25g（后下），法半夏 10g，藿香 10g，厚朴 5g，萆草 25g，杏仁 10g，薏苡仁 10g，茯苓 10g，知母 10g，鸭跖草 20g，白蔻仁 3g（后下），炙僵蚕 10g，蝉蜕 5g。14 剂。常规煎服。

三诊：2000 年 7 月 7 日。身热不退，食纳尚可，口干欲饮，二便正常，舌苔黄腻、质红、边有齿印，脉濡滑。体温升高则咳。身热迁延 4 个月，既非外感，而内伤劳热之象不显，改予柴前梅连散加味再求。处方：前胡 10g，柴胡 10g，胡黄连 5g，乌梅 6g，知母 10g，青蒿 25g（后下），白薇 15g，萹草 20g，炙桑白皮 10g，地骨皮 15g，炒黄芩 10g，挂金灯 5g，南沙参 12g。7 剂。常规煎服。

四诊：2000 年 7 月 14 日。投柴前梅连散加味，病情好转，日测体温 6 次正常。咽干、兼闷咳、无痰、汗多，舌苔黄厚腻、质暗红，脉细滑。治守原意，用 7 月 7 日方 7 剂，常规煎服。

五诊：2000 年 7 月 21 日。身热未再起，血沉从 133mm/h 下降到 49mm/h，血常规示白细胞已正常。自觉咽干，汗多，纳可，二便正常，舌苔黄薄腻、质暗红，脉细稍数。7 月 7 日方加北沙参 12g、太子参 10g、大麦冬 10g 以善后。1 个月后随访发热未作。

原按 柴前梅连散出自《杨氏家藏方》卷六，由胡黄连、柴胡、前胡、乌梅等药组成，原名前胡散，明·吴崑言其能治"风劳骨蒸，久而不痊"。周仲瑛教授认为，胡黄连味苦寒，主沉降，其清热燥湿之功与黄连相似，但苦寒之性次于黄连；柴胡性主升散，能和解少阳、解郁热、散邪气、透肌表；前胡苦辛而微寒，能宣肺气、开腠理、散风邪、泄肺热，为"解散伤风伤寒、发汗要药，止咳嗽，升降肺气"（《滇南本草》）；乌梅味酸而涩，其性善敛，能收肺气、敛浮火，"能敛浮热，能吸气归元，故主吸气，除热烦满及安心也"（《本草经疏》）。诸药相伍，升降相济，疏敛结合，既能酸苦涌泄，又能和解清散，故柴前梅连散实为诸不明原因、缠绵难解之发热良方。梁案发热缠绵 3 个月不尽、苔黄厚腻、脉濡，证属湿热郁蒸、少阳枢机不和，然一、二诊用小柴胡汤、蒿芩清胆汤和解少阳、清化湿热未效，三诊时结合体温升高则咳之特点，而转用柴前梅连散加味，竟获奇效，细微之处值得深思。[陈四清.柴前梅连散加味治疗不明原因发热 2 则.江苏中医药，2004，（3）：38-39.]

案 4 肺部感染（周仲瑛医案）

孙某某，男，79 岁。2002 年 9 月 9 日初诊。上月 19 日开始发热，高达 39.7℃，用抗生素无效，9 天后住某院诊治，经 CT、B 超、X 线、痰血培养等检查发现"肺部轻度感染，少量腹水，脾稍大"。目前用泰能、白蛋白治疗，并用激素降温，体温仍然持续不退，午后高热，热前寒战、半小时后发热，身热持续至夜晚 9 时，用激素方退，上午一般体温在 38℃左右；用药热降时汗多，口干明显，须饮而不能多饮；热高则恶心，食少，饮荤汤、流质易于腹泻，日 4 次；形体消瘦，精神萎靡，脘宇痞胀如堵，嗳气较多；脉细弦兼数，舌质光红隐紫、苔少欠津。证属湿热中阻，枢机不和，脾虚胃弱，津气两伤，高热久延，正气虚败。处方：柴胡10g，黄连 3g，前胡 10g，乌梅肉 6g，炒黄芩 10g，青蒿 25g（后下），法半夏 10g，橘皮 6g，竹茹 6g，芦根 15g，太子参 10g，大麦冬 10g，川石斛 10g，北沙参 10g，藿香 10g，紫苏叶 10g，厚朴花 5g，鸭跖草 20g，炒谷麦芽各 10g，白残花 5g，炒六曲 10g。5 剂。常规煎服。

二诊：2002 年 9 月 13 日。前晚 9 时伊始发热未起，亦无恶寒，精神好转，尿量增多，口干减轻，汗出亦少，偶咳。昨日开始食纳复苏，三餐稀饭，昨晚至今大便 3 次、质烂，腹中欠和。舌苔少、色黄、舌质隐紫，脉小滑数。药已中的，击鼓再进，原方加焦山楂肉 12g、炙鸡内金 10g、广郁金 10g。7 剂。常规煎服。

三诊：2002 年 9 月 20 日。体温正常已 9 天，神疲乏力，口干，心慌，夜尿频多，大便日行 1～2 次，舌苔中后部黄腻罩黑、质暗红，脉小弦滑。高年热病之后，脾虚胃弱，津气两伤，湿热尚未尽化。转予益气养阴固本兼清余邪以善后。处方：太子参 10g，大麦冬 10g，北沙参 10g，川石斛 10g，厚朴花 5g，炒黄芩 10g，青蒿 12g（后下），法半夏 10g，炒枳壳 10g，焦山楂曲（各）10g，芦根 15g，车前子 10g（包煎），郁金 10g，砂仁 3g（后下），佩兰 10g。7 剂。常规煎服。

原按 孙案起病急骤，当属外感高热，西医用诸法无效，虽有口干、舌质光红少苔欠津之阴伤征象，但发热缠绵不退、饮荤汤流质易于腹泻、脘宇痞胀如堵、嗳气较多等症，提示有湿热中阻之证。病人寒热明显，阴伤甚，胃阴竭，阴津不足掩盖了湿热征象，不加细辨很容易误辨。周老独具慧眼，明识此证，不为阴伤之象而迷惑，果断施以柴前梅连散加味化裁，并用黄连易胡黄连以加强清热燥湿之功，辨证准确，药仅服 2 剂就获奇效，诸症亦逐渐好转。孙姓病人服用中药前用西药已花费 9000 余元，不料服 10 余元中药竟能退却顽热。周老常告诫我等，中医不是慢郎中，中医治疗急诊病大有可为，难的是医生自己有没有信心、有没有过硬的辨证用药水平，读此案能不信乎？当然，柴前梅连散药仅 4 味，临证时须视病人病证兼夹情况，或加青蒿、黄芩清化湿热，或加地骨皮、白薇、葎草养阴清退虚热，或加藿香、佩兰、紫苏叶芳化湿浊，或加桑白皮泻肺清热，阴伤明显需加生地、北沙参、麦冬、石斛、知母、芦根等，兼有气虚需加太子参等益气固本，如属痨热当用银柴胡易柴胡。古方虽好，但不可拘泥固执、一成不变，否则难取立竿见影之效，切记。

［陈四清. 柴前梅连散加味治疗不明原因发热 2 则. 江苏中医药，2004，（3）：38-39.］

案 5 风劳咳嗽（黄文政医案）

某某，女，65 岁。2 个月前感冒后一直未予重视，出现咳嗽咯痰、黄绿黏稠，恶风项强，舌红少苔，脉虚数。辨证为风热伏肺、阴血亏虚。药用：柴胡 10g，前胡 10g，乌梅 6g，薤白 10g，杏仁 10g，沙参 10g，甘草 6g，胡黄连 6g，川贝母 10g（研粉冲服），麦冬 10g，知母 12g。1 周后症状消失，疾病痊愈。

原按 风劳又名劳风病，是指感受外邪，失治不愈或迁延日久，耗伤阴血，出现虚损证候，称为风劳病。《素问·评热病论》中记载："劳风法在肺下，其为病也，使人强上冥视，唾出若涕，恶风而振寒，此为劳风之病。"黄文政教授根据多年临床经验，总结风劳病病机为：外受风邪，邪伏阴分，气血亏耗，郁热于里。常见风热伏肺、阴血亏虚之证型。症见：恶风项强，咳嗽咯痰、色青黄黏稠，声音嘶哑，舌红少苔，脉虚数无力。治法：疏风清肺，滋养阴血。方药：柴前梅连散加减。前胡宣肺散邪、泄肺热，柴胡和解少阳、解郁散邪，两药共用辛散稽留之外邪；乌梅酸敛反佐，以防辛散太过；胡黄连味苦寒，主沉降，善清退虚热；薤白辛温通阳、散结导滞。黄教授于临证过程中，在遵循上述治疗的同时，根据伴随症状的不同，以基本方为基础进行化裁。如风寒邪气入肺经，则加桂枝、白芍；痰湿之邪偏重，加陈皮、半夏、茯苓；咳嗽痰出不畅，加紫苏子、浙贝母；痰黄稠量多，加鱼腥草、金荞麦等。［王巍，刘育军. 黄文政教授论治风劳病经验. 天津中医药，2005，22（4）：323.］

方剂速记歌诀

柴前梅连治风劳，虚热咳唾骨蒸潮。

酸苦泄热清中透，疏风开达伏邪消。

趁痛散 06

【来源】

趁痛散，源于唐·咎殷《经效产宝》。

【组成】

牛膝（酒炒） 甘草（炒） 薤白各一两 当归 白术（炒） 黄芪（炒） 桂心 独活（加芦）各半两

【用法】

上为散。每服半两，水煎，去滓温服。

【功效】

养血舒筋，温经活络。

【主治】

产后中风，身体酸痛，四肢羸弱不遂。

【方解】

产后气弱血亏，寒邪袭入经络，不能统运营气于一身，故遍身疼痛不休。方中当归养血，营一身之经脉；黄芪补气，运一身之卫阳；白术健脾补气以生血；官桂温通经脉以散寒；独活通经络；牛膝壮筋脉；炙甘草益胃和中；生姜温胃散邪；薤白温通阳气，以活血脉。全方使脉气流通，寒邪外解，经脉融和，身痛蠲除。

【名医经验】

趁痛散原为产后身痛立方，产后身痛俗称"产后风"。《经效产宝》云："产后中风，身体酸痛，四肢羸弱不遂。"现指产褥期间出现肢体关节酸楚、疼痛、麻木、重着的病证。现今除了产后身痛，也可用于痹病引起的身痛、肿瘤术后遍身疼痛、经行身痛等等。治疗时应随证加减，痹病需注意温经通络；肿瘤术后遍身疼痛应注意顾护正气；经行身痛应注意用药时间，于经前月信将至时用药，能有效减轻经行疼痛。

【临床应用】

案 1　产后身痛（贾六金医案）

某某，女，29 岁。2016 年 7 月 11 日初诊。自诉产后恶寒怕风 10 个月，正值炎夏，仍需穿长袖和戴帽子，曾于他处寻求诊治，但起效甚微。就诊时症见四肢、后背发凉怕冷，遇暖则痛减，时有头部憋胀疼痛，自汗，手心热，纳食尚可，睡眠质量差，二便正常，月经正常。面㿠白，舌暗苔白，脉沉细。此外，病人诉说病情时情绪波动明显，满面忧愁且易激动落泪。诊断：产后风。治则：益肾阳，补气血，散风寒。处方以右归丸合趁痛散加减。具体药物如下：制附子（先煎）8g，桂枝 10g，当归 12g，黄芪 20g，炒白术 12g，怀牛膝 12g，独活 12g，薤白 12g，熟地 12g，山药 12g，山茱萸 12g，川芎 12g，炒白芍 12g，菟丝子 12g，枸杞子 12g，杜仲 12g，甘草 6g，鹿角胶（烊化）10g。10 剂。嘱病人要慎起居、避风寒、畅情志。

2016 年 7 月 25 日复诊。自诉服药后恶寒怕风、自汗等症状均有好转，但四肢、后背仍发凉、麻木。舌暗苔白，脉沉细。要求继续服用中药调理。效不更方，考虑其患病日久，便加大了桂枝、制附子和黄芪的用量（分别加至 12g、10g、30g），10 剂，继观其效。

2016 年 8 月 15 日三诊。病人来诊时状态明显改善，已经减衣如常人，且面带笑容。自诉四肢、后背发凉怕风、自汗的症状大减，只剩上肢仍感怕冷、睡卧时明显。舌红、苔白、有瘀点，脉沉细。贾老在二诊处方的基础上去熟地，又因服该药日久滋腻碍胃，加防风 6g，10 剂，继服巩固疗效。之后随诊诸症并减，继服 30 剂后，未再就诊。

原按 右归丸出自《景岳全书》，由金匮肾气丸减去"三泻"（泽泻、茯苓、牡丹皮），又加鹿角胶、菟丝子、杜仲、枸杞子、当归而组成的，此方具有明显的温补肾阳之效，且加入了大量滋阴之品，"阴中求阳"的同时，亦暗合妇人产后阴血亏虚，急需补血养血之治法。产后遍身痛方（编者注：即趁痛方），专为"产后身痛荣不足"而设，具有益气补血、温经止痛之功。两方相合，治病求本，使气血得充、肾阳得温而阴寒自去，体现了贾老灵活施治、喜用复方、寓法于方、方中有方的特点。

方中用制附子、鹿角胶以温补肾中元阳。附子"其性走而不守，为峻补元阳，而除风寒湿三邪之要药"（《冯氏锦囊秘录》）；而鹿角胶甘咸温，为血肉有情之品，可益精养血、温补肝肾。"三补"——熟地、山药、山茱萸，再加上枸杞子，共奏滋阴养血之功，肝脾肾三脏俱得濡养，寓"阴中求阳"之意，使"阳得阴助而生化无穷"。而杜仲、怀牛膝、菟丝子此三药合用，既补肾阴，又补肾阳，以强筋骨、健腰膝。当归、白芍、川芎与熟地，此四味为四物汤，养血活血；再加一味黄芪，寓当归补血汤之意，黄芪不仅可补脾肺之气而固表，亦可升阳助火，还可滋补气血生化之源，配伍以上当归等养血和营之品，使"有形之血生于无形之气"，阴生阳长，气旺血盛；其中川芎味辛性温，不仅可"上行头角，助元阳之气而止痛"，亦可"下行血海，养新生之血以调经"（《珍珠囊补遗药性赋》）。独活味辛苦、性温，可"除风寒湿痹，止周身筋骨疼痛"（《滇南本草》）。谨守妇人产后多虚的病机，时时顾护脾胃，加炒白术、甘草健脾益气，甘草又可调和诸药。妇人产后身心都会产生巨大的变化，若长时间适应不良又加之病邪侵袭，必定会气机郁滞，情绪低落且多忧郁。方中的薤白正起到通阳散结、行气导滞的作用，可调达郁结、调畅情志，而并非是可有可无的一味药。综观全方，诸药配合得当，没有一味地峻投风药以祛风散寒，而是抓住其病之根本——气血大虚、肾阳不温，扶正以祛邪，采用复方灵活施治，于临床中取得了显著疗效。[王逸华.贾六金运用右归丸合趁痛散治产后风.中国中医药报，2017-05-24（5）.]

案 2　产后身痛（肖承悰医案）

韩某，女，25 岁，已婚。1 个月前生产，因第一胎产程过长，失血颇多，且屈肢露体，风从外受，以致经络受阻，产后下肢麻木，全身骨节疼痛。弥月下床，两下肢拘急，屈伸不利，步履困难，恶露亦未净，苔薄白，脉细软。诊为产后身痛，证属血虚风袭。治宜养血舒经和络，佐以生新。处方：当归炭 9g，炒白芍 9g，怀牛膝 9g，伸筋草 9g，络石藤 9g，益母草 9g，黄芪 12g，瓜蒌仁 12g，木瓜 6g，炒川芎 5g，炙甘草 5g。7 剂药后恶露净，下肢疼痛略减。原法佐以养血温通：当归 9g，炒白芍 9g，怀牛膝 9g，木瓜 9g，黄芪 12g，桑寄生 12g，伸筋草 12g，独活 6g，秦艽 6g，川芎 6g，桂枝 3g，炙甘草 3g。上方出入调理月余，全身疼痛悉除，下肢活动自如。［肖承悰主编 . 中医古籍临床名著评注系列：傅青主女科 . 北京：人民卫生出版社，2015.］

方剂速记歌诀

趁痛当归薤白膝，生姜独桂草术芪。

养血散寒止疼痛，经时痹痛服之宜。

大顺散 07

【来源】

大顺散，源于宋·《太平惠民和剂局方·卷二》。别名二宜汤，见《太平惠民和剂局方·卷十》。改为丸剂，名"杏仁丸"，见《普济方》。《景岳全书》中该方加附子即名附子大顺散。

【组成】

甘草（挫长寸）三十斤　干姜　杏仁（去皮、尖，炒）　肉桂（去粗皮，炙）各四斤

【用法】

上先将甘草用白砂炒及八分黄熟，次入干姜同炒令姜裂，次入杏仁又同炒，候杏仁不作声为度，用筛隔净，后入桂，捣为散。每服二钱，水一中盏（《药治通义》载："《圣惠方》言，凡煮汤，云用水一大盏者，约一升也；一中盏者，约五合也；一小盏，约三合也。"）煎至七分，去渣，温服。如烦躁，井花水调下，不计时候，以沸汤点服亦得。

【功效】

温中散暑。

【主治】

冒暑伏热，引饮过多，脾胃受湿，水谷不分，清浊相干，阴阳气逆，霍乱呕吐，脏腑不调。

【方解】

肉桂、干姜温中散寒，甘草益气健脾，杏仁除上焦燥热、利胸膈气逆。四物相伍既温中焦之寒湿，又除上焦之燥热，对于暑季寒湿伤脾而引起的霍乱吐泻、气逆不顺者服之功效良好。

【名医经验】

大顺散辛甘温散之剂。该方有补气散水之功，宗气足，中焦通，气机顺。现临床用之多以干姜、肉桂为君以散寒行水，多有理中之义，治疗中焦虚寒、饮停中焦之证。赵绍琴赵老言，若素体脾阳不足，饮冷过多，寒湿内留，水谷难化，升降不利，上吐下泻、肢冷脉伏者，加干姜、肉桂、草果、杏仁等，仿大顺散加减。[赵绍琴. 赵绍琴亲传医学全集：赵绍琴内科学. 北京：中国医药科技出版社，2018：114.]

【临床应用】

案1 腹痛泄泻（赵绍琴医案）

姜某，女，41岁。头痛寒热，肠鸣彻痛，喜得温按，便溲长，舌淡、苔薄白，脉浮紧。风寒外束，寒客中焦。治以疏解表邪、温寒拈痛。处方：紫苏叶10g，葛根10g，桂枝6g，炮姜6g，炒官桂5g，灶心土（布包）20g，白芍10g，炙甘草6g。服上方3剂，诸症皆释而愈。

原按 风寒外袭，内犯中土，脾胃升降失司，清浊不分，水谷并走大肠则成泄泻。方用紫苏叶、葛根疏散表邪，使无内犯，且葛根升举脾阳；桂枝、官桂、炮姜温散中焦之寒；白芍缓急止痛；灶心土、炙甘草温中健脾。寒邪去，中阳复，脾胃升降有序，清浊各行其道，其泄泻何由不止？[赵绍琴. 赵绍琴亲传医学全集：赵绍琴内科学. 北京：中国医药科技出版社，2018：114.]

案2 呕吐腹泻（毛德西医案）

陈某，男，8岁。暑期与小朋友在烈日下玩耍，口渴时恣饮冷水，晚食瓜果，至夜出现烦热吐泻，且有乱语。其父从电话中告知患儿病情。嘱其测体温为37.8℃，观其舌苔白而滑。即拟方如下：干姜 10g，肉桂 5g，炒杏仁 5g，生甘草 5g（以上4 味为大顺散方药）；加藿香 10g，鲜马齿苋 30g，砂仁 5g。水煎 3 次，每次煎沸20 分钟，头煎取 300mL 饮服，2 煎、3 煎各取 200mL 饮服。3 小时服用 1 次。至翌日 9 时，电话中得知，患儿服头煎后，吐泻已止，精神转安；服 2 煎后，体温37.2℃；3 煎服后，患儿安稳，已无痛苦。

原按 毛师对于夏季贪食生冷而引起的急性吐泻，每用大顺散取效。大顺散出自《太平惠民和剂局方》，"为治暑天内伤冷饮之方"。清·雷丰引申为"治冒暑伏热，引饮过多，脾胃受湿，霍乱吐泻"（《时病论》）。方中干姜、肉桂散寒燥湿，杏仁、甘草利气调脾；加入藿香解暑和中，砂仁理脾化湿；取马齿苋"清暑热，消积滞"（《滇南本草》），且此物对大肠埃希菌、痢疾杆菌等有着显著抗菌作用，作为蔬菜药用，也较安全。本例外受暑热、内伤生冷，致脾阳下陷、胃浊上逆，遂生吐泻。正合大顺散药物所治，故投之立愈。[毛开颜. 毛德西治疗暑病经验举隅. 辽宁中医杂志，2007，34（8）：1150–1151.]

方剂速记歌诀

大顺甘草重三十，饮冷过多在暑时。

肉桂干姜杏各四，温中散暑祛寒湿。

当归饮子 08

【来源】

当归饮子，源于宋·严用和《重订严氏济生方·疗癣门》。

【组成】

当归（去芦） 白芍药 川芎 生地黄（洗） 白蒺藜（炒，去尖） 防风 荆芥穗各一两 何首乌 黄芪（去芦） 甘草（炙）各半两

【用法】

每服四钱，水一盏半，加生姜五片，煎至八分，去滓温服，不拘时候。

【功效】

养血润燥，祛风止痒。

【主治】

心血凝滞，内蕴风热，皮肤疮疥，或肿或痒，或脓水浸淫，或发赤疹瘖瘤。

【方解】

方中荆芥、防风祛风解表；川芎、当归、生地黄、白芍四物汤养血活血；血行风自灭，配合荆芥、防风更能祛风止痒；何首乌、白蒺藜、黄芪养血滋阴，为血之本；甘草调和诸药。诸药合用能起到祛风止痒的作用。

【名医经验】

杜锡贤教授治疗湿疹经验中，将湿疹分型为湿热证、风热证、血虚风燥证，其中血虚风燥证选用当归饮子。当归饮子是养血活血、祛风止痒的代表方剂，常用于治疗各类表现为气血不足、津液耗伤、皮肤干燥、瘙痒等症状的慢性皮肤疾病，如荨麻疹、瘙痒症、湿疹、银屑病等，均有较好疗效。气虚者重用黄芪，加党参；血虚偏重者重用当归、何首乌，生地改为熟地；表虚者加白术；血燥者加大胡麻；瘙痒剧烈者加乌梢蛇、蝉蜕；夹湿者，加地肤子、白鲜皮；有热象者，加金银花、连翘；失眠多梦者加合欢皮、炒酸枣仁。[李玉柱，陈子良. 杜锡贤教授治疗湿疹经验. 陕西中医学院学报，2013，36（1）：27-29.][史传奎，范玉. 当代中医皮肤科临床家丛书：杜锡贤（第2辑）. 北京：中国医药科技出版社，2015：52.]

【临床应用】

案1 产后皮肤瘙痒（张恩树医案）

某某，女，30岁。2017年11月29日来诊。病人产后1个月，腹部皮肤干燥瘙痒，未见斑疹，时有双下肢麻木不适，爪甲不荣，纳食尚可，夜寐差，小便尚调，大便干结。舌淡苔薄，脉细。证属血虚生风。治当养血祛风。方选当归饮子加减。处方：当归10g，川芎10g，生地黄10g，赤芍10g，防风10g，荆芥10g，蒺藜10g，蝉蜕6g，地肤子10g，白鲜皮10g，薏苡仁15g，甘草片5g，生黄芪15g，凌霄花10g。7剂，水煎服。药后皮肤瘙痒止，继予原方7剂巩固疗效。

原按 张恩树主任医师认为，对于皮肤瘙痒，中医多从风论治，正所谓"痒自风来，止痒必先疏风"，而风之为病，不外乎内外两端。本案病人产后气血亏虚，加之产后哺乳、睡眠差，气血恢复缓慢，运行不畅，导致全身脏腑、经络、肌肉失去濡养，表现出皮肤瘙痒等症状。该案辨证当属血虚生风，遵"治风先治血，血行风自灭"之旨，治以养血祛风。当归饮子源自《丹溪心法》，方中生地黄、当归、川芎、赤芍变四物汤为养血润燥、和血祛风之用，其中川芎行气活血祛风；地黄用生地黄、芍药用赤芍，以增凉血之效，又兼制全方之辛温；荆芥、防风辛温发散、疏风达表，祛全身上下之风，防风乃风药之润剂，更是祛风之要药；蒺藜活血祛风；蝉蜕质轻走表；地肤子、白鲜皮、薏苡仁清热利湿、祛风止痒；黄芪补气运血，促进血液循环；凌霄花凉血活血祛风；甘草泻火解毒，并能调和各药。全方选药用药精当，配伍环环相扣，共奏养血和血、祛风止痒之功。[郭灵龙.张恩树治疗产后皮肤瘙痒验案 1 则.中国民间疗法，2018，26（10）：53.]

案 2　皮肤瘙痒（杜锡贤医案）

冀某，男，45 岁。初诊：2013 年 7 月 4 日。主诉：全身瘙痒遇热加重 2 年。病史：病人 2 年前每年夏天遇热后全身瘙痒，无皮疹，天气转凉则症消失。查体：双上肢、背、臀等处散在抓痕。纳可，因痒眠不宁，二便调。舌略红、苔白黄腻，脉滑。西医诊断：瘙痒症；中医诊断：风瘙痒。中医辨证：风燥血热。治则：疏风润燥，清热凉血止痒。处方：荆芥、防风、当归、川芎、蝉蜕、甘草各 6g，生地、赤芍各 9g，地肤子 15g，白鲜皮 15g。（编者注：处方为当归饮子加减）水煎服。二诊：服上药 7 剂，药后痒明显好转，夜眠已安，夜 12 点左右痒甚，躯干处见抓痕。纳可，二便调。舌淡红、苔黄腻略厚，脉滑。处方：上方加苍术 6g、白术 6g、莱菔子 6g。水煎服，每日 1 剂。三诊：服上药 7 剂，基本不痒。

原按　瘙痒是许多皮肤病共有的一种自觉症状，中医早就有"诸痒皆属于风、属于虚"之说，故本病与外感风寒、风热之邪，血热湿热内困，脏腑功能失调、肝肾不足导致血虚风燥等有密切的关系。因此，在辨证施治时要根据不同的类型对症下药，始能收到较好之效果。杜教授认为本病虽然病因复杂，中西医疗法、内治外治疗法繁多，但不应该忘记本病是属于神经功能障碍性皮肤病，也是生物-心理-社会这一新医学模式的代表病种之一。瘙痒症除了有明显原因的继发性的一类外，所有原因不明的瘙痒，均与精神因素有关。因此给病人介绍有关本病的知识，使之正确对待疾病，树立战胜疾病的信心，争取其合作治疗。[史传奎，范玉.当代中医皮肤科临床家丛书：杜锡贤（第 2 辑）.北京：中国医药科技出版社，2015：218.]

方剂速记歌诀

当归饮子治血燥，疮疥皆因血虚耗。
黄芪蒺藜草荆防，四物首乌补为要。

二金汤 09

【来源】

二金汤，源于清·吴鞠通《温病条辨》卷二。

【组成】

鸡内金五钱　海金沙五钱　厚朴三钱　大腹皮三钱　猪苓三钱　白通草二钱

【用法】

水八杯，煮取三杯，分三次温服。

【功效】

清利湿热，行气利水。

【主治】

夏秋疸病，湿热气蒸，外干时令，内蕴水谷，必以宣通气分为要，失治则为肿胀。由黄疸而肿胀者，苦辛淡法，二金汤主之。

【方解】

鸡内金性味甘平，《医学衷中参西录》谓："不但能消脾胃之积，无论脏腑何处有积，鸡内金皆能消之"；海金沙性味甘淡寒，功用清热解毒、利水通淋。两药相合，有清利湿热、消积排石的作用，为君药。厚朴、大腹皮理气消胀、通腑导滞，猪苓、通草利水消肿，四药共为臣药。全方共奏清利湿热、行气利水之作用。

【名医经验】

熊继柏教授用该方治疗臌胀属水湿停聚者，表现为黄疸兼有腹胀、下肢肿胀和肝炎后肝硬化失代偿伴有腹水及梗阻性黄疸。大便秘结者合茵陈蒿汤加强通腑导浊以退黄；舌苔黄厚腻、胸闷脘痞，合甘露消毒丹加强芳香化湿以退黄；小便不利合四苓散加强利水消肿以退黄。若有肿瘤，可用三甲散（鳖甲、牡蛎、炮穿山甲或鸡内金）软坚散结以控制肿瘤之生长。[尹周安. 国医大师熊继柏诊治重症肝病用方思路与经验举隅. 湖南中医药大学学报，2019，39（7）：797-800.]

【临床应用】

案1 腹胀（江尔逊医案）

柴某，男，56岁。1986年5月15日初诊。患迁延性肝炎7年余，曾反复2次，常腹胀，近半月来腹胀甚，在其他医院诊治未效而来诊。现症：腹胀甚，频矢气，目睛、皮肤发黄，小便黄，舌红、苔黄腻，脉弦滑略数。予二金汤化裁：海金沙15g（冲服），鸡内金10g（轧细冲服），厚朴30g，大腹皮15g，通草10g，茯苓30g，茵陈30g，金钱草30g，郁金10g，藿香梗15g，佩兰15g，丹参15g。服3剂，腹胀稍缓，腻苔略退，即以上方进退，共服27剂。腹胀除，黄疸退，改予柴芍六君子汤和二金汤化裁，以巩固疗效。

原按 该病人之慢性肝炎多次反复，而以腹胀、黄疸为主要症状，其病机颇与鞠通之论述相符。江老在二金汤基础上重用厚朴，加用退黄、化浊、理气、祛瘀诸品，以加强消胀、退黄之作用，恢复脏腑气化功能，使多年之临床症状得以解除。[江长康，江文瑜. 经方大师传教录. 北京：中国中医药出版社，2010：252-254.]

案2 肝硬化腹水（江尔逊医案）

周某，男，37岁。病人5年前曾患黄疸性肝炎，经治疗症状消失，肝功能正常。近因夜读劳苦而发作，出现腹胀、黄疸、疲乏、心烦、失眠等症而住院。入院查体：肝脾肿大、质硬，腹部叩诊有移动性浊音。肝功能：黄疸指数21单位，凡登白试验直接快速反应，血清麝浊试验14.6单位，硫酸锌浊度试验18.2单位，总蛋白60g/L，白蛋白34g/L，转氨酶200单位，乙肝表面抗原大于1/16；血小板

计数 $62×10^9/L$；大小便均偶见红细胞（+）。B超：胆囊稍大，脾大；同位素扫描：早期肝硬化。西医诊断为慢性活动性乙型肝炎合并脾功能亢进、门脉性肝硬化腹水。予以保肝、利尿、退黄疸之西药，效不显。遂请江老会诊。症见：疲倦乏力，心烦失眠，口干苦不欲饮，牙龈出血，鼻燥，皮肤、巩膜黄染，腹部膨隆，胀气，叩之有移动性浊音，小便黄少，大便先干后溏，舌质红、苔薄白，脉濡。证属肝郁脾虚、气机阻滞、湿热蕴结。予二金汤合小柴胡汤、茵陈四苓散化裁：海金沙20g，厚朴30g，通草10g，猪苓10g，柴胡10g，天花粉10g，黄芩10g，南沙参15g，甘草3g，茵陈30g，泽泻10g，茯苓15g，白术6g，广三七粉6g（冲服）。3剂后，腹胀减轻，腹围缩小3cm，尿量增加，精神好转，纳增，牙龈出血已止，黄疸稍退，惟口干苦、失眠尚较明显，舌红苔薄，脉濡。方已中的，气机渐畅，但湿浊未尽而阴津不足之象已露端倪。守方去白术加石斛20g、酸枣仁15g、知母15g，以护阴。服7剂，腹胀基本消失，黄疸明显减退，小便清长，尿量1500mL/日左右，精神佳，纳食可。仍以上方为主，逐渐撤去利水之药，加入养阴退热之品。服用2个月余，肝功正常而出院。

原按 该病人劳倦伤脾，脾虚则肝木乘之，致内伏之湿热复生。初诊时，湿热内蕴，腹胀势急，予二金汤合小柴胡汤、茵陈四苓散调畅三焦、枢转上下、除湿利水，腹胀很快缓解，尔后逐渐撤去利水药，加养阴之品，以防过利伤阴，此正合《内经》"衰其大半而止"之旨。[江长康，江文瑜. 经方大师传教录. 北京：中国中医药出版社，2010：252–254.]

案3 黄疸（江尔逊医案）

李某，男，31岁。1985年5月23日诊。病人右上腹反复疼痛、黄疸10余年，经多家医院检查均诊断为胆结石，治疗时断时续。今年3月因形寒而发热，右上腹剧痛，当地医院以"原发性胆总管、左右肝管结石，胆汁性肝硬化"收治，并行胆总管切开取石术，取泥沙样结石甚多。术后黄疸至今不见消退。现症：右上腹及背部胀痛，术后放置引流管，每日需放胆汁4～5次，流出胆汁后，胀痛可暂缓；心烦气恼，口腻，面目深黄而晦暗，小便黄如菜油，舌边尖红、苔根腻。辨证为湿热瘀阻、肝胆失于疏泄。方用二金汤合四逆散加减：海金沙30g，鸡内金

10g，厚朴 15g，通草 10g，大腹皮 15g，柴胡 12g，白芍 12g，枳壳 12g，金钱草 30g，茵陈 20g，郁金 10g，丹参 15g，紫草 12g，青黛 6g（包煎）。服药 4 剂，腹痛即减，每日只需排放胆汁 1～2 次，巩膜、皮肤黄染减退。续服至 10 剂，胀痛大减，引流管中已无胆汁流出，大便转黄色，1 个月内体重增加 2.5kg。守方共服 30 余剂，诸症均除。于 9 月 21 日在当地医院做"T"管造影检查，结果为"考虑胆总管残留结石致左右肝管轻度扩张，胆总管明显扩张且胆汁排流欠畅"。为继续排除残存结石，恢复脏腑功能，仍予上方加减治疗。

原按 该病人之胆结石，经手术取而未尽，又因刀剪之伤，络脉受损，气血耗伤且流行不畅，致湿热瘀伏，黄疸不退。江老取二金汤合四逆散加紫草、青黛、茵陈、丹参等品，以增强调气活血、清热退黄之力，使胆汁疏泄通畅，则渍溢于肌肤之黄疸自退。[江长康，江文瑜．经方大师传教录．北京：中国中医药出版社，2010：252–254.]

案 4 胆石症（徐景藩医案）

何某，男，45 岁。2005 年 2 月 17 日初诊。以往常大量饮酒，现症见右上腹隐痛刺痛及背，饮食尚正常，大便 1～3 日一行，舌苔薄白，脉细。时有头晕，形盛脂厚。2005 年 2 月 15 日 B 超示：肝脏血管瘤（4.9cm×3.5cm），局灶性钙化，肝囊肿（1cm×1.8cm），胆石症（2.2cm×1.6cm），慢性胆囊炎。良由湿热不清、气滞血瘀，拟法清利行瘀消石。处方：炙柴胡 6g，炒枳壳 10g，黄芩 6g，鸡内金 10g，海金沙 15g，金钱草 15g，郁金 10g，制大黄 5g，陈皮 10g，丝瓜络 10g，通草 3g，皂角刺 10g，王不留行 5g，丹参 10g，白芍 15g，炙甘草 5g。药后胁痛减轻，大便后脱肛，余症尚平，口苦目胀，左侧肩酸痛，治参原法再进，旬日而愈。

原按 徐老根据病人形盛脂厚、右胁疼痛、长期饮酒，辨证为肝胆湿热之证，选用柴胡疏肝散合二金汤加减。鉴于病人病程已久，右胁刺痛，断为湿热不清、气滞血瘀，拟方清利行瘀消石，原方加入王不留行、皂角刺。徐老认为，疏肝理气药与活血化瘀药配伍，能增强解痉、定痛、消炎、利胆作用，王不留行、皂角刺对胆结石未排出者，有促进排石作用。[叶柏．徐景藩运用古方经验举隅．中医杂志，2007，48（8）：683–684.]

案 5 病毒性肝炎（梅国强医案）

尹某，男，37 岁。患病毒性肝炎多年，伴肝硬化腹水、食管静脉曲张。诊时见：形体消瘦，面色晦暗，爪甲苍白，少气无力，腹部膨隆。自谓精神不振，睡眠难安，腹胀，小便少，不欲食，偶尔右胁下痛。叩之有中度腹水征，下肢浮肿，脉弱，舌苔薄白。辨属积聚内结、气血亏虚，但气血内结为致虚之由。以猪苓汤、鳖附散、二金汤化裁：金钱草 30g，海金沙 15g，鸡内金 10g，泽泻 10g，益母草 30g，猪苓 10g，茯苓 30g，阿胶 10g（烊化），五灵脂 10g，制鳖甲 10g，制香附、制三棱、制莪术各 10g，另用云南白药冲服。治疗 2 个月，诸症消失，后以疏导肝胆、通行三焦法，以柴胡桂枝汤化裁：柴胡、法半夏、黄芩、桂枝、白芍、当归、川芎、焦白术各 10g，制鳖甲、制香附各 10g，生晒参 6g（另煎）。前后调理 3 个月余，症状全部消失，体力恢复尚佳，肝功恢复正常。继以上方加减，制成丸剂，服 3 个月余以巩固疗效。[吕文亮，刘松林．梅国强辨治消化系统疾病经验述要．中国医药学报，2004，19（1）：43-44．]

案 6 黄疸肿胀（熊继柏医案）

龙某，男，42 岁，门诊病例。2009 年 3 月 23 日初诊。诉"肝病"多年，曾在湖南省人民医院检查，有"肝实质性慢性弥漫性炎症改变"，转氨酶增高。面目皆黄，小便黄，腹胀，足肿，舌红、苔黄腻，脉细滑数。辨证：湿热郁遏之黄疸，水饮停聚之肿胀。治法：清热化湿，利水消肿。治以茵陈四苓散合二金汤。组方：茵陈 30g，茯苓 20g，猪苓 15g，白术 10g，泽泻 10g，栀子 10g，鸡内金 20g，海金沙 15g，厚朴 15g，大腹皮 10g，通草 6g，虎杖 20g。20 剂，日 1 剂，水煎分 2 次服。

2009 年 4 月 19 日二诊：面目黄，小便黄，兼腹胀，腿肿，口苦，舌苔薄黄腻，脉弦细数。仍以前方加减。组方：茵陈 30g，茯苓皮 20g，猪苓 15g，白术 10g，泽泻 10g，栀子 10g，鸡内金 15g，海金沙 15g，厚朴 15g，大腹皮 10g，通草 6g，黄芩 15g，连翘 10g，牡丹皮 10g。20 剂，日 1 剂，水煎分 2 次服。

2009 年 5 月 10 日三诊：目睛微黄，小便黄，足微肿，疲乏，纳差，时有齿衄，舌苔薄黄，脉细数。处以茵陈四苓散合甘露消毒丹。组方：茵陈 30g，茯苓皮 30g，猪苓 15g，白术 10g，泽泻 10g，藿香 10g，白蔻仁 6g，石菖蒲 10g，牡丹皮 10g，栀子炭 10g，黄芩 10g，连翘 10g，川贝母 10g，滑石 15g。20 剂，日 1 剂，水煎分 2 次服。

2009 年 5 月 31 日四诊：腹胀、足肿消除，面目黄显减，右胁痞闷，微觉疲乏，近日一身瘙痒，小便黄，舌苔黄腻，脉细。复以茵陈四苓散合二金汤。组方：茵陈 30g，茯苓皮 15g，猪苓 15g，白术 10g，泽泻 10g，鸡内金 20g，海金沙 15g，厚朴 15g，大腹皮 10g，通草 6g，黄芩 15g，苦参 10g，刺蒺藜 20g，青皮 10g，赤芍 10g，甘草 6g。30 剂，水煎服。嘱节劳禁酒，以巩固疗效。

原按 《金匮要略·黄疸病脉证并治》："黄家所得，从湿得之。"病人面目、小便皆黄，兼肿胀、舌苔黄腻，实为湿热壅遏、肝胆失泄、气机不畅之故，用茵陈四苓散清水湿、退黄疸，合以二金汤、甘露消毒丹既利湿清热，又宣通气分，使黄疸退，诸症消，病告痊愈。[熊继柏名老中医药专家传承工作室.黄疸肿胀案.中国中医药报，2013-12-26（4）.]

案 5 肝癌黄疸并腹水（熊继柏医案）

周某某，男，39 岁，湖南双峰人。2017 年 2 月 18 日首诊。主诉：确诊肝癌并转移 3 个月。现病史：病人因身目黄染 3 个月，经过肝脏增强 CT 确诊为原发性肝癌并腹腔多发转移、腹水，病人及家属放弃手术及化疗要求中医治疗。现症见：神清，精神疲乏，肝病面容。目前腹胀如鼓，腹痛，便秘，鼻干唇干，口干口苦，口腔内偶有血丝，舌苔薄黄，脉弦滑。辨证：瘀结水停气滞。治法：清热行气利水，活血化瘀消癥。选方：二金汤合三甲散加味。处方：鸡内金 20g，海金沙 15g，厚朴 30g，猪苓 10g，茯苓 30g，大腹皮 10g，通草 6g，枳实 15g，大黄 3g，生牡蛎 15g，炒鳖甲 30g，白花蛇舌草 15g，牡丹皮 10g，栀子 8g。20 剂，水煎服，日 1 剂，熬 2 次，分 2 次温服。

诊疗经过：以二金汤为基础，或合三甲散（熊继柏经验方：鳖甲、牡蛎、炮穿山甲或鸡内金）散结消癥，小便短黄或合四苓散利水消肿，大便干结或合茵陈蒿汤清热退黄，脾胃虚弱则选择柴芍六君子汤肝脾同治。经过 2 年辨证调整处方治疗，病人目前病情稳定，仍在继续治疗当中。

　　原按　熊老师认为，肝脏占位病变有两个关键，一是水饮，一是瘀血。本例病人恰恰是水饮与瘀血并存。肝脏瘀阻形成肿块，瘀阻日久，"血不利则为水"，故有腹水。治疗上除退黄之外，一方面要控制肿瘤生长，另一方面要消除腹水，予二金汤加味行气利水消肿以消腹水退黄，三甲散软坚散结以控制肿瘤之生长。方证对应，病证结合，故疗效尚可，病人带瘤生存已经超过 2 年。[尹周安．国医大师熊继柏诊治重症肝病用方思路与经验举隅．湖南中医药大学学报，2019，39（7）：797-800．]

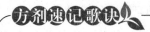

方剂速记歌诀

　　　　　　二金鸡内海金沙，腹皮厚朴猪苓加。

　　　　　　外干时令伤水谷，夏秋疸病湿热达。

二阴煎 10

【来源】

二阴煎，源于明·张介宾《景岳全书》卷五十一。

【组成】

生地二三钱　麦冬二三钱　枣仁二钱　生甘草一钱　玄参一钱半　黄连一二钱　茯苓一钱半　木通一钱半

【用法】

水二盅，加灯草二十根，或竹叶亦可，煎七分，食远服。如痰盛热甚者，加九制胆星一钱，或天花粉一钱五分。

【功效】

滋阴降火，清心安神。

【主治】

此治心经有热、水不制火之病，故曰二阴。凡惊狂失志，多言多笑，或疡疹、烦热、失血等证，宜此主之。

【方解】

生地滋补肾水、凉血清热，麦冬滋养心阴、清心除烦，酸枣仁养心安神，玄参养阴清热，以补水之不足；黄连降火、清心除烦，生甘草清热安中、调和诸药，茯苓、木通导热下行，以制火之有余。诸药合用，共奏滋阴降火、清心安神之效。

【名医经验】

张景岳重视阴阳与五行，尤重水火，认为五行"变虽无穷，总不出乎阴阳。阴阳之动，总不离乎水火"。姚师深得其传，以为肾水不足、水不制火、火越上亢，是临床所常见病机。中医异病同治，乃是基于其阴虚火旺的体质基础，辨证施治即是调其体质，改变病理内环境也。而二阴煎以生地、麦冬、玄参增液滋阴，姚师习以熟地同用，认为熟地味厚气薄，阴血亏虚非熟地不可。肾水不足则心火易亢，则以黄连、木通、灯心草清心泻火，枣仁、茯苓养心安神，组方丝丝入扣，是此类病机颇为合拍的代表方。［张良茂．姚培发老中医临证医案拾萃——二阴煎新用．辽宁中医学院学报，1999，（2）：19．］

【临床应用】

案1　甲状腺功能亢进症（姚培发医案）

胡某，女，50岁，教师。1997年3月17日初诊，诊为甲状腺功能亢进症，住院4个月后。曾服甲基硫氧嘧啶等药，查T_3、T_4降至正常，但全身不适，心慌惊悸，汗多，咽喉痛，如有痰窒，口疮反复发作，神疲乏力，夜寐不宁，胸闷欲太息。EKG示快速房颤。舌边尖红、苔薄，脉细数弦而结。此为心肾阴虚，元阳火越，痰热瘀结内盛。拟滋阴潜阳泻火、化痰清热安神。取二阴煎加减，参入化痰清解之品。方药：生地12g，麦冬10g，柏子仁、酸枣仁各15g，玄参10g，夏枯草、半夏各12g，黄连3g，黄芩10g，龙齿、白花蛇舌草各30g，猪苓12g，灯心草4束，生甘草5g。药后1周，自觉心悸诸症大减，口疮不发。遂在劳保医院转方服用3周。4月14日来诊，精神显振，EKG房颤消失，胸闷惊悸诸症未作。已恢复上班。遂去白花蛇舌草、黄连、黄芩，加甘麦大枣汤善后。

原按　此案是痰火相夹。姚师选用半夏、夏枯草化痰散结，白花蛇舌草清热解毒。白花蛇舌草一味，姚师喜用，于上焦热毒、下焦湿热，疗效甚好，且性味甘淡而不伤胃，是草药中难得。［张良茂．姚培发老中医临证医案拾萃——二阴煎新用．辽

案2 口腔溃疡（姚培发医案）

杨某，男，59岁。1997年4月30日初诊。有高血压史30余年，口腔溃疡亦30余年。口腔、舌边尖无明显诱因下，反复发作多发性溃疡，疼痛作甚。2周来发作大剧，因痛而食少，大便常。口腔内3处溃疡，右舌边处大至0.4cm×0.5cm溃烂面。舌红苔薄，脉弦滑。此真阴不足、阴火上越，拟大补元阴、潜降阴火、引火归原。药用：生熟地各10g，知母、黄柏各10g，黄连4g，玄参、麦冬各10g，猪茯苓、龟甲各12g，炮附子10g，细辛2.4g，肉桂3g，生龙牡各30g，木通5g，灯心草4束，生甘草5g。又：一枝黄花30g，另煎汤，漱口用。

5月7日二诊：药后疼痛减轻，溃疡面缩小。继以原方，加马勃（包）4.5g。

5月14日三诊：口腔溃疡基本好，但咳嗽，时头晕、头皮麻。4月30日方加紫菀15g。

6月4日来诊：谓就诊以来口腔溃疡仅小发作，较以往程度、频率明显好转。B超示脑动脉硬化，左椎动脉供血不足。遂于原方去附、桂，加丹参15g。

原按 此案口腔溃疡，肾水亏乏，虚火熏灼于上，姚师谓之"阴火"。须以大剂滋阴之品，配用细辛、附、桂，引火归原，乃从治反佐之法，临床颇为应手。其又一特点是用一味一枝黄花，煎汤代水，口中含漱，能清热毒，对病毒、真菌均有效，咽炎、齿龈炎也可用。[张良茂.姚培发老中医临证医案拾萃——二阴煎新用.辽宁中医学院学报，1999，（2）：19.]

案3 顽固性失眠（姚培发医案）

张某，男，48岁。1998年4月14日初诊。自去年11月因事紧张急躁，遂成失眠。中西医治疗效不佳。焦虑、紧张，莫名其状，夜间难以入寐，甚至彻夜不眠，情绪低落，面色黧黑，脉细数，苔薄白腻。此为劳神过度，阴血暗耗，虚火内扰，肝失调畅，心失所养，则神不守舍。拟滋阴清热、养心安神，佐疏肝解郁。药用：生熟地各12g，柏子仁、酸枣仁、茯苓、神曲各15g，麦冬10g，川黄连3g，夜交藤30g，合欢皮12g，木通3g，灯心草4束，淮小麦30g，开心果10g，红枣7枚，红花6g，生甘草5g。

4月21日二诊：夜寐较前稍好，脉细滑数，苔薄白。毋庸更张，原方继进。

4月28日三诊：较能入睡，易惊醒，苔薄白腻。上方加半夏、北秫米（包）各10g。

5月12日四诊：夜寐较好，精神较振作，皮肤黧黑之状似有减轻。原方出入，去木通、川黄连，加枸杞子、鸡冠花各10g。

原按 此案为阴虚火旺肝郁，姚师以二阴煎滋肾阴、清心火，增选开心果，即沙罗子，为疏肝解郁之佳品。甘麦大枣汤，姚师在神衰证中必用，认为淮小麦大剂量，有调节迷走神经之用。此类病人，又要以精神鼓励、心理开导，方事半功倍。面色黧黑，是为瘀热。姚师经验用红花，常配鸡冠花，有养血、祛瘀、华色之功。[张良茂.姚培发老中医临证医案拾萃——二阴煎新用.辽宁中医学院学报，1999，（2）：19.]

方剂速记歌诀

二阴煎中生地冬，玄参黄连竹叶通。

灯心茯苓酸枣草，滋阴降火有神功。

枸橘汤 11

【来源】

枸橘汤，源于清·王洪绪《外科全生集》卷四。

【组成】

枸橘全个　川楝一钱五分　秦艽一钱五分　陈皮一钱五分　防风一钱五分　泽泻一钱五分　赤芍一钱五分　甘草一钱五分

【用法】

水煎服。

【功效】

疏肝理气，化湿清热。

【主治】

子痈。

【方解】

枸橘辛苦而温，功善疏肝理气止痛，为方中君药。泽泻清利下焦湿热，秦艽、防风胜湿通络，共为方中臣药。川楝子引药入肝、疏利厥阴之逆气，陈皮理气化湿，共为佐。赤芍活血化瘀，甘草甘缓止痛，共为使。全方既清湿热，复护阴津，使附睾之管道通畅，精有出路，故而取效。

【名医经验】

徐福松教授擅长运用枸橘汤加味治疗男科睾系疾病，如睾丸炎、附睾炎、附睾结节、鞘膜积液、精索静脉曲张等，认为其病机多为肝经湿热、热毒内蕴、虫积阻络、血脉瘀滞等。根据睾系病特点，徐老临证常将本方化裁如下：枸橘李、川楝子、青皮、陈皮、赤芍、泽兰、泽泻、秦艽、茯苓各 10g，生甘草 5g。方中枸橘李、青皮、陈皮、川楝子疏肝理气，行气分之郁滞；赤芍、泽兰活血通瘀，行血分之瘀邪；茯苓、泽泻增强活血除湿功效；秦艽止痛消胀通络。［孙建明. 徐福松用枸橘汤加味治疗睾系疾病举隅. 山东中医杂志，1999，（7）：31–32.］

【临床应用】

案 1　睾丸炎（徐福松医案）

某某，30 岁，已婚。就诊时间：1998 年 7 月 28 日。病人 1992 年 6 月不明原因出现会阴部不适，双侧睾丸疼痛，以刺痛为主，至某医院就诊，诊断为急性睾丸炎，予以抗生素抗感染治疗，病情有所控制，但日后一直感到双侧睾丸隐隐作痛。刻下：双侧睾丸疼痛，以刺痛为主，腰膝酸软，排尿无力，大便干燥，溲黄，舌质淡、苔薄白，脉细数。中医证属子痈（气滞血瘀，久病入肾）。治拟理气散结、温肾散寒。用方：枸橘汤加味。用药：枸橘李、川楝子、青皮、陈皮各 10g，生黄芪 20g，枸杞子 10g，干蜈蚣 2 条，昆布 10g，川续断 10g，秦艽 10g。用药月余，睾丸不适基本消失，腰酸膝软好转，再以前方巩固治疗。［孙建明. 徐福松用枸橘汤加味治疗睾系疾病举隅. 山东中医杂志，1999，（7）：31–32.］

案 2　附睾炎（徐福松医案）

某某，29 岁，已婚。就诊时间：1998 年 7 月 29 日。病人有附睾炎急性发作史，曾经治疗后好转。本次发病因劳累受寒而复发，右侧附睾胀痛难忍，下坠沉重不适，腰酸乏力，口干口苦，尿频，纳食尚可，夜寐安和，舌质红、苔薄白腻，脉弦数。入院前曾做睾丸 B 超检查示：右侧附睾回声增强，符合慢性附睾炎。体检：右侧附睾头部可扪及黄豆大小结节，质中，压痛明显。中医证属子痈（湿热下注，气滞瘀阻）。治拟清热化湿、理气化瘀散结。枸橘汤加味：

枸橘李、川楝子、延胡索、青皮、陈皮、泽兰、泽泻、车前子（包）、柴胡、牡丹皮、丹参、台乌药、怀牛膝各 10g。服药 2 周后睾丸坠胀不适明显好转，小便通畅。1998 年 8 月 20 日再次就诊时已无不适，门诊巩固治疗 1 个月后复查睾丸 B 超：睾丸、附睾未见异常。［孙建明．徐福松用枸橘汤加味治疗睾系疾病举隅．山东中医杂志，1999，（7）：31–32.］

案 3　附睾结节（徐福松医案）

某某，70 岁，已婚。就诊时间：1998 年 5 月 20 日。病人双侧睾丸坠胀疼痛 2 个月余。3 月份开始出现睾丸坠胀感觉，行走或劳倦时加剧，平卧时减轻，自扪睾丸处有一小结节，压之疼痛，并向腹股沟方向放射，精神尚可，夜寐安和，二便调和，舌质暗、苔薄白，脉细。睾丸检查：右附睾扪及 1cm×2cm×1cm 大小结节，质中，压痛明显；左附睾可扪及 1cm×1cm×1cm 结节，质中，有压痛。中医证属子痰（气滞血瘀）。治拟理气消滞、化瘀散结。用方枸橘汤加味：全枸橘 10g，延胡索 10g，胡芦巴 20g，小茴香 6g，佛手 10g，刘寄奴 20g，马鞭草 20g，失笑散（包）10g，等等。治疗 2 周后症状消失，再巩固治疗 1 个月后检查：右侧附睾结节 0.5cm×0.5cm×1cm，左侧附睾结节消失。［孙建明．徐福松用枸橘汤加味治疗睾系疾病举隅．山东中医杂志，1999，（7）：31–32.］

案 4　睾丸鞘膜积液（徐福松医案）

某某，34 岁，已婚。就诊时间：1998 年 7 月 7 日。病人左侧睾丸胀痛加剧 1 周。平素自觉睾丸胀痛不适，有下坠感，曾予以青霉素、氟哌酸等治疗均未奏效，近 1 周来症情加剧，收治入院。体检：右侧附睾呈球状，质地略硬，触痛明显。睾丸 B 超检查提示：右侧鞘膜积液，右侧睾丸 3.1cm×1.3cm×1.8cm。舌质暗、苔白腻，脉弦。中医证属水疝（气滞血瘀）。治拟理气化瘀散结。用方：枸橘汤加味。用药：枸橘李 10g，桃仁 10g，红花 6g，青皮、陈皮各 10g，炙乳香、没药各 10g，川楝子 10g，泽泻 10g，马鞭草 20g。治疗月余，睾丸胀痛消失，再巩固治疗 1 个月，睾丸 B 超检查未见异常。［孙建明．徐福松用枸橘汤加味治疗睾系疾病举隅．山东中医杂志，1999，（7）：31–32.］

案 5　精索静脉曲张（徐福松医案）

某某，28 岁，已婚。就诊时间：1998 年 7 月 23 日。病人左侧阴囊肿胀伴隐痛年余，自诉有用力过度史，平时劳累后加剧，休息后好转，曾在多家医院治疗，效果不明显。体检：左侧精索肿胀，可触及精索静脉曲张，压痛存在，舌质暗红、有瘀斑，苔薄白。中医证属筋疝（气滞血瘀阻络）。治拟理气活血通络。用方：枸橘汤加味。用药：枸橘李、泽兰、泽泻、青皮、陈皮、赤芍各 10g，马鞭草 20g，小茴香 6g，延胡索 10g，茯苓 10g。药后症状好转，连续服药 20 剂，下坠隐痛消失，但体检精索静脉曲张仍存在，病人自感满意。

原按　睾丸炎和附睾炎均属于中医学"子痈"范畴，往往同时兼病，表现为睾丸肿大疼痛，向腹股沟和少腹部放射，睾丸有明显压痛。睾丸炎常继发于附睾炎，因此附睾多增大，有隐痛坠胀。病机为湿热下注、热毒内蕴，用枸橘汤加味分利湿热、清热解毒、疏肝解郁。

附睾结节中医学证属"子痰"，为有形之结节，故软坚散结为其治疗要点，加用海藻、昆布、牡蛎治疗。鞘膜积液中医学证属"水疝"，病人自觉睾丸重胀不适，多由睾丸外伤、丝虫感染、血瘀阻络、水液不行而成本病。在附睾结节和鞘膜积液二病治疗时徐师往往加用马鞭草、刘寄奴，二药具有杀虫化痰、软坚散结之功，临床有奇效。

精索静脉曲张，中医学证属"筋疝"，主要表现为睾丸下坠和胀痛感，疼痛可向下腹部、腹股沟或腰部发散，站立过久或行走劳累则症状加重。病机多为气滞血瘀，治以理气化瘀之枸橘汤加味疗效显著。[孙建明. 徐福松用枸橘汤加味治疗睾系疾病举隅. 山东中医杂志，1999，（7）：31-32.]

方剂速记歌诀

枸橘汤用泽秦艽，川楝陈防草赤芍。

化湿清热疏肝气，子痈红肿痛能消。

瓜蒌红花甘草汤 12

【来源】

瓜蒌红花甘草汤，源于明·孙一奎《医旨余绪》卷下。

【组成】

大瓜蒌（连皮捣烂）一枚,重一二两　红花五分　粉甘草二钱

【用法】

水煎服。若索食，禁予之，恐邪火未尽退也。

【功效】

平肝散结，通络止痛。

【主治】

水疱疮发于外者，肝郁既久，不得发越，乃侮其所不胜，故皮腠为之溃也。

【方解】

瓜蒌为君，有润燥开结、荡热涤痰、舒肝郁、润肝燥、平肝逆、缓肝急之功；以甘草为臣，生用既可清热解毒，又能益气健脾，可收标本兼治之效；佐以红花活血润燥，通经散结止痛。三者共用，可以达到平肝散结、通络止痛之效果，对带状疱疹疗效卓著。

【名医经验】

李发枝教授运用此方治疗带状疱疹及其后遗神经痛效果显著，可在龙胆泻肝汤原方基础上加用全瓜蒌和红花。根据病人大便情况决定全瓜蒌和生地黄的用量，若大便稀，全瓜蒌用量为 15～20g，生地黄用量为 6g 或不用生地黄；若大便干，全瓜蒌可用至 30g，生地黄量为 10g。[李政伟，陈莉华，闫磊，等.李发枝运用龙胆泻肝汤治疗艾滋病带状疱疹及其后遗神经痛经验举隅.中华中医药杂志，2015，30（9）：3158-3159.]

【临床应用】

案 1　带状疱疹（李发枝医案）

某某，男，43 岁。HIV 可能感染时间为 1993 年（有偿献血），HIV 抗体阳性确认时间为 2004 年，2005 年开始高效抗反转录病毒治疗（HAART）。初诊（2005 年 4 月 7 日）：3 天前左肩背部开始灼痛，皮肤红斑。当夜即见红斑处水疱集簇成群，带状分布，灼痛加剧。伴心烦易怒，口苦咽干，口渴，便秘，小便短黄；舌质红、苔黄厚腻，脉滑数。诊断为带状疱疹（肝胆湿热、外溢肌肤证）。方用龙胆泻肝汤加减。处方：龙胆草 12g，车前子 30g，黄芩 10g，栀子 10g，当归 10g，生地黄 10g，泽泻 15g，柴胡 12g，牡丹皮 12g，赤芍 12g，甘草 12g。7 剂，日 1 剂，水煎服。

二诊（4 月 14 日）：大部分水疱结痂干枯，灼痛较前减轻，红斑颜色退淡，大便已通，小便清长，仍有口苦口干。上方加全瓜蒌 20g、红花 10g，7 剂，日 1 剂，水煎服。

三诊（4 月 24 日）：痂皮脱落，多处红斑已基本消退，疼痛基本消失。上方 7 剂，日 1 剂，水煎服。1 周后随访斑消痛愈。[李政伟，陈莉华，闫磊，等.李发枝运用龙胆泻肝汤治疗艾滋病带状疱疹及其后遗神经痛经验举隅.中华中医药杂志，2015，30（9）：3158-3159.]

案 2　带状疱疹（李发枝医案）

某某，女，52 岁。HIV 可能感染时间为 1995 年（有偿献血），HIV 抗体阳性确认时间为 2004 年，2010 年开始 HAART。初诊（2011 年 6 月 23 日）：1 个月前腰及右胁肋部发生带状疱疹，现疱疹已消退，但原疱疹处仍疼痛，躺着尚可，翻身尤其疼痛，且出现口苦咽干，睡眠差，大便可，小便黄，舌质红、苔薄黄，脉弦。诊断为带状疱疹后遗神经痛（湿热未尽、脉络瘀阻证）。方用龙胆泻肝汤合瓜蒌红花甘草汤加减。处方：龙胆草 12g，车前子 30g，黄芩 10g，栀子 10g，当归 10g，生地黄 10g，泽泻 15g，柴胡 12g，牡丹皮 12g，赤芍 12g，全瓜蒌 30g，红花 10g，甘草 10g。7 剂，日 1 剂，水煎服。

二诊（6 月 30 日）：患处疼痛大减，翻身已不疼痛，睡眠可，舌质红、苔薄白，脉弦。守上方 7 剂，日 1 剂，水煎服。

三诊（7 月 7 日）：患处皮肤稍暗，但疼痛完全消除。守上方 7 剂巩固治疗。

原按 李老师经过长期实践发现 AIDS 合并带状疱疹病人，当疱疹初起建议用龙胆泻肝汤原方治疗，认为过多加减疗效未必更好。当病人出现带状疱疹后遗神经痛时在龙胆泻肝汤原方基础上加用全瓜蒌和红花。需要注意的是根据病人大便情况决定全瓜蒌和生地黄的用量。若大便稀，全瓜蒌用量为 15～20g，生地黄用量为 6g 或不用生地黄；若大便干，全瓜蒌可用至 30g，生地黄用量为 10g。遵循以上原则，使用龙胆泻肝汤和瓜蒌红花甘草汤治疗 AIDS 带状疱疹及其后遗神经痛疗效甚佳。[李政伟，陈莉华，闫磊，等. 李发枝运用龙胆泻肝汤治疗艾滋病带状疱疹及其后遗神经痛经验举隅. 中华中医药杂志，2015，30（9）：3158-3159.]

方剂速记歌诀

> 瓜蒌红花甘草汤，带状疱疹后遗方。
> 瓜蒌润燥平肝逆，甘草红花通络康。

黑膏 13

【来源】

黑膏，源于东晋·葛洪《肘后备急方·治伤寒时气温病方第十三》。

【组成】

生地黄（切碎）半斤　　豆豉一升　　猪脂二斤

【用法】

前三味合煎五六沸，令至三分减一，绞去滓末，雄黄、麝香如大豆者，纳中搅和，尽服之。

【功效】

育阴透邪，散血息风。

【主治】

温毒发斑，大疫难救。

【方解】

黑膏最早见于《肘后备急方》，从唐宋至清方书和伤寒温病类书都有引用。到后世多只取其中生地和豆豉两味，结合凉血、散血、息风、清热、祛痰之品，以治邪热已入营分或血分，劫烁真阴，神昏谵语、肝风煽动的疾患，妙在于育阴而不滞邪、透邪而不伤正，是贯彻透表原则的一种治法运用。正如柳宝诒说的"鲜生地为此证清营泄热必用之药，欲兼疏散之意，重则用豆豉同打，轻则用薄荷叶同打，均可"。

清代徐大椿的《医略六书》和近代丁甘仁的《喉痧证治概要》里分别有两张不同的加减黑膏方，前者治妊娠阴虚感温，后者治喉痧发热无汗、痧疹不透、舌红绛起刺、苔黑糙无津之重症。上海张氏内科治温热病用黑膏"铲饭滞"。温病伤津耗液，阻塞气机，出现舌苔厚而无津，谓之"饭滞"。黑膏可以滋液宣透，使糙腻焦燥的舌苔脱去，病情预后转佳。

【名医经验】

国医大师张镜人认为：临床上对这一方剂的掌握，迟早先后间确有其不可移易者。一般无营分或血分症状呈现，决勿浪投，恐地黄的阴柔滋腻壅热滞邪。如营分或血分的症状大显，那么，放手施与，绝不犹豫。因为这时候，在滋阴的基础上，尚可参淡豆豉的透达，托邪外出，否则邪热燔灼，化源告竭，透达之机全失，治疗便更加困难了。本方现代用量：生地黄 24g，淡豆豉 18g，猪脂 12g，雄黄 3g，麝香 0.5g。[卢祥之主编.国医大师张镜人经验良方赏析.北京：人民军医出版社，2012.]

【临床应用】

案 1　春温伏邪（张文澜医案）

春温伏邪，身热逾候，口渴鼻衄，神志昏糊。脉来洪数，舌苔干燥。宜疏肌通里清热。淡豆豉 6g，地黄（同打）18g，牛蒡子 6g，黄芩 3g，牡丹皮 4.5g，连翘 6g，羚羊角（代）4.5g，天竺黄 4.5g，栀子 6g，天花粉 9g，胆南星 0.3g，甘草 6g，活水芦根 30g。[卢祥之主编.国医大师张镜人经验良方赏析.北京：人民军医出版社，2012.]

案 2　秋温伏邪（张衡山医案）

秋温伏邪，身热少汗不解，神志模糊。脉形弦滑，舌根黄腻、质绛少润。防昏变之虞。淡豆豉 9g，鲜石斛（同打）9g，浙贝母（去心）9g，霜桑叶 9g，栀子 4.5g，前胡 6g，炒牛蒡子 4.5g，连翘 4.5g，郁金 5g，谷露 30g（冲）。[卢祥之主编.国医

大师张镜人经验良方赏析. 北京: 人民军医出版社, 2012.]

案3 冬温伏邪（张衡山医案）

冬温伏邪，郁遏肺胃，身热5天，内炽化燥，神昏谵语，入暮尤甚。脉形滑数，舌干糙质绛。证属重险，防其内陷。淡豆豉9g，鲜地黄（同打）9g，连翘6g，南花粉9g，栀子3g，牛蒡子9g，鲜石斛9g，天竺黄3g，冬桑叶9g，炒赤芍3g，通草3g，白茅根（去心）12g。[卢祥之主编. 国医大师张镜人经验良方赏析. 北京: 人民军医出版社, 2012.]

案4 白痦（张星若医案）

先发白痦，继现红疹，气分之热，渐延入营，营分燔灼。神蒙谵语，内风蠕动，手撮捻摸，坐卧不安，大便洞泄转溏，唇燥口干。脉弦数、重按少神，舌根焦黄、尖绛中干。夫温邪首先犯肺，肺主一身之气，不从肺泄，转属阳明，殊为可虞。明交两候，恐有厥脱不测，勉方以存液达邪。黑豆卷9g，地黄（同打）18g，老竺黄3g，玄参心3g，胆南星、大腹皮各9g，茯神苓各12g，朱翘心3g，生晒扁豆衣3g，水炒化橘红3g，钩藤（后入）9g。[卢祥之主编. 国医大师张镜人经验良方赏析. 北京: 人民军医出版社, 2012.]

案5 秋温伏邪（张益君医案）

壮热神蒙，耳聋鼻衄，谵语口燥，肢痉抽搐。脉弦数颇紧，舌质红、根糙少液。邪势鸱张，虑其逆传厥阴，法当平肝息风、救津泄热。黑豆卷12g，鲜石斛9g（同打），鲜石菖蒲3g，天竺黄3g，鲜竹卷心6g，胆南星、羚羊角片（另煎汁冲）、法半夏各3g，桑叶3g，大连翘9g，净蝉蜕3g，钩藤（后入）9g。神犀丹1粒，去壳研末，分2次冲服。

原按 本方在滋阴的基础上，参入豆豉的透达，有托邪外出之功效。用黑膏的主要指征为：脉洪数或脉数，舌苔黄糙腻、灰糙腻、边尖露红或焦黄及焦黑燥裂、质绛。一般在服药二三天后，如糙腻焦燥的舌苔像壳样脱去，转成光绛，热势渐衰，神识渐清，乃正胜邪却、阴液来复的先兆，其预后多佳。糙腻或焦燥舌苔脱去的情况，张氏常形容为"铲饭滞"。铲饭滞要真功夫，时间未到不能铲，铲得恰当，则邪湿痰热余蕴得以清撤，化源重获滋生。这里的关键，即主用生地、豆豉以外，还应兼用竺黄、胆星。张氏认为，胆星虽经制过，犹微带苦温之性，此时大部分有形的邪湿已化成无形的燥热，大剂育阴清热，固可屏退炎热，然剩下无多的邪湿，必借豆豉的透达、胆星的苦温，才能与痰热尽蠲。没有生地的柔润、竺黄的甘寒，焦燥的舌苔脱不掉；没有豆豉的透达、胆星的苦温，糙腻的舌苔铲不去。心传真谛，非亲历其境，很难言喻。无汗取豆豉，有汗取豆卷；热盛取生地，津伤取石斛；邪热内炽，劫夺津液，并取生地、石斛。黑膏加减法的种种，都经得起实践的考验。[卢祥之主编.国医大师张镜人经验良方赏析.北京：人民军医出版社，2012.]

方剂速记歌诀

黑膏清营能泄热，温毒津枯气机塞。

育阴透邪凉营血，地豉猪膏雄黄麝。

化血丹 14

【来源】

化血丹，源于清·张锡纯《医学衷中参西录》第一卷治吐衄方。

【组成】

花蕊石（煅存性）三钱　　三七二钱　　血余（煅存性）一钱

【用法】

共研细，分两次，开水送服。

【功效】

化瘀止血。

【主治】

咳血，兼治吐衄，理瘀血，及二便下血。

【方解】

盖三七和花蕊石同为止血之圣药，又同为化血之圣药，且又化瘀血而不伤新血，以治吐衄，愈后必无他患。血余炭化瘀血之力不如花蕊石、三七，补血之功则过之；原为人身之血所生，可自还原化，且煅之为炭，又有止血之力也。

【名医经验】

黄文政教授认为，肾病日久，易发生肾脏的微型"癥积"；瘀血滞留，阻隔脉络，又是出血的病理实质。而化血丹之立法正合肾性血尿的病机病理，是化瘀止血之良方，故用于治疗肾性尿血能收到满意疗效。全方既能止血又可化瘀，诸药合用，药简力专，共奏祛瘀止血、推陈出新之功，使瘀血得去、脉络通畅、气血调和，血证则治愈。[赵雪娇，王耀光. 黄文政教授化血丹治疗肾性尿血. 实用中医内科杂志，2012，26（16）：6-7.]

【临床应用】

案 1　顽固性血尿（黄文政医案）

苏某，男，64 岁。2011 年 12 月 14 日初诊。主诉：尿血 2 年，加重 10 天。病人有慢性肾小球肾炎病史 2 年余，经西医治疗，病情尚属稳定。近期因劳累病情反复，出现持续性尿血不止，腰部酸痛，疲乏无力。经西医、中医多方治疗，尿血情况始终得不到有效控制，近日有加重倾向。尿常规示：尿蛋白（+++），红细胞满视野。刻下症见：腰部酸痛不舒，口干，纳呆，尿少、色深红、偶见小血块，舌红、苔薄黄，脉弦细数。中医诊断：血尿。辨证：阴虚血热，灼伤血络，瘀血阻滞。治则：活血利水，滋阴清热。选方：猪苓汤合化血丹。处方：猪苓 15g，茯苓 15g，泽泻 10g，阿胶 10g（烊化），滑石 10g，煅花蕊石 10g，三七 6g，血余炭 10g。5 剂。水煎服，日 1 剂。

二诊：服药 3 剂即觉尿色变浅，已不见血块。5 剂后尿色基本正常，尿量增加，腰疼明显好转，唯仍觉口干，食欲不佳，舌红、苔薄白，脉弦细。初诊处方去煅花蕊石、三七、血余炭，加太子参 15g、麦冬 15g、扁豆 10g、山药 15g、砂仁 10g。7 剂。

三诊：食欲渐佳，口干大减，腰酸痛基本消失，尿色尿量基本正常，诸症悉减，无特殊不适。查尿常规：尿红细胞（+），尿蛋白（+）。守二诊处方继服 7 剂而愈。

原按　肾性血尿是指肾小球疾病所引起的血尿，主要责之热伤脉络及脾肾不固。治疗往往困难，病程一般较长，久病入络，血络受阻，瘀血内停；而阴虚有热，灼伤络脉，血不归经则致血尿加重。黄文政教授认为：像这种顽固性尿血，我们治疗时应单刀直入，不能用药太杂。肉眼血尿病机多属阴虚燥热、瘀血内停，尿色深红，甚至夹有血丝或血块，治疗应以滋阴清热、活血止血为主，而活血止血最优之品当属煅花蕊石。此案黄文政教授用猪苓汤合张锡纯的化血丹治疗。化血丹原方为"花蕊石（煅存性）三钱，三七二钱，血余（煅存性）一钱，共研细，分两次，开水送服"，主治"咳血，兼治吐衄，理瘀血，及二便下血"。张锡纯谓："盖三七和花蕊石同为止血之圣药，又同为化血之圣药，且又化瘀血而不伤新血，以治吐衄，愈后必无他患。"黄文政教授巧用此方，病人初诊时因肉眼尿血严重，故急则治其标，应以此方止血为主。二诊时血已止，瘀血去，故增加扶正和胃之品，以免攻伐太过恐有伤正之虞，即《内经》所谓"衰其大半而止"。黄文政教授临证时标本兼顾，选择攻补的时机极为恰当，用药精准，针对性强，故效如桴鼓。

[程小琳，袁红霞，王耀光 . 黄文政辨治肾病验案 4 则 . 江西中医药，2017，48（1）：43-45.]

案 2 慢性肾小球肾炎（黄文政医案）

某某，男，56 岁。2011 年 8 月 27 日初诊。5 年前因查体发现尿中有红细胞，隐血（++），尿相差镜检：红细胞 177200/mL，多形性红细胞＞95%。血压（130～140）/（80～90）mmHg。间断治疗，不见效果。症见：疲劳乏力，大便不成形，自觉无其他不适，舌红胖嫩、苔薄，脉细。西医诊断：慢性肾小球肾炎。中医诊断：尿血；证属脾虚湿盛、热伤络脉。治宜益气健脾、清热凉血止血。方拟参苓白术散加减，随后以肾疏宁合小蓟饮子加减对症治疗，诸症改善，但多次尿相差镜检：红细胞 9600/mL～334000/mL 波动，多形性红细胞均＞80%。易感冒，感冒后，镜下红细胞数明显增加。

2012 年 3 月 17 日四诊。晨起鼻干衄血，感冒，身体疼痛，鼻塞流涕，舌红少苔，脉细。尿相差镜检：红细胞 21400/mL。加减葳蕤汤以滋阴解表。1 周后病人感冒已愈，晨起鼻干衄血，舌红少苔，脉细。尿相差镜检：红细胞 128200/mL。证属阴虚燥热、郁热伤络。治宜滋阴清热、化瘀止血。拟化血丹合猪苓汤加味：三七 6g，煅花蕊石、血余炭各 10g，猪苓 15g，阿胶 30g（烊化），茯苓、泽泻各15g，滑石 10g，茜草 20g，生地榆 30g。7 剂后，2012 年 4 月 7 日查尿相差镜检：红细胞 28800/mL。前方加苎麻根 30g，14 剂后查尿常规：隐血（-）。[赵雪娇，王耀光 . 黄文政教授化血丹治疗肾性尿血 . 实用中医内科杂志，2012，26（16）：6-7.]

案 3 肾功能不全（黄文政医案）

某某，男，48 岁。2011 年 2 月 19 日初诊。近来常感疲乏无力，腰痛酸楚不适，小便泡沫多，舌红、苔薄黄，脉沉滑。查尿常规：隐血（++），蛋白（++）；肾功能：肌酐 151μmol/L，尿酸 547μmol/L。既往：双肾多发结石，高血压，肾功能不全。辨证：脾肾两虚，湿浊内蕴。对症治疗 1 年多，2012 年 4 月 7 日就诊，诉因几日前洗澡受凉感冒加之劳累，见肉眼血尿，如洗肉水样，失眠，舌红、苔少，脉细数。查尿常规：隐血（++），蛋白（+），白细胞（+），满视野红细胞。证属阴虚血瘀、瘀热伤络。治宜滋阴清热利尿、化瘀止血。拟化血丹合猪苓汤，药用：三七 6g，煅花蕊石、血余炭各 10g，猪苓 15g，阿胶 30g（烊化），茯苓、泽泻、滑石各 15g，苎麻根 30g。7 剂。1 周后复诊肉眼血尿已消失。查尿常规：隐血（+），蛋白（+）。

原按 上述两案（指案 2、案 3）均属肾病范围，肾性血尿是指肾小球疾病所引起的血尿，有别于外科性血尿等"非肾小球性血尿"。主要责之热伤脉络及脾肾不固。治疗往往困难，病程一般较长，致久病入络，血络受阻，瘀血内停；而阴虚有热，灼伤络脉，血不归经则血尿加重。络脉中的孙络在络脉的网络层次上相似于肾小球中毛细血管袢。肾络有络体、络气、络血之分，肾络络气主乎功能，络体、络血主乎形质。络体细小狭窄迂曲，易致络气郁滞、络血瘀阻，且病邪盘踞不去，深锢难愈。案 2 顽固性尿血，辨证阴虚燥热、瘀血伤络，兼有脾肾气虚。案 3 体质较弱，腰酸痛为结石阻塞，多为阴虚有热、煎熬尿液而成，又结合舌脉，为阴津不足、虚火上亢之候。治以猪苓汤合化血丹滋阴清热、化瘀止血、利尿化石。黄老在治疗时单刀直入，标本兼顾，用药针对性强，故效如桴鼓。[赵雪娇，王耀光. 黄文政教授化血丹治疗肾性血尿. 实用中医内科杂志，2012，26（16）：6-7.]

方剂速记歌诀

化血丹治咳吐衄，蕊石三七及血余。

止血化旧不伤新，脉络通和更祛瘀。

黄芪赤风汤 15

【来源】

黄芪赤风汤，源于清·王清任《医林改错》卷下。

【组成】

黄芪（生）二两　赤芍一钱　防风一钱

【用法】

水煎服，小儿减半。

【功效】

活血行滞，祛风通络。

【主治】

治瘫腿，多用一分，服后以腿自动为准，不可再多。如治诸疮、诸病，或因病虚弱，服之皆效。无病服之，不生疾病。此方治诸病皆效者，能使周身之气通而不滞、血活而不瘀，气通血活，何患疾病不除。

【方解】

黄芪大补宗气、益元气、助卫阳，防风祛风邪，赤芍和营；黄芪、防风一补一散，赤芍与防风一敛一散，赤芍与黄芪一温一凉，共达祛邪而不伤正、补气又不恋邪、活血凉血而不致寒凝、扶正而不助热之效果。三味合制，外走肌表行气血通调营卫，内行脏腑而补气活血通经，故黄芪赤风汤能扶正祛邪，扶正在于益气助阳、调和营卫，祛邪在于活血行滞、祛风通络。

【名医经验】

李发枝教授用本方化裁治疗痔疮下血、肛周脓肿、前列腺炎、生殖器疱疹等病证，证因瘀血湿毒阻滞经络血脉所致，以生黄芪、赤芍、防风、升麻为基础方。若为痔疮下血者，加地榆炭、黑荆芥等以祛风胜湿、收涩止血；若为肛门周围脓肿，加皂角刺、白芷、紫花地丁以解毒排脓、利湿清热；前列腺炎伴尿频尿急者，加白花蛇舌草、车前子、萆薢等解毒利湿清热；若为生殖器疱疹，加苍术、黄柏、土茯苓、白花蛇舌草、生薏苡仁、车前子等，以加强解毒祛湿作用。另外以会阴部潮湿、早泄、阳痿、腰酸等为主要临床表现的多种内外科病证，只要辨证属于气虚血瘀、湿热下注下焦者，均可以本方化裁治疗。[金杰.李发枝运用黄芪赤风汤经验.中国中医药报，2014-08-07（5）.]

【临床应用】

案1　血肌酐升高（薛伯寿医案）

某某，女，62岁。初诊：2009年5月31日。发现血肌酐升高1年余，血肌酐达129.36μmol/L。有高血压病史18年余，经常服用拜新同、博苏、金水宝等，但血压仍偏高。目前乏力、下肢酸软、双下肢水肿，时有口苦口干、恶心欲吐，食欲欠佳，大便3～4天1次。辨证为气虚血瘀、湿浊内蕴，治以益气活血利水、升清降浊。处方以黄芪赤风汤、当归芍药散合方治疗。药用：生黄芪30g，赤芍10g，防风8g，丹参18g，益母草10g，泽兰10g，当归12g，炒白术10g，猪苓12g，茯苓12g，泽泻18g，白茅根15g，怀牛膝10g，桑寄生10g，杜仲10g，车前子10g，焦大黄6g。服14剂，水煎服。

二诊：2009年6月14日。血压正常，乏力恶心症状缓解，大便通畅、每天1次，食欲仍差，双下肢仍时有浮肿，尿量少，受凉诸症加重，舌胖偏暗有瘀斑，唇暗，苔薄黄腻，脉关细弦。上方加肉桂3g温阳化气，继服14剂。

2009年7月26日复诊。诉血压能够很好控制，下肢浮肿缓解，体力增加，大便调已不秘结，眠可。7月20日复查血肌酐94μmol/L，血尿素氮9.13mmol/L，尿酸394μmol/L，尿蛋白（-），血红蛋白118g/L。后继续服用此方加减巩固。

原按 本病病机根本是脾肾衰败、瘀血湿毒壅塞，而脾为升降之枢，肾为升降之本，瘀血湿毒又阻滞经络血脉，以致升降失司、清浊逆乱。方中生黄芪益气补虚，炒白术、猪茯苓、泽泻健脾升清利水、补肾利湿，丹参、益母草、泽兰、当归、赤芍活血化瘀，桑寄生、杜仲、怀牛膝补肾，防风胜湿而剔除肾络风邪，大黄降浊，诸药相伍共奏调畅气血、升清降浊之功效。全方配伍精当，升降有序，意在调畅气机，以助分清泌浊、复升降之枢纽、升脾之清阳，五脏得以充养；降胃之浊阴，六腑通利，二便通泄，给诸邪以出路，俾阴阳各归其位，故临床收到满意疗效。[刘文军，薛燕星，胡东鹏. 薛伯寿教授调畅气血升清降浊治疗疑难杂症经验. 环球中医药，2015，8（2）：213-215.]

案2　前列腺炎（李发枝医案）

王某某，男，26岁。2013年7月18日初诊。病人主诉睾丸痛、会阴胀麻5个月。病人工作多久坐，5个月前逐渐出现左侧睾丸胀痛，渐及右侧，并感会阴部麻木、胀痛，早泄，小便不爽，尿有滴沥、刺痛感，肛门有异物感。在外院检查有多发混合痔，精液检查白细胞（++），前列腺彩超示：前列腺炎。舌质暗红、苔薄白，脉弦细。此乃久坐伤气，气虚血瘀，清气不升，湿热下注。治以益气升阳、活血祛瘀、解毒利湿，黄芪赤风汤加味。处方：生黄芪60g，赤芍20g，防风10g，白花蛇舌草30g，升麻6g，萆薢30g，黄柏10g，茯苓15g，车前子30g（包煎）。12剂，水煎服，每日1剂。

二诊：睾丸痛、肛门异物感消失，会阴胀痛明显减轻，小便基本正常，舌脉同前。继以本方为基础酌加益肾收涩药物，前后共服药1个月余，病情基本缓解。[金杰. 李发枝运用黄芪赤风汤经验. 中国中医药报，2014-08-07（5）.]

案3　痔疮下血（李发枝医案）

尹某某，女，42岁。2013年8月15日首诊。病人主诉肛门肿痛、大便带血3年，再发10天。病人3年前因肛门肿痛、有异物感、大便后带鲜血在某医院诊为混合痔，医院建议手术治疗，病人拒绝，经内服药物、外用洗剂及栓剂治疗月余，病情缓解，但以后久坐、劳累或进食辛辣刺激食物后病情时有反复。10 天前因劳累加之进食辛辣食物后病情再发，症状基本同前，便后出血较前增多、颜色鲜红。舌质红、苔黄腻，脉弦滑。辨证为湿热下注、气虚血瘀。治以益气升阳、化瘀除湿、凉血止血，黄芪赤风汤加减。处方：生黄芪 60g，赤芍 15g，防风 10g，升麻 10g，地榆炭 30g，黑荆芥 3g。7 剂，水煎服，每日 1 剂。7 天后再诊，肛门肿痛基本消失，出血量明显减少，仅大便后带少许鲜血，舌脉同前。药已中病，原方继用 7 剂，临床症状消失。［金杰. 李发枝运用黄芪赤风汤经验. 中国中医药报，2014-08-07（5）.］

案 4 生殖器疱疹（李发枝医案）

郭某某，男，65 岁。2014 年 5 月 22 日首诊。病人来自艾滋病疫区，1 年半前感肛门周围不适，渐于肛周、前阴、龟头等处出现成簇小水疱，基底部色红，初痒后痛，部分顶部有溃烂。病人曾在外院查 HIV 抗体阴性，诊断为生殖器疱疹。病人精神压力较大，感周身乏力，食少便溏，舌质淡、苔白厚腻，脉沉细。辨为气虚血瘀、湿毒流注下焦。治以益气升阳、解毒祛湿，黄芪赤风汤加味。处方：生黄芪 60g，赤芍 10g，防风 10g，升麻 6g，苍术 30g，黄柏 12g，土茯苓 40g，白花蛇舌草 30g，生薏苡仁 30g，车前子 30g（包煎），生甘草 20g。10 剂，水煎服，每日 1 剂。

二诊：病人肛门周围及生殖器部位原有疱疹疼痛明显减轻，破溃处均已结痂，无发新疱疹，舌质淡，舌苔较前变薄。继以本方为基础，随症增损药物。共治疗 1 个月余，疱疹完全消失。［金杰. 李发枝运用黄芪赤风汤经验. 中国中医药报，2014-08-07（5）.］

案 5 慢性鼻炎（庞景三医案）

某某，26 岁。2011 年 4 月 26 日初诊。自诉素有慢性鼻炎病史，半年来经常鼻塞，时轻时重，遇寒冷时症状加重。半月前受凉感冒，鼻塞、头痛、恶寒发热，经治疗后头痛、恶寒发热好转，但鼻塞依旧，鼻涕黄白而黏，头重头晕，咳嗽痰稀，伴有倦怠乏力，恶风自汗，食纳差，便溏，舌淡苔白，脉浮缓无力。检查见鼻黏膜淡红肿胀。西医诊断：慢性鼻炎；中医诊断：鼻窒，证属肺脾气虚、邪滞鼻窍。处方：黄芪 15g，赤芍 6g，防风 6g，苍耳子 6g，辛夷花 10g，丹参 6g，连翘 10g，淡豆豉 6g，蒲公英 10g，神曲 10g，甘草 3g。6 剂，水煎服，早晚分服。

二诊：诸症减轻，后在此方基础上加减治疗 1 个月诸症悉除。随访半年自诉体质增强，无感冒，不再恶风自汗，鼻室现象未发生。

原按 此病人肺脾气虚，故倦怠乏力、恶风自汗、食纳差、便溏；肺气不利故鼻塞、咳嗽痰稀、鼻涕黄白而黏；气血郁滞则鼻黏膜淡红肿胀；清阳不升故头重头晕；舌淡苔白、脉浮缓无力乃肺脾气虚、郁而化热之象。故治以黄芪赤风汤益气固表、通气活血，辅以苍耳子、辛夷花、淡豆豉宣通鼻窍，连翘、蒲公英清热，丹参活血凉血，甘草调和诸药。药证相合，故获良效。庞景三教授认为黄芪赤风汤能扶助宗气、祛除外邪，是治疗感冒、慢性鼻炎之佳方。风寒感冒加桂枝、葛根，若寒邪化热再加蒲公英、蚤休、黄芩；风热感冒加大青叶、菊花、牛蒡子、金银花。治疗慢性鼻炎常加苍耳子、辛夷花通窍祛邪；加丹参助赤芍活血化瘀；若风邪化热，加连翘、蒲公英清热。[陈吉全．庞景三教授运用黄芪赤风汤治病经验．中华中医药杂志，2013，28（9）：2639-2641.]

方剂速记歌诀

黄芪赤风治腿瘫，防风赤芍营卫兼。

活血行滞通经络，诸疮病弱效多端。

会厌逐瘀汤 16

【来源】

会厌逐瘀汤，源于清·王清任《医林改错》卷下。

【组成】

桃仁（炒）五钱　红花五钱　桔梗三钱　赤芍二钱　生地四钱　当归二钱　玄参一钱
柴胡一钱　枳壳二钱　甘草二钱（一本做三钱）

【用法】

水煎服。

【功效】

活血化瘀，养阴利咽。

【主治】

原为治痘五六天后，饮水即呛而设。若痘后抽风兼饮水即呛者，乃气虚不能
使会厌盖严气管，照抽风方治之。现临床多用于气滞血瘀导致的咽炎、呃逆、喉
喑、声带结节息肉等和风寒犯肺或肺经伏热所致的嗓音病。症见咽喉肿痛、会厌
红肿、声音嘶哑等。

【方解】

本方由血府逐瘀汤去川芎、牛膝加玄参而成。方中桃仁、红花、当归、赤芍
活血化瘀；配柴胡、枳壳调理气机、行滞散结，可使气行血行而瘀血自去；生地

配当归养血活血，能使瘀去而不伤阴血；枳壳、甘草条畅气机；桔梗、玄参则清利咽喉、解毒消肿。诸药合用，共奏活血化瘀、行气散结、消肿利咽之功。本方乃"活血而不耗血，祛瘀又能生新，利咽并能散结"之喉科治瘀之良剂。另方中枳壳、甘草二味1:2之剂量则为枳壳散，孕6～7个月可常服，助孕妇瘦胎易产。

【名医经验】

会厌逐瘀汤临床广泛应用于咽喉疾病。如声带肥厚、声带小结等疾病，即类癥瘕积聚，治法多用活血化瘀、破血消癥。血府逐瘀汤与其两三药之差亦可治疗咽喉类疾病，助阳止痒汤亦可。究其因则为瘀血阻滞之病机，勿拘泥于方名所限。血府汤逐瘀之效更强，助阳止痒汤因黄芪有补气之功，会厌逐瘀汤因玄参、生地有清热滋阴之效，根据临床情况，灵活选用。

【临床应用】

案1 声带结节（蔡福养医案）

王某，女，28岁，教师。病人声嘶音哑年余，曾服六神丸、金嗓子喉宝、北豆根片等药治疗效果不明显。现自觉咽喉干痛，口渴思饮。检查见会厌部充血、暗红，韧带肥厚，两侧游离缘上1/3处呈现小米粒大小对称性结节，发音时韧带闭合不全。舌质红、苔微黄而干，脉细涩不利。诊断：韧带结节（阴虚血瘀喉喑），辨证：肺阴不足，气血瘀滞。治则：养阴清热，活血逐瘀。方用会厌逐瘀汤加减：桃仁、红花、桔梗、柴胡、枳壳各6g，当归、生地、赤芍、玄参各9g，地骨皮15g，桑白皮10g，怀牛膝20g。服药15剂，病人发音正常，结节消失。

原按 肺主气，其脉从气管上行通于声带、会厌。若肺经伏热循经上蒸，热郁血络，结于声带，气血凝滞则声带变厚或发为结节。肺气上于喉（声带）而成声，若声带为结节所阻，开合失灵，则致发音不畅而嘶哑，所谓"金瘀不鸣"。本例治用会厌逐瘀汤，重在逐瘀开音。加地骨皮、桑白皮以清肺经血络之伏热，使火热消散而不上蒸；配怀牛膝入通血络而引热下行，且能活血而上消结节瘀。诸药合用可使瘀去热除而结节自平。[蔡继堂，仝选甫. 蔡福养教授运用会厌逐瘀汤治疗咽

部疾病验案四则. 中国中医药信息杂志，1999，6（8）：71-72.]

案2 颗粒性咽炎（蔡福养医案）

赵某，男，43岁，干部。既往有慢性咽炎病史，曾服中西药而久治不愈。病人咽后壁黏膜充血水肿，呈片状滤泡，自觉咽干咽痒，时时咯吐白色黏痰，心内发热身外觉凉，睡眠梦多，舌质紫暗、舌苔白微腻，脉沉弦而数。诊断：颗粒性咽炎（帘珠喉痹）。辨证：血腑瘀热，痰火互结。治则：活血逐瘀，软坚开结。方用会厌逐瘀汤合消瘰丸加减：桃仁、红花、桔梗、柴胡各10g，当归、生地、赤芍、枳壳各20g，怀牛膝、川芎、甘草各15g，玄参15g，生牡蛎12g，浙贝母9g。病人服上方，咽腔充血明显减轻，淋巴滤泡消失，诸症尽除而告愈。

原按 帘珠喉痹是临床常见的喉痹病之一，因咽后壁生出滤泡如帘珠而命名。现代医学认为该病系咽后壁黏膜下层淋巴组织呈颗粒状增生而导致咽腔、声带的炎症性病变，故又称为颗粒性咽炎。本病多由情志不舒，肝气郁结，郁久化火，煎熬津液，瘀血阻络结于咽喉所致。临床治疗常采用舒肝理气、燥湿化痰、散瘀开结之法，但效果缓慢，且不易治愈。蔡师紧守会厌逐瘀汤之方义，合用消瘰丸以收养血活血、软坚开结之功。方中怀牛膝、川芎活血养血、引血下行，玄参滋阴清热，浙贝母化痰散结，生牡蛎软坚消瘰。诸药配伍，药中肯綮，故有桴鼓之效。[蔡继堂，仝选甫. 蔡福养教授运用会厌逐瘀汤治疗咽部疾病验案四则. 中国中医药信息杂志，1999，6（8）：71-72.]

案3 声带息肉（蔡福养医案）

徐某，男，40岁，工人。病人声嘶音哑半年余，曾在某地市人民医院检查诊断为"声带息肉"，因不愿手术治疗而求治于中医。诊见病人韧带左侧居中1/3处有一绿豆大小暗红色息肉，光滑带蒂。现症为：声嘶音哑，肢肥体胖，倦怠乏力，语音重浊，咳吐黏痰，舌质暗红、苔腻微黄，脉沉弦。诊断：声带息肉（血瘀痰凝喉喑）。辨证：痰湿犯肺，瘀血阻络。治则：逐瘀通络，燥湿化痰。方用会厌逐瘀汤合二陈汤加减：桃仁、红花、当归、生地、赤芍各15g，甘草、桔梗、枳实、陈皮、半夏各12g，茯苓30g，苍白术各10g，白芥子9g。病人服药18剂而诸症痊愈，检查见息肉消失。

原按 息肉又称"赘肉"。本例病人的声带息肉即为带蒂、活动、表面光滑的肉样赘生物。蔡师无论治疗耳鼻喉何部息肉，均从痰瘀论治而收效，认为息肉多由经络阻滞、瘀血痰湿凝聚而成。本例病人系由痰瘀阻络所致，故治疗当选会厌逐瘀汤逐瘀通络、二陈汤健脾化痰。加苍术、白术以燥湿祛湿，枳实配二陈汤治疗痰湿有"推墙倒壁"之力，白芥子辛温入肺而能化寒湿凝聚之痰。诸药合用可达脾复健运、肺复输布、湿去痰化、瘀去络通、息肉消散之目的。[蔡继堂，仝选甫.蔡福养教授运用会厌逐瘀汤治疗咽部疾病验案四则.中国中医药信息杂志，1999，6（8）：71-72.]

案4 会厌肿块（蔡福养医案）

张某，女，40岁，干部。音哑数月，逐渐加重，曾在某省直医院按声带结节治疗未愈。后经北京某医院检查，发现会厌部有一黄豆大肿块，遂服用西药抗生素、磺胺、维生素类等治疗月余仍不愈。病人喉部会厌充血，有一黄豆大肿块，色鲜红，自觉咽喉干痛，声音沙哑，唇干咽燥，渴欲引饮，舌质淡红、舌苔薄白，脉沉细。诊断：会厌肿块（瘀血阻络喉喑）。辨证：瘀血阻络，金实不鸣。治则：活血化瘀，养阴清肺。方用会厌逐瘀汤加减：桃仁、红花、柴胡、枳壳、桔梗、甘草各12g，生地、当归、玄参、赤芍各15g，寸冬（麦冬）、沙参、百合各20g，蝉蜕、胖大海各10g。病人服上方19剂后，自觉诸症好转，检查见肿块消失。

原按 本例病人肿块发于会厌，近于喉系，而肺之经脉循咽喉而通于会厌。若肺阴不足，阴虚血涩，运行不畅，结于会厌，凝而不去则成肿块。治用会厌逐瘀汤祛瘀生新，使瘀去而阴血自生、血脉畅；另加麦冬、沙参、百合养阴润肺；加蝉蜕、胖大海疗哑开音。药证相合，故获佳效。[蔡继堂，仝选甫.蔡福养教授运用会厌逐瘀汤治疗咽部疾病验案四则.中国中医药信息杂志，1999，6（8）：71-72.]

方剂速记歌诀

会厌逐瘀是病源，桃红甘桔地归玄，

柴胡枳壳赤芍药，水呛血凝立可痊。

济生乌梅丸 17

【来源】

济生乌梅丸，源于南宋·严用和《济生方》。

【组成】

炒僵蚕一两　乌梅肉一两半

【用法】

共为末，醋糊丸，如桐子大，每服四五十丸，空心醋汤下。

【功效】

收涩止血，攻坚散结。

【主治】

治大便下血如神。

【方解】

乌梅性味酸平，有敛肺涩肠、入肝止血、蚀恶肉、化痔消息肉之功。僵蚕性味咸辛平，可以消风、化痰、散结。二药共奏收涩止血、攻坚散结之效。

【名医经验】

济生乌梅丸原为治疗肠风便血而设，主要指大便时带有鲜血从肠道来，其血与粪便不相混杂而下，多系便后滴血或鲜血染于粪便表面者。龚志贤灵活应用此方治疗直肠息肉、宫颈息肉、声带息肉，能起到异病同治之效。直肠息肉多为湿热毒邪下迫大肠、气机不利、脉络瘀阻、气血凝滞所致，多属"肠风便血"；声带息肉则表现为咽喉梗塞、声音嘶哑；宫颈息肉则见于长期阴道出血、淋漓不断。丸剂可用乌梅 750g（酒醋泡，去核，炒焦）、僵蚕 250g（米拌炒黄，去嘴、足）共研细末，炼蜜为丸，每丸 9g，早、中、晚各服 1 丸。汤剂可用乌梅 15g、僵蚕 15g（炒），煎汤，日 1 剂，二煎分 3 次服，汤药内可酌加蜜糖 50～100g，或白糖适量亦可。在服药期间，饮食宜清淡，多吃水果蔬菜，保持大便通畅，忌温燥辛辣之品，忌烟酒。[龚志贤.名老中医龚志贤临床经验荟萃（3）：乌梅丸的临床应用.中国乡村医药，2003，10（3）：57–60.]

【临床应用】

案 1　声带息肉（龚志贤医案）

重庆某工厂女工李某，业余爱好唱歌。1971 年因咽喉梗塞、声音嘶哑，在某某医院五官科检查，发现声带有一粒如黄豆大的息肉，医生主张动手术，本人不愿手术治疗。余用乌梅 1000g、僵蚕 250g、象牙屑 30g，蜜丸。服药 1 料后，复去医院检查，息肉已消大半。再进 1 料后检查，息肉已完全消失。4 年后复查未复发。[龚志贤.名老中医龚志贤临床经验荟萃（3）：乌梅丸的临床应用.中国乡村医药，2003，10（3）：57–60.]

案 2　声带息肉（龚志贤医案）

刘某某，男，42 岁，解放军某部干部。1967 年 4 月在东北大兴安岭开始发生喉炎，因治疗不及时转为慢性喉炎，嗣后常觉咽喉梗塞感。1972 年 9 月 28 日在某医院检查，声带有异物，怀疑是喉癌。同年 10 月 9 日和 10 月 21 日作过 2 次手术，但仍感咽喉不适，乃去武汉、上海检查，均排除喉癌，皆诊断为声带息肉。1973 年再去某医院检查，声带息肉如黄豆大。同年 7 月 15 日请余治疗，拟"济生乌梅丸"加味（乌梅、僵蚕、人指甲、象牙屑）1 料后再去检查，声带息肉已缩小如高粱米大，自觉症状大为好转。再服丸药 1 料后检查，息肉完全消失，自觉咽喉有些干燥。用煎剂：玄参 24g，麦冬 12g，桔梗 9g，生甘草 6g，太子参 30g，薄荷

3g，金钗石斛 12g，腊梅花 12g，木通 9g。每日 1 剂。连服 10 剂，自觉症状完全消失。[龚志贤.名老中医龚志贤临床经验荟萃（3）：乌梅丸的临床应用.中国乡村医药，2003，10（3）：57-60.]

案 3 宫颈息肉（龚志贤医案）

龚某，女，47 岁，农民。患宫颈息肉，经常阴道流血，1973 年住某医院妇产科经手术切除，息肉治愈。出院后约 10 个月，阴道依然流血，再去该院检查，息肉复又生长，仍需住院手术切除。病人因经济负担不了，疗效不稳定，不愿再行手术，求余诊治。余用乌梅 750g（酒醋泡，去核，炒焦）、僵蚕 250g（米拌炒黄，去嘴、足）共研细末，炼蜜为丸，每丸 9g，早、中、晚各服 1 丸。1 料药服完后，自觉症状消除。半年后妇产科复查，息肉已不存在，至今没再复发。[龚志贤.名老中医龚志贤临床经验荟萃（3）：乌梅丸的临床应用.中国乡村医药，2003，10（3）：57-60.]

案 4 宫颈息肉（龚志贤医案）

龚某某，女，26 岁，职员。1973 年 9 月诊。患宫颈息肉，阴道流血。经某医学院附二院妇科手术后，又复发。余用"济生乌梅丸"方 1 料，服药尚未尽剂，症状消除，医院复查，息肉消失。[龚志贤.名老中医龚志贤临床经验荟萃（3）：乌梅丸的临床应用.中国乡村医药，2003，10（3）：57-60.]

案 5 直肠息肉（龚志贤医案）

张某某，女，11 岁，学生。1971 年诊。大便时滴鲜血，便时有樱桃大息肉脱出肛外，便毕可自行收回，息肉脱落后复长，反复 2 年不愈。余用乌梅 15g、僵蚕 15g（炒），煎汤。日 1 剂，二煎分 3 次服，汤药内可酌加蜜糖 50～100g，或白糖适量亦可。连续服 10 余剂后，息肉皆自行脱落，再以丸剂巩固疗效，1 年后询之未复发。[龚志贤.名老中医龚志贤临床经验荟萃（3）：乌梅丸的临床应用.中国乡村医药，2003，10（3）：57-60.]

案 6 直肠息肉（龚志贤医案）

张某某，男，58 岁。病人于 1977 年 3 月始大便时有鲜血，血附于大便之表面，排便时肛门无疼痛、下坠感，大便习惯每天 1 次，不结燥，如果大便结则血也较多。今年元月始大便出血量较多，每次便血约一小汤匙。外科检查：肛门外形无畸形、瘘管及瘢痕，无红肿炎变。窥肛镜检：肛管距肛门口约 5cm 处 3 点、5 点、9 点肠壁均有息肉，葡萄状、紫红色，蒂短紧附于肠壁，触之易出血，3 点及 5 点之息肉似黄豆大，9 点之息肉如胡豆大，约 0.5cm×0.6cm。诊断为多发性直肠息肉。入院后经服"济生乌梅丸"，每次 1 粒，日 3 服，便血逐渐消失，共服药 24 天。检查：各点之息肉已脱落，基底部有少许残根已近乎肠壁平行，无出血。出院时带"济生乌梅丸"15 日量，3 个月后复查息肉无所见，病家无所苦。［龚志贤．名老中医龚志贤临床经验荟萃（3）：乌梅丸的临床应用．中国乡村医药，2003，10（3）：57-60．］

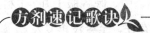

方剂速记歌诀

> 严氏济生乌梅丸，醋糊梅肉炒僵蚕。
>
> 肠风消散兼收涩，止血蚀恶亦攻坚。

建瓴汤 18

【来源】

建瓴汤，源于清·张锡纯《医学衷中参西录》医论篇之"论脑充血证可预防及其证误名中风之由"。

【组成】

生怀山药一两　怀牛膝一两　生赭石（轧细）八钱　生龙骨（捣细）六钱　生牡蛎（捣细）六钱　生怀地黄六钱　生杭芍四钱　柏子仁四钱

【用法】

磨取铁锈浓水，煎上药服。若大便不实去赭石，加建莲子（去心）三钱；若畏凉者，以熟地易生地。

【功效】

镇肝息风，滋阴安神。

【主治】

肝肾阴虚、肝阳上亢证。头目眩晕，耳鸣目胀，健忘，烦躁不宁，失眠多梦，脉弦长而硬。

【方解】

生地滋肾水而益阴，清肝热而凉血；怀牛膝降泄上逆之血，与生地相配，共达益阴制阳之效；生赭石镇肝潜阳，与怀牛膝共同引血下行；生龙骨、生牡蛎相伍，共奏平肝潜阳、镇心安神之功；怀山药益气血，入肝则补体以和阳，入肾则补阴以涵木；杭白芍补肝血，敛肝阴；柏子仁益气安神。诸药相合，滋阴以和肾，潜阳而平肝，共同达到柔肝养阴、平肝潜阳之目的。

【名医经验】

沈济苍教授运用此方时，将该方去山药、龙骨、牡蛎，怀牛膝改用川牛膝，加丹参、郁金二味，增活血祛瘀之效，对动脉硬化引起的眩晕耳鸣有较好疗效。代赭石生用平肝阳降逆气，功效不在龙牡之下；加丹参、郁金二味，宗陈修园《时方妙用》丹参饮，治气滞血瘀导致的心腹胃脘痛有显著疗效，对防治高血压引起的心脏病变尤为适宜。随症加减，血压过高、头痛剧烈，加钩藤、生石决明平肝息风；肝风内动，神志恍惚不清，加生龙齿镇惊安神；若突然痉厥，另加羚羊角粉吞服；高血压影响心脏，出现过早搏动，或心律不齐，加党参、麦冬、茶树根；严重失眠加夜交藤、景天三七；腰脊酸痛加杜仲、桑寄生；其余如菊花、枸杞子、车前草、益母草等均有良好的降压作用，可随宜而施。[杜怀棠主编. 中国当代名医验方大全. 石家庄：河北科学技术出版社，1990：341.]

【临床应用】

案1 不寐（沈济苍医案）

罗某某，女，40岁。1978年12月初诊。诊时见：头晕，失眠，时觉舌麻，神志恍惚，强迫观念严重、难以控制，舌光红、无苔，脉弦细数。观其脉症，此乃阴液亏损、心肾不交所致。以右方（生地黄30g，生白芍15g，柏子仁12g，川牛膝15g，代赭石30g，紫丹参15g，郁金9g）加减，服药7剂，头晕失眠显著好转，强迫观念消失，舌麻减轻。再予原方加味续进14剂，以善其后。[杜怀棠主编. 中国当代名医验方大全. 石家庄：河北科学技术出版社，1990：341.]

案2 头顶刺痛（王为兰医案）

杨某，男，65岁。初诊：1991年1月30日。主诉及病史：头顶刺痛1个月。整日痛无休止，影响睡眠、生活及工作。性情急躁，心烦意乱，头晕脑胀，四肢麻木，走路如脚踏棉絮，纳少便干。西医诊断为神经性头痛、高血压。经中医多次治疗，屡服天麻钩藤汤加活血药物平肝潜阳、清热安神、活血化瘀等，未能收效。诊查：体胖，老年貌，神疲体倦，面赤唇红。舌质红、苔薄黄，脉弦细。辨证：阳亢阴虚，肝热痰阻。治法：潜阳镇坠，滋阴柔肝，清肝化痰。处方：生龙牡各 30g，生赭石 30g，石决明 30g，夏枯草 30g，大生地黄 30g，生白芍 30g，生山药 20g，牡丹皮 10g，钩藤 15g，僵蚕 15g，川牛膝 30g。

二诊：1991 年 3 月 6 日。上方药服 10 剂后，头顶刺痛消失，四肢麻木减轻。舌质红、苔薄白，脉弦细。宗上方加丹参 30g，鸡血藤 20g，再服 7 剂以巩固疗效。近日随访，迄今未复发。

原按 本病病人由于体胖，痰热较重，又由阳亢引起阴虚。王老认为天麻钩藤汤虽能平肝息风、滋阴清热，但不足以镇肝潜阳，故用大队潜阳镇坠之生龙牡、生赭石、生石决明；但只用潜阳滋阴药物还不行，因为肝热风痰的证候存在，故用夏枯草、牡丹皮以清肝热，钩藤、僵蚕以降压祛风痰；最后用牛膝引热下行，因而阳亢平、阴液存、肝热清、风痰化，故病自愈。或问，本病头顶刺痛为什么不按瘀血处置呢？王老认为这个刺痛是阳亢过盛而致巅顶络脉阻滞所引起，故阳亢治愈，刺痛自然缓解。只用一点凉血活血的牡丹皮就够了，用不着桃仁、红花等活血药。[王永炎主编. 中国现代名中医医案精粹（第 4 集）. 北京：人民卫生出版社，2010：344.]

案 3　顽固性脑鸣（王为兰医案）

王某，女，55 岁。初诊：1991 年 11 月 11 日。主诉及病史：脑鸣、耳鸣 3 年。病人于 1988 年 10 月，突然身体失去平衡而摔倒，即送医院，诊断为高血压、更年期综合征、神经性耳鸣。经用复方降压片、维脑路通片、谷维素、复方丹参片治疗半年，血压正常，但整日脑如蝉鸣无休止、怕光、双目不欲睁。3 年来不能看电视及书报，怕声音，稍有声音自感脑部血管扭转，血液冲向头部似欲昏倒，左半身酸软无力；长年独住暗光室内，不能与他人交谈，胆怯欲死；咽干口苦不欲饮，纳佳便干。经多次住院检查未发现阳性病灶。出院后多处寻中医治疗，愈医愈重，慕名求治于王老。诊查：表情痛苦，面赤唇干，两目紧闭，语音低微，似昏似倒。舌质红、无苔，脉弦细数。辨证：肾精亏损，髓海空虚，脑失濡养。治法：填补精髓，潜阳定志。处方：大生地黄 30g，白芍 30g，败龟甲 15g，女贞子 30g，旱莲草 15g，石决明 30g，生磁石 30g，生龙牡各 30g，蝉蜕 10g，决明子 30g，青葙子 10g，怀牛膝 15g。7 剂。

二诊：11 月 27 日。药后便干已愈，耳鸣、脑鸣减半，怕光怕声明显减轻，能看几分钟黑白电视，能与家人交谈半小时以上，在家人陪伴下能在室外活动十几分钟。仍口干口苦，环境稍差则心烦意乱、血压升高，肢体运动障碍、胆怯不减。舌质仍红、无苔。效不更方，综前方加知、柏各 10g 清降炎上之火。

三诊：12 月 19 日。病人诉症状基本缓解，生活能自理，下午仍脑鸣必卧。舌质仍红，舌两边苔薄白。原方加沉香面 2g 分冲。

四诊：12 月 27 日。诸症已消，已如常人。嘱再服药数剂，以巩固疗效。

原按　此例病人脑鸣 3 年，久治不愈。王老根据《灵枢·决气》"精脱者，耳聋……液脱者……耳数鸣"，认为耳为肾之外窍，为十二经宗脉所灌注，内通于脑；肾藏精而主骨髓，脑为髓海，肾精充沛，髓海得濡，则听觉正常。因病人长期用脑耗髓，肾水不足导致脑鸣、耳鸣；肝肾同源，肝阴不足则目怕光、胆怯；久病多瘀，瘀久化热、阴火上炎故咽干舌燥、口干不欲饮、便干腹胀、舌红无苔、脉弦细数。故从培本入手，方以建瓴汤加减，滋养肝肾、潜阳降其阴火。用女贞子、旱莲草、生地黄、败龟甲、怀牛膝、白芍滋养肝肾、生髓健脑；以生磁石、生牡蛎、生龙骨、蝉蜕、生石决明、决明子、青葙子、知母、黄柏、沉香面潜阳镇坠、引阴火以归原。诸药配伍，相得益彰，顽固性脑鸣经数剂而获愈。[王永炎主编.中国现代名中医医案精粹（第 4 集）.北京：人民卫生出版社，2010：343.]

案4　糖尿病并高血压（段富津医案）

陈某，男，57 岁。2006 年 3 月 2 日初诊。患糖尿病、高血压多年，一直服用西药降糖、降压，最近因怒而病情加重。现头目眩晕、胀痛，耳鸣，面红耳赤，口渴咽干，渴而多饮，心中烦热，急躁易怒，尿频量多，腰膝酸软，眠差。血压：160/110mmHg，空腹血糖：8.1mmol/L。舌微红、少苔，脉略弦细数。处方：代赭石 40g，怀牛膝 20g，生龙骨、生牡蛎各 40g，天麻 15g，地龙 15g，生地黄 15g，山药 30g，知母 15g，生白芍 15g，夏枯草 15g，甘草 15g。7 剂，水煎服。

3 月 9 日二诊：服药后，症状稍改善，血压：150/105mmHg，空腹血糖：7.3mmol/L，惟舌尖略干。上方加麦冬 20g。7 剂，水煎服。

3 月 16 日三诊：诸症好转，已无不适，血压：140/95mmHg，空腹血糖：6.1mmol/L。上方加石决明 30g。7 剂，水煎服。

3 月 26 日四诊：诸症尽消，血糖、血压稳定。上方代赭石、生龙骨、生牡蛎各减 10g，继服 14 剂。嘱其低盐、低糖、低脂饮食，保持心情舒畅，坚持适当锻炼。

原按 本案病人患糖尿病，气阴亏虚日久，出现头目眩晕、胀痛、耳鸣、面红耳赤、心中烦热、急躁易怒，属肝阳亢逆之证。其治当以潜镇肝阳、滋阴泻火、补益肝肾、蓄水涵木为法。代赭石、生龙骨、生牡蛎潜镇收敛肝阳，固敛肾气，以蓄水涵木；生地黄、山药、知母、夏枯草清泻郁火，滋养肾阴，健脾固肾；怀牛膝引血下行，降压平肝，补益肝肾；天麻、地龙、生白芍疏风通络，柔肝缓急，以治头目眩晕、胀痛。既重镇以治其标，又滋阴以治其本，标本兼顾，药证相符，疗效显著。糖尿病三消以内有燥热，燥伤津液，损耗气血，使气阴皆虚，同时肝肾阴精损耗之后，肝阳亢逆，阴不敛阳，出现血压升高、头晕目眩等真气内消、水不涵木的虚实错杂证候。由于糖尿病是一个长期对人体正气持续消耗的疾病，在得不到有效合理治疗的情况下，糖尿病病人合并心脑血管疾病和高血压疾病就明显高于非糖尿病病人。[尹涛主编. 大国医经典医案诠解（病症篇）· 糖尿病. 北京：中国医药科技出版社，2016：189.]

方剂速记歌诀

建瓴滋阴生地黄，赭石龙牡镇肝阳。

薯膝白芍柏子配，眩晕卒中脉弦长。

健固汤 19

【来源】

健固汤，源于清·傅山《傅青主女科·女科上卷·调经》。

【组成】

人参五钱　白茯苓三钱　白术（土炒）一两　巴戟（盐水浸）五钱　薏苡仁（炒）三钱

【用法】

水煎。连服十剂，经前不泄水矣。

【功效】

补脾渗湿。

【主治】

妇人有经未来之前，泄水三日，而后行经者。

【方解】

傅青主自注："妇人有经未来之前，泄水三日，而后行经者，人以为血旺之故，谁知是脾气之虚乎！夫脾统血，脾虚则不能摄血矣；且脾属湿土，脾虚则土不实，土不实而湿更甚，所以经水将动，而脾先不固；脾经所统之血，欲流注于血海，而湿气乘之，所以先泄水而后行经也。调经之法，不在先治其水，而在先治其血；抑不在先治其血，而在先补其气。盖气旺而血自能生，抑气旺而湿自能除，且气

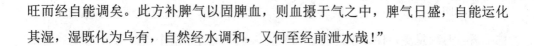

旺而经自能调矣。此方补脾气以固脾血，则血摄于气之中，脾气日盛，自能运化其湿，湿既化为乌有，自然经水调和，又何至经前泄水哉！"

【名医经验】

脾为后天之本，气血生化之源；肾为先天之本，而"经水出之于肾"。故妇人脾虚化源不足或命门火衰不能温煦脾土，以致水湿泛滥，血受其害，湿乘血位，诸疾丛生，临床可见经水淡红、质稀、量多，或见"经前泄水""经行浮肿""经行泄泻""带下""腹痛"等多种表现。本方健脾以益气，温肾以助阳，化湿以利血中之水，如傅氏所言："盖气旺而血自能生，抑气旺而湿自能除，且气旺而经自能调矣。"此方虽为"经前泄水"而设，但遵循中医"异病同治"的原则，对妇人经、带、胎、产、杂病，凡证属脾虚肾阳不足、不能温化水湿者均可运用。

【临床应用】

案1　带下（熊继柏医案）

黄某，女，33岁，邵阳人。2008年11月13日初诊。病人自诉带下较多、色白而稀2个月。时觉畏冷肢凉，腹冷隐痛，乏力懒言，舌淡、苔白，脉细弱。素体不足。辨证：脾虚气弱。治法：健脾益气，止带固摄。主方：健固汤加味。处方：西洋参片10g，炒白术10g，茯苓20g，甘草6g，炒薏苡仁20g，巴戟天20g，山药10g，乌贼骨20g，煅龙骨30g，煅牡蛎30g。15剂，水煎服。二诊：服药后白带显减，畏寒、腹冷均减，精神好转，舌淡红、苔薄白，脉细。原方更进15剂，水煎服。半月后病人转告，带下基本病愈。嘱其继用原方10剂，以收全功。

原按　《傅青主女科》："夫带下俱是湿证……白带乃湿盛而火衰……脾土受伤，湿土之气下陷。"病人体质不足，中气不足，脾虚失固，而显脾虚气弱之征。以健固汤加收敛固涩之龙牡等药，方证合拍，病获痊愈。［李点.健脾化湿治带下.中国中医药报，2015-04-09（4）.］

案2　经前泄水（周柏魁医案）

谢某某，女，46岁，已婚，工人。1981年11月19日初诊。每值月经来潮前一二天必阴道流水二三次，罹病近 5 年，水液清稀，无特殊臭气，水湿透衬裤及棉毛裤。月经量多，伴经期浮肿、腰酸、头晕，平时带下不多，饮食一般，舌淡、边尖有齿痕印，脉缓。末次月经：10 月 23 日。孕 4 产 2 人流 2。根据以上脉症，断为脾肾气馁，不能行水化湿。拟健脾、温肾、利湿为治，以健固汤（《傅青主女科》）加味：党参、茯苓、薏苡仁、白术、怀山药各 15g，巴戟天 20g，白芍、芡实、续断各 10g，桂枝 6g。5 剂。

1981 年 12 月 8 日复诊：月经于 11 月 20 日来潮，量多色红，夹小血块，下肢浮肿。服药后精神好转，唯头晕，纳食一般，舌苔薄白，脉细缓。仍守健固汤加味：党参、茯苓、巴戟天各 15g，白术 20g，薏苡仁 20g，枸杞子、菊花、白蒺藜各 10g。5 剂。

1981 年 12 月 19 日：经前泄水大减，只用纸一张，舌边尖尚有齿印，脉缓。仍守健固汤加黄芪、山药各 15g，紫苏叶 10g，鸡内金 10g。5～10 剂。

1982 年 2 月 24 日：月经分别于 1981 年 12 月 20 日、1982 年 1 月 15 日和 2 月 18 日来潮 3 次，月经量减少，经前阴道已不流水，唯精神倦怠，继以原方巩固疗效。随访半年无复发。

原按 经前泄水，中医妇科专著中均有记载，但除《傅青主女科》外，多语焉不详，最突出的一点是诸书皆不明言水自阴道出。由于历史条件的限制，有人怀疑经前泄水是指大便泄水，故认为本病等于经前泄泻，或者认为水自前阴出、绵绵不断就是白带。笔者重温《傅青主女科》，结合个人临床所见：本病既非平常所指带下证，亦非通常所谓经行泄泻。《傅青主女科》说："妇人有经未来之前、泄水三日，而后行经者。"指出其症状是每值经前自阴道流出水液，不是黏稠如带、绵绵不断；并指出其病机是脾气之虚："夫脾统血，脾虚则不能摄血矣，且脾属湿土，脾虚则土不实，土不实而湿更甚，所以经水将动，而脾先不固，脾经所统之血，欲流注于血海，而湿气先乘之，所以先泄水而后行经也。"强调本病病机在于湿气乘脾虚流注于血海。在治疗上宗傅氏之旨："不在先治其水，而在先治其血，抑不在先治其血，而在先补其气。盖气旺而血自能生，抑气旺而湿自能除，且气旺而经自能调矣。方用健固汤。"临床上治疗本病，可采取健脾利湿，佐以温肾化水，用健固汤加味。同时还应审察水量之多少以诊病之轻重。忌食生冷瓜果及肥甘聚湿之品。可见本病是脉因证治自成独立体系的一种月经病。[周柏魁．经前泄水小识．湖北中医杂志，1983，（5）：36-37.]

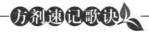

健固汤方益肾脾，经行肿泻此方宜。

参苓术苡和巴戟，气旺经调自可期。

解肝煎 20

【来源】

解肝煎，源于明·张介宾《景岳全书·卷五十一·新方八阵·和阵》。

【组成】

陈皮　半夏　厚朴　茯苓各一钱半　苏叶　芍药各一钱　砂仁七分

【用法】

水一盅半，加生姜三五片，煎服。

【功效】

疏肝理气，化湿畅中。

【主治】

暴怒伤肝，气逆胀满阴滞。胁肋胀痛，加白芥一钱；胸膈气滞，加枳壳、香附、藿香。

【方解】

肝主疏泄，怒气伤肝则疏泄失常，肝气郁结，经络气机不畅，则胸满胁痛；肝犯脾胃则脘腹胀痛、恶心呕吐。治当疏肝和胃。方中白芍苦酸微寒，能养血敛阴，平抑过亢之肝气，且可柔肝止痛；陈皮、法半夏、茯苓功擅理气和中、燥湿健脾；以厚朴行气燥湿、除满消胀；以及砂仁、紫苏叶之芳香和胃、降逆除满。共奏疏肝理气、和胃降逆之效。如此，则肝气平复，疏泄有度，中气调和，而胀满疼痛、胎气不安诸症，自可得痊。

【名医经验】

名老中医王荫卿认为凡遇肝胃郁滞所致的胸胁胃脘疼痛、胀满、恶心、吞酸、嘈杂、头痛头晕、口苦、周身窜痛、腹泻、月经不调、赤白带下、行经腹痛、经闭、妊娠恶阻诸症，皆可用本方辨证加减治之。此外，王老还认为凡肝气郁结之证，其脉多见有沉弱细而兼涩滞，故不可因其脉沉弱而用补药，用补多不接受，应先以疏肝解郁之解肝煎治之，使其肝舒胃和再进调补。[戴荣华.试述景岳解肝煎的临床应用随师临证体会.内蒙古中医药，1995，(S1)：3.]

【临床应用】

案 1　急性胃肠炎（王荫卿医案）

刘某某，男，66 岁。1990 年 11 月 10 日初诊。因嗜食油腻食物过量，突发呕吐、脘腹胀痛、腹泻，舌淡、苔腻。证属痰食交阻于胃、气机不畅、肠胃失和。治用解肝煎加减：陈皮 10g，茯苓 10g，半夏 10g，川厚朴 10g，白芍 10g，紫苏梗 20g，砂仁 3g，藿香、焦三仙各 10g，黄连 2g。3 剂而愈。[温治江.王荫卿运用解肝煎治验 2 则.中医杂志，1993，(5)：284.]

案 2　糜烂性胃炎（王荫卿医案）

张某某，男，36 岁。胃脘痛反复发作 1 年余，劳累及饮食不节时加重，痛剧时伴恶心呕吐。胃镜诊断"浅表性、糜烂性胃炎"，于 1979 年 9 月 3 日就诊。胃脘部以胀痛为主，时有绞痛，因进食生冷食物而加重。舌质淡、苔白厚腻。证属寒湿困中、肝气乘之、胃气不降。当调肝和胃为主，用解肝煎加味：陈皮 10g，茯苓 10g，半夏 10g，厚朴 9g，白芍 15g，紫苏梗 10g，砂仁 3g，高良姜 6g，甘草 5g。水煎服。3 剂后胃痛减轻，又服 3 剂痛止纳增。上方加减服用月余而愈。[温治江.王荫卿对解肝煎的临床运用.内蒙古中医药，1993，(1)：4-5.]

案 3　闭经（王荫卿医案）

王某某，女，35 岁。1987 年 7 月 12 日初诊。患胃炎 5 年余，闭经 1 年余，末次月经 1986 年 2 月 25 日，既往月经正常。近 1 个月来胃痛加重，胸腹及两胁胀痛，食纳大减，时而呕恶，以太息为快，舌质红偏暗，脉沉细带涩。证属肝郁气滞、寒湿交阻，以致经闭不行。治拟疏肝和胃、温经散寒行瘀。用解肝煎加减：厚朴 9g，青皮 9g，茯苓 10g，半夏 9g，砂仁 5g，紫苏梗 10g，赤芍 25g，当归 15g，川芎 6g，香附 20g，红花 10g，乌药 10g，甘草 6g。3 剂。药后纳增，仍感少腹时痛，月经未行，守上方加泽兰叶 30g。续服 5 剂后，经水行，色紫暗夹块，量不多。从此每月经行，诸症亦除。

原按 解肝煎疏肝气而解土壅，调脾气而降胃逆，化痰浊利湿气，疏中有柔，有散有收。临床凡遇一些久治难愈的慢性病，如见脾胃不健、不思饮食，先拟解肝煎调之，然后再投治他病。老年人脾胃虚弱，多吃则腹胀，或不思饮食、进食无味，用之多效。妇科疾病中的痛经可以本方加当归、川芎、香附、乌药则行气温经、活血止痛；经闭不通、腹部胀痛，属实者，加香附、延胡索、红花、桃仁、乌药行气活血。神经衰弱、饮食无味，用本方加酸枣仁、知母使木疏土开神安。肿瘤化疗后纳谷不思者，以本方调之多能饮食增加。梅核气因痰气互结者，以本方加旋覆花、代赭石其效亦著。[温治江. 王荫卿运用解肝煎治验 2 则. 中医杂志，1993，（5）：284.]

方剂速记歌诀

解肝煎治肝犯胃，暴怒胀满胸胁肋。

方源半夏厚朴汤，陈芍砂仁增三味。

荆防地黄汤 21

【来源】

荆防地黄汤，源于朝鲜王朝末期·李济马《东医寿世保元·少阳人药方》。

【组成】

熟地黄　山茱萸　白茯苓　泽泻各二钱　车前子　独活　荆芥　防风
羌活各一钱

【用法】

咳嗽加前胡，血证加玄参、牡丹皮，偏头痛加黄连、牛蒡子，食滞痞满者加
牡丹皮，有火者加石膏，头痛烦热与血证者用生地黄。加石膏者去山茱萸。

【功效】

滋阴补肾，除肾之表邪。

【主治】

无论头腹痛痞满泄泻。凡虚弱者，数百贴用之，无不必效，屡试屡验。

【方解】

方中熟地黄补肾和肾，山茱萸健肾直肾，白茯苓固肾立肾，三药相配滋阴补
肾；泽泻、车前子相配壮肾、涤肾之秽气；羌活、独活、荆芥、防风大清胸膈之
风热并补阴。诸药合用，共奏补肾滋阴、除肾之邪气之功。

【名医经验】

朝医将人分类为"太阳人""少阳人""太阴人""少阴人"四种类型，荆防地黄汤为治少阳人药方。少阳人脏器脾大肾小，脾为阳脏中之热脏，而肾为阴脏中之寒脏，故实际上少阳人在四象人中热最盛之人，故其治则清热泻阳补阴为主。全老依据朝医所特有的辨象施治，将病人辨为少阳人后，用荆防地黄汤治疗少阳人病，如胃痛、虚劳、咳嗽等。[金东植. 全炳烈用朝医荆防地黄汤化裁治疗少阳人病验案选析. 中国民族医药杂志，1999，5（S1）：50–51.]

【临床应用】

案1　胃痛（全炳烈医案）

朴某，女，42岁。1997年9月15日初诊。自述胃痛已有1年余，经钡餐透视确诊为萎缩性胃炎、慢性胃炎，经中西医治疗未见好转。诊见：胃痛（饭前、饭后）胀满、连及胁痛，食不消化，易怒，恶心，经常早饭后排便质稀，脉浮紧滑，舌边有齿印、舌苔白腻（根部）。病人体貌为前额突出，面色白，眉目明朗，体格稍胖、偏矮，上实下虚，性情急躁，好动多言，嗜好生食凉菜。故辨象辨证为少阳人胃痛。治法：清热滋阴利脾。方药：荆防地黄汤加羌活10g、川黄连10g、牡丹皮15g、生地15g、连翘10g、苦参10g。用法：日1剂，水煎2次，早晚服。服药20余剂后能食能消，胃痛安，本方去生地再服10剂症除。[金东植. 全炳烈用朝医荆防地黄汤化裁治疗少阳人病验案选析. 中国民族医药杂志，1999，5（S1）：50–51.]

案2　虚劳（全炳烈医案）

崔某某，女，39岁。1997年12月29日初诊。病人因子宫出血2个月余，经某西医院住院，出血已停。现症：失眠，乏力，食少，纳呆，眼睑苍白，血红蛋白60g/L，眩晕，手足凉，大便3日一行，舌质淡、苔薄，两寸脉弦滑、关尺脉沉细。病人容貌为倒三角形头状，步态轻而短，鼻梁高尖，体形瘦长，膀胱之坐势狐弱，肌肉浅薄欠泽，性情欲举而不欲措，细心认真办事，嗜好清淡生冷杂食，服用人参则发热。故辨象辨证为少阳人虚劳。治法：滋阴补肾。方药：荆防地黄汤加减。生地30g，枸杞子20g，泽泻15g，白茯苓15g，荆芥10g，防风10g，羌活 10g，独活 10g，车前子 10g，菟丝子 30g，牡丹皮 15g，玄参 15g，麦芽 15g，山茱萸 15g。用法：每日 1 剂，水煎 2 次，早晚服。服上方药 10 剂后，血红蛋白升至 110g/L，食欲增加，手足凉症减轻。上方去菟丝子加肉苁蓉 10g、牛膝 15g。病人共服 70 余剂后，症除病愈。[金东植. 全炳烈用朝医荆防地黄汤化裁治疗少阳人病验案选析. 中国民族医药杂志，1999，5（S1）：50–51.]

案3 咳嗽（全炳烈医案）

契某某，男，38 岁。1998 年 1 月 6 日因经常患感冒之后即出现咳嗽、痰多，面红发热，咳久则痰少，咯吐不爽，烦热口渴，潮热盗汗，舌质红、少苔，脉细数。观其容貌，南北头型，眉目明朗，体形矮小，上实下虚，肌肉紧张，步态摇动，昂首行路，口小多语，唇颌浅薄，虚荣心大，小聪明，善于外交，重工作，轻家庭。辨象辨证为少阳人咳嗽。治法：养阴清热，止咳。方用荆防地黄汤加味：熟地 20g，山茱萸 15g，白茯苓 15g，泽泻 15g，车前子 15g，羌活 10g，独活 10g，防风 15g，前胡 15g，瓜蒌仁 15g。每日 1 剂，水煎 2 次，早晚服。服药 14 剂后病愈。因病人恐再复发，要求继服药，故给予原荆防地黄汤 10 剂。以后再未复发。

原按 荆防地黄汤是由中医方剂六味地黄汤演变而来的，也就是六味地黄汤中去山药、牡丹皮，加荆芥、防风、羌活、独活、车前子而设的。山药性温能补脾壮肺，而少阳人本是脾大肾小，所以不必再加山药补脾火之力；应加逐脾肾风与火的荆芥、防风、羌活、独活来发散脾肾膀胱经的风热，这样能祛除少阳人脾局阴气郁结而肾局阳气不能上升的局面。牡丹皮是少阳人中有错综肾气之参伍均调之药性，按中医药性来讲，它能凉血、泻手足阴血中之伏火而通经、开壅滞，所以对肾小脾大、肾阴虚而相对阳亢之少阳人的补药方剂中是必要的，但荆防地黄汤是主要治疗虚劳、病后调理时用而设的方剂，故可能怕过猛的寒凉药直接入血中、损伤真阳而去掉的。加车前子是它有能升能降的特殊作用，它能入肺、肝、肾，而泄热通利，这样能使上、中、下焦之湿热，通过水道下行而肾中清气得以上升。[金东植. 全炳烈用朝医荆防地黄汤化裁治疗少阳人病验案选析. 中国民族医药杂志，1999，5（S1）：50–51.]

方剂速记歌诀

荆防地黄出朝鲜，羌独萸苓泽车前。

滋阴补肾表邪去，泄泻浮肿与身寒。

可保立苏汤 22

【来源】

可保立苏汤，源于清·王清任《医林改错》卷下。

【组成】

黄芪_{二两五钱}　生党参_{三钱}　白术_{二钱}　甘草_{二钱}　当归_{二钱}　白芍_{二钱}　枣仁（炒）_{三钱}　山萸_{一钱}　枸杞子_{二钱}　补骨脂_{一钱}　核桃（连皮打碎）_{一个}

【用法】

水煎服。此方分量指四岁小儿而言。若两岁，分量可以减半；若一岁，分量可用三分之一；若两三个月，分量可用四分之一，又不必拘于付数。余治此证，一日之间，常有用两三付者。服至不抽，必告知病家，不可因不抽，遂不服药，必多服数付，气足方妥。

【功效】

益气健脾，补肾息风。

【主治】

此方治小儿因伤寒、瘟疫，或痘疹、吐泻等证，病久气虚，四肢抽搐、项背后反、两目天吊、口流涎沫、昏沉不省人事，皆效。

【方解】

方中黄芪配当归使气旺血生；配伍党参、白术、甘草健脾胃，资气血生化之源；用枸杞子、山茱萸、补骨脂、核桃补肾填精；当归、白芍、酸枣仁养肝阴，以化精血。诸药配伍，可健脾补肾、补益气血。

【名医经验】

国医大师李士懋运用本方治疗气血亏虚、筋脉失养所致的筋脉拘挛。临床中本方的应用：① 脉可见细、小、缓、濡、滑、虚、浮，沉取无力；② 有虚风内旋的表现，如四肢抽搐或颤抖，口角或颊部或眼睑或耳部或身体某一部位抽动，或角弓反张、两目天吊、口流涎沫等；③ 兼有气虚、脾肾亏虚的表现；④ 舌质淡嫩，或淡暗，或嫩绛，或紫等。[王雪红.李士懋应用可保立苏汤经验.河北中医，2010，32（1）：9-10.]

【临床应用】

案1 小儿慢脾风（李士懋医案）

童某，女，1岁。1965年5月22日初诊。确诊为麻疹肺炎，予抗病毒、补充水电解质及对症处理，麻疹渐退。疹退后复又发热，精神不振，轻微气喘，吐、泻时作时止，体温38℃～39℃，1965年5月28日出现抽搐，日五六次，抽搐无力。刻诊：发热，精神不振，轻微气喘，吐、泻时作时止，偶有抽搐，面色青而白，舌因涂龙胆紫而无法察辨，寸口脉微细欲绝、趺阳脉弱。诊断：小儿慢脾风。证属久病吐泻、元气衰败、虚风内扰。治宜补益元气、益肾养血。方投可保立苏汤。药物组成：补骨脂3g，炒酸枣仁6g，白芍6g，当归6g，生黄芪15g，党参6g，枸杞子6g，炙甘草3g，白术6g，茯苓6g，山茱萸6g，核桃1个（捣）。日1剂，水煎服，服2剂。

1965年6月2日二诊：抽搐稍轻，趺阳脉叁伍不调，胃气将败，极危。一诊方改用生黄芪30g，5剂后，抽搐已止，面仍青白，下利日10余次，有沫。改用诃子散，药物组成：诃子6g，肉豆蔻6g，木香3g，党参6g，茯苓9g，陈皮炭3g，白术6g。2剂止泻，利仍未止。乃脾气极虚、清阳下陷。仍宗首方，生黄芪改为60g。又服6剂，泻止热清，但摇头揉目，虚风未息。再服上方12剂，虚风平，精神振，面色亦转红润。

原按 麻疹退失后抽搐，以热盛或阴虚为多见，但因久病吐泻而阳气衰惫者有之，以面色白、脉弱、舌淡为辨证要点。趺阳脉乃胃脉，诊胃气之存亡。病重小儿，若寸口脉已无，只要趺阳脉仍有，则知胃气尚存，仍可救；若趺阳脉无，则胃气已绝。此例趺阳脉弱，为虚证。可保立苏汤乃气血、脾胃及阴阳皆补之方，尤其重用黄芪有息大风之功，1岁小儿竟用至60g，且连服20余剂而愈，确有厥功。此案大病之后吐泻频作，脾胃大伤，生化之源竭，不能"散精于肝，淫气于筋"（《素问·经脉别论》），筋失所养而拘挛。王清任认为："项背反张、四肢抽搐、手足握固，乃气虚不固肢体也；两目天吊、口噤不开，乃气虚不上升也；口流涎沫，乃气虚不固津液也；咽喉往来痰声，非痰也，乃气虚不归原也。"李教授屡用可保立苏汤治疗慢脾风，确有卓效。[王雪红. 李士懋应用可保立苏汤经验. 河北中医，2010，32（1）：9-10.]

案2 多动症（李士懋医案）

宋某，男，14岁。2005年9月30日初诊。多动症病史3年，屡服镇静药未愈。刻诊：肢体频繁抖动，挤眉夹眼，口鼻搐动，舌淡红、苔白，脉弦按之减。诊断：多动症；证属气虚风动。治宜益气息风。方用可保立苏汤加减。药物组成：生黄芪60g，补骨脂6g，炒酸枣仁30g，白术9g，当归10g，白芍12g，党参12g，茯苓15g，炙甘草8g，山茱萸15g，枸杞子12g，巴戟天10g，桃仁10g，红花10g，蜈蚣5条，全蝎7g。水煎服，日1剂。至2006年1月3日，上方黄芪渐加至150g，共服药90剂，诸症已平，继服14剂。

原按 可保立苏汤为王清任治久病气虚而风动者。肢体抖动、哑咀挤眼等，皆筋之病也，筋绌急伸缩而肢体口眼随之而动。吴鞠通曰："知痉之为筋病，则思过半矣。"筋之柔，赖气以煦之、血以濡之，二者缺一不可；筋失柔则为拘。阳气阴血不足而拘，此为虚风；邪阻气机不畅，气血不得温煦濡养而拘，此为实风。本案初诊脉弦按之减，则此风动，乃气失温煦所致，故予可保立苏汤，益气扶正以息风。历4个月治疗，风气渐息。[王雪红. 李士懋应用可保立苏汤经验. 河北中医，2010，32（1）：9-10.]

案3 厥证（李士懋医案）

武某，女，44岁。2006年2月17日初诊。平素心动悸、惊怵，头晕，寐差，身无力，肢酸软。20岁时因胃脘左侧痛、起疱而昏厥，知觉丧失，不抽搐。30岁时再犯，被某医院疑诊为"癫痫"。近来发作较频，本月已昏厥五六次，每次昏厥持续1～3分钟，醒后困乏、下肢酸软，须数日方能恢复。刻诊：头晕，心悸，乏力，肢酸软，食尚可，经尚行。舌淡红、苔白，脉沉迟、小弦。诊断：厥证；证属虚风内扰、气虚而厥。治宜益气升清息风。方用可保立苏汤加减。药物组成：生黄芪30g，人参12g，茯苓15g，白术10g，桂枝12g，炙甘草9g，白芍12g，当归12g，炒酸枣仁30g，巴戟天12g，肉苁蓉12g，枸杞子12g，补骨脂8g，肉桂5g，升麻6g，柴胡8g。水煎服，日1剂。2006年4月24日，上方加减，共服56剂。服药期间共昏厥5次，最后1次为2006年3月4日，后未再昏厥。精力增，头晕、气短及心悸等已除，舌象正常，脉缓、寸脉尚不足。上方加鹿角胶15g、鹿茸3g、紫河车3g，20剂共为细散，每服1匙，日2次。

原按 头为诸阳之会，赖清阳上达以充养；脑为髓海，需肾精上达以滋填。若气虚或精亏，不能奉养充填于上，则神失守而昏厥，此厥属虚；若气与精虽不虚，然因邪阻而清阳不得上达或肾精不得上充者，亦可致神失守而昏厥，此厥仍因邪实而作。《黄帝内经》所言之大厥、薄厥、煎厥等，不外虚实两类。本案脉沉迟小弦，乃精血不足之脉；寸弱者，乃清阳不得上达也。精气两虚，故昏厥。已届六七、七七之年，三阳脉衰于上，任脉虚，太冲脉衰少，天癸竭，地道不通，精血益虚，故昏厥益频。方宗可保立苏汤，阴阳气血双补，正气渐复，昏厥渐除。

[王雪红.李士懋应用可保立苏汤经验.河北中医，2010，32（1）：9-10.]

案4 脑外伤后遗症（李士懋医案）

范某，男，8岁。2000年7月11日初诊。2000年初脑外伤1个月后，某院诊断为枕骨骨折、左颞枕部硬膜外血肿术后、脑外伤后遗症。刻诊：左面瘫，左眼无泪，左眼小，嘴右歪，左鼻无涕，左耳聋，走路蹒跚欲仆，纳差，寐安，二便调，舌淡苔白，脉沉无力。诊断：脑外伤后遗症；证属脾肾亏虚、虚风内旋。治宜益气健脾、补肾息风。方用可保立苏汤合补阳还五汤加减。药物组成：生黄芪

60g，当归 12g，巴戟天 10g，补骨脂 4g，川芎 7g，全蝎 9g，白僵蚕 10g，党参 12g，白术 8g，赤芍 10g，白芍 10g，炒酸枣仁 15g，肉苁蓉 10g，桃仁 8g，红花 8g，蜈蚣 10 条。水煎服，日 1 剂。2000 年 10 月 10 日，共服上方 2 个月，蜈蚣加至 20 条。行走已正常，嘴歪已除，左眉低，左眼裂小，左耳尚聋，脉较和缓。2000 年 12 月 1 日，上方加减又服 45 天，诸症均除，惟耳聋如故。后改用益气聪明汤、通窍活血汤，耳聋终未改善。

原按 可保立苏汤本为吐泻后气虚而风动所设。王清任云："元气既虚，必不能达于血管，血管无气，必停留而瘀。"补阳还五汤为气虚血瘀之中风而设，而可保立苏汤则重于补，益气之外，尚有补肾养血之功。此案外伤术后，气血大伤，故予补阳还五汤补气活血通经；行走蹒跚欲仆，乃肾虚所致，又当补肾壮骨，故予可保立苏汤。二方相合，方较周匝。加虫类药者，以病久入络，虫蚁搜剔之。[王雪红. 李士懋应用可保立苏汤经验. 河北中医，2010，32（1）：9-10.]

案 5　抽搐（李士懋医案）

王某，男，10 个月。1964 年 6 月 15 日初诊。10 日前出疹，疹前曾吐泻多日，昨日晨开始抽搐，四肢搐搦不止，无力，痰声如锯，昏迷不醒，面色青黄，舌淡苔白，趺阳脉虚大而数。急针人中、百会，犹无知觉，不哭不醒。予可保立苏汤 2 剂，生黄芪用至 30g。药后足搐搦已止，手仍颤抖，已会哭，脉亦见敛。后连服 14 剂，症除，已会自坐玩耍，饮食亦正常。[田淑霄，李士懋. 谈《温病条辨·解儿难》之论痉. 中医杂志，1986，25（1）：49-50.]

案 6　痿证（张琪医案）

马某，男，24 岁。1 年前因一氧化碳中毒昏厥 4 天，苏醒后出现面容僵木痴呆，说话语音不清，上肢瘫疾，下肢颤抖，走路摇摆不稳，头目眩晕，记忆减退，诊为一氧化碳中毒后遗症。于 1980 年 5 月 29 日请张老诊治。症如上述，舌润脉缓。始用地黄饮子补肝肾、息内风法施治，病情无明显改善。张老反复思索，《灵枢·口问》"故上气不足，脑为之不满，耳为之苦鸣，头为之苦倾，目为之眩"；张锡纯对肢体痿废责之于气虚，气为血之帅，气行则血行。本案病人由于气虚，无力推动血液上行、灌注于脑，故出现肢体不遂、颤抖等症。拟补阳还五汤和可保立苏汤二方化裁，益气补肾、平息内风。药物组成：黄芪 75g，赤芍 15g，川芎 15g，当归 20g，地龙 15g，桃仁 15g，红花 15g，丹参 15g，补骨脂 15g，枸杞子 20g，肉苁蓉 20g，菟丝子 20g，巴戟天 15g，核桃 1 个（带壳捣）。连服上方 100 余剂，面容僵木痴呆消失，两腿有力，步履恢复正常，两手瘛疭基本消失，仅时有小动，记忆明显恢复。

原按 本案属宗气亏虚，当以黄芪为首选药，气足则血充，故诸症向愈。以补阳还五汤为主加入补肾药。因本病病位在脑，"脑为髓之海""肾主身之骨髓"，本方加入温补肾阳之药，其意即在于此。核桃一味，《医林改错》可保立苏汤，用治内风；《衷中参西录》补脑振痿汤，治疗肢体痿废偏枯。本案两上肢抽动，实乃内风之证，故张老撷前贤之经验而用之。[陈惠泉. 张琪老中医治疗疑难重症四则. 辽宁中医杂志，1986，（3）：33-34.]

方剂速记歌诀

可保立苏芪归芍，萸杞枣仁故核桃。

久病气虚参术草，小儿抽搐此方疗。

理阴煎 23

【来源】

理阴煎，源于明·张介宾《景岳全书》卷五十一。

【组成】

熟地三五七钱或一二两　当归二三钱或五七钱　炙甘草一二钱　干姜（炒黄色）一二三钱（或加肉桂一二钱）

【用法】

水二盅，煎七八分，热服。

【功效】

滋补脾阴，温运胃阳，托散表邪。

【主治】

脾肾中虚等证宜温润者。真阴虚弱，胀满呕哕，痰饮恶心，吐泻腹痛，妇人经迟血滞之证。

【方解】

《成方便读》："此理中汤之变方也。理中者，理中焦之阳，故用参、术；此则理中焦之阴，故用归、地。凡人之脏腑，各有阴阳，倘二气不能两协其平，则有胜负而为病矣。中焦阳气不足而受寒者，固前人论之屡矣；中焦阴血不足而受寒者，其方未多见。故景岳理阴煎一方，实为最切于时用者也。方中用归、地补养阴血，即以炮姜温中逐寒，然恐其刚燥太盛，故以甘草之和中补土，缓以监之；且归、地得炮姜，不特不见其滞，而补阴之力，愈见其功。"

理阴煎方出《景岳全书·卷五十一·新方八阵·热阵》，基本方由四味药组成，即以"大补血衰、滋培肾水"的熟地二两为君，以"养营养血、补气生津"的当归七钱为臣，佐以"有调补之功"的炙甘草二钱，再加"温中调脾"的干姜三钱为使（"或加肉桂二钱温补命门"）。全方用药偏于甘温，且以填补真阴精血为主，重点调养阴分，大概就是本方方名的含义所在。但张氏却又将此方列入热阵，可见并不为阴虚之证所设。"热方之制为除寒也"，张氏以补阴药为主的基础方治疗阳虚之证，主要应用于脾肾虚寒的病证，有其卓著的理论依据，然而毕竟为景岳之创见。[茅晓. 关于景岳"理阴煎"的研讨. 江西中医药，1985，（6）：4-6.]

【名医经验】

本方主治真阴虚弱、脾阳不振，胀满呕哕、吐泻腹痛、妇人经迟血滞等证。血虚感寒用此方有温托之功。加减法：若兼外感发热，加柴胡 9g；风寒较盛加麻黄 3～6g；阴寒偏盛加细辛 3～6g，甚则加附子（先煎透）3～15g；阴虚内热，气血两亏，去姜、桂或加太子参 15～30g；脾肾两虚水泛为痰，或呕或胀者，加茯苓 12g，白芥子 9g；泄泻不止，去当归，加山药、扁豆各 15g，吴茱萸 3～6g，补骨脂、肉豆蔻各 9g，附子（先煎透）9～15g；腰腹痛加杜仲、枸杞子各 15g；腹胀滞痛，加陈皮、木香各 9g，砂仁 6g。[来圣洁. 老中医来春茂治验. 云南中医杂志，1994，（2）：15-16.]

【临床应用】

案1　慢性肾炎（刘志明医案）

1976 年，我曾治一 19 岁女青年，患慢性肾炎，全身浮肿，腹大如鼓。经中西医治疗，反复不愈。见其除水肿、腹水之外，尚面色㿠白、四肢不温、小便量少、舌淡苔白、脉两尺细滑无力。据脉症知属肾虚无疑，而前医皆投温阳利水之剂，水肿非但不除，反而日趋严重。病人病程已久，又迭进分利之品，阳损及阴，阴阳两虚；无阳则水不化，徒温阳则阴更伤。此时，唯景岳理阴一法，俾阴生而阳长，水能化气，可望一愈。遂遣理阴煎，重用熟地、当归以养阴，少佐姜、桂以水中求火，不用分利之品；并嘱多食鲤鱼，或红烧，或糖醋，但不放盐。宗此法调治半载，水去肿消而收全功，至今未再复发。

原按 此例肾炎病人高度浮肿，可谓难治之证，我以塞因塞用之法治之，此乃《内经》反治法。若不明景岳阴阳互根之理，何能用理阴煎方？而服鱼之法，又是借鉴《千金》鲤肉煎之义，参以现代科学，目的在于补其血浆蛋白之不足。如此，《内经》《千金》、景岳及现代科学知识贯通一气，是在继承前人学术经验的基础上有所发挥。学习前人的学术经验，不可拘泥于一家之说，而应博采众长，既要善于继承，也要善于在继承的基础上创新发扬。[刘志明. 读书明理在师承——医林之回顾. 山东中医杂志，1984，（5）：29–32.]

案2 自汗（来春茂医案）

马某，男，46岁。久患感冒不愈，自汗如雨，午夜盗汗湿被，帐中热气如雾上腾，面赤身热，口干心烦，身软乏力。曾服过补中益气汤、当归六黄汤等加减数十剂，见效甚微。余用理阴煎治疗，熟地由15g渐增至60g，并加太子参30g、麦冬15g、龙牡各30g，共服14剂，痊愈。

原按 理阴煎方出《景岳全书》，基本方由四味药组成，以大补血衰、滋培肾水的熟地为君，以养营养血、补气生津的当归为臣，佐以有调补之功的炙甘草，再加温中调脾的干姜为使（或加肉桂温补命门）。景岳以擅长调整阴阳著称。《景岳全书·杂证谟》中谓："夫人生于阳而根于阴，根本衰则人必病，根本败则人必危，所谓根本者即真阴也。"而真阴实指精血形质。故在《治形论》中又说："善治病者不可先治此形，以为兴复之基乎？虽治形之法非止一端，而形之以阴言，实惟精血二字，足以尽之。"通过上例使我们较有深刻的领会，正如景岳所说："所以欲祛外邪，非从精血不能利而达；欲固中气，非从精血不能蓄而强。脾为五脏之根本，肾为五脏之后源，不从精血，何以支之灌溉……凡全非表证，则或有阳虚而汗者，须实其气；阴虚而汗者，须益其精。"确为至理名言。[来圣洁. 老中医来春茂治验. 云南中医杂志，1994，（2）：15–16.]

案3 原发性高血压眩晕（李士懋医案）

张某，女，61 岁。2012 年 2 月 25 日初诊。阵发性头晕 7 年，加重伴自觉头面热 1 个月余。既往原发性高血压病史 7 年，未规律服降压药。刻诊：头晕伴胸闷、气短，自觉头、面、口热，舌尖辣痛，上肢热，腹胀，便黏不爽，足冷，饮食、睡眠、二便可。脉阳濡滑而尺弱，舌略红暗、苔薄白少。心电图示：大致正常心电图。血压 165/102mmHg。中医诊断为眩晕；证属脾虚阴火浮于上、真阴亏于下。治宜健脾益气升清、温补下元真阴。方以补中益气汤合理阴煎加减。处方：党参 10g，黄芪 10g，茯苓 15g，白术 10g，当归 12g，柴胡 8g，升麻 6g，羌活 7g，熟地黄 30g，山茱萸 18g，炮姜 5g，肉桂 5g。3 剂，水煎取汁 300mL，分 2 次服。

2012 年 3 月 1 日二诊：头热、口热、舌痛症状减轻，上肢热减轻，头晕、胸闷、气短症状消失，腹胀消失，大便已不黏。入夜尚感肢热，近日多痰。脉缓无力、尺脉见起，舌同上。血压 115/80mmHg。上方加清半夏 10g，继服 14 剂。

2012 年 3 月 15 日三诊：头热、口热、上肢热及舌痛症状消失，脉缓、尺脉沉取有力，血压平稳。继服 14 剂，停药观察。

原按 本例阳脉濡滑，濡即软也，脉力较逊，濡脉主湿、主脾虚；脾虚生痰则脉滑。脾虚清阳不能上达则见胸闷、短气；脾虚无力运化，水湿内生则腹胀、便黏不爽。故予补中益气汤健脾升清，益气化湿。脾肾阴阳两虚，真阴不足，水不制火，阴火上冲而为各种热象，尺弱亦为肾阴阳两虚，故用张景岳理阴煎填补真阴，温精化气。理阴煎出自《景岳全书·新方八阵·热阵》，方剂组成包括熟地黄、当归、炙甘草、干姜、肉桂。本例中重用熟地黄大补真阴，填精益髓；当归养血活血；因干姜燥烈，恐有伤阴之弊，改用炮姜温补脾阳；肉桂壮命火，本例用肉桂，一举三得，一得阳生阴长，二得补火生土，三得引火归原。张景岳云："善补阳者，必于阴中求阳，则阳得阴助而生化无穷；善补阴者，必于阳中求阴，则阴得阳升而泉源不竭。"补中益气汤与理阴煎配合，先天养后天，后天补先天，脾肾阴阳双补。二诊，诸症均减轻，尺脉见起，血压已降至正常。又见多痰，予以清半夏燥湿化痰。三诊诸症已除，尺脉沉取有力，血压平稳，继服上方 14 剂，停药观察。[申雪娜，来于，石坛贝，等.李士懋教授从肝风论治原发性高血压眩晕经验.河北

中医，2019，41（4）：485-490.]

方剂速记歌诀

理阴煎能滋脾胃，熟地炙草全当归。

或加干姜或肉桂，运中更补真阴亏。

丽泽通气汤 24

【来源】

丽泽通气汤，源于金·李杲《兰室秘藏》卷上。

【组成】

黄芪四钱　苍术　羌活　独活　防风　升麻　葛根各三钱　炙甘草二钱　麻黄（不去节，冬月加）　川椒　白芷各一钱

【用法】

上㕮咀，每服五钱，生姜三片，枣一枚，葱白三寸，同煎至一盏，去渣，温服，食远。忌一切冷物，及风寒冷处坐卧行立。

【功效】

益气升阳，祛风散寒。

【主治】

鼻不闻香臭。

【方解】

本方中黄芪补益肺气；升麻、葛根升腾胃阳；苍术发散寒湿、白芷辛温通窍、川椒温阳散寒；防风固表；羌活、独活祛风通络；甘草、大枣甘温助黄芪益气；葱、姜助苍、芷发表散寒。诸药共奏益气升阳、祛风散寒之效。

【名医经验】

张士卿教授临证以丽泽通气汤加减化裁治疗儿童腺样体肥大。他认为，腺样体肥大往往体现为本虚标实之证，其本虚在于肺、脾之不足；其标实在于痰瘀互结、气血津液凝滞。小儿肺常不足，一旦为外邪所侵袭，就会影响其宣发肃降功能，因而出现通调水道、津液输布失职，导致痰饮停聚；痰饮又反过来阻碍气机运行，导致气机不畅而出现气血瘀阻。从而呈现出痰瘀互结、气血不畅、伏邪留恋的证候。因此，张士卿教授常常针对腺样体肥大的病机，将丽泽通气汤化裁如下：生黄芪、党参、葛根、炙麻黄、苍耳子、辛夷、细辛、浙贝母、生牡蛎、玄参、当归、皂角刺、川羌活、川芎、红花、炙甘草。其中玄参、浙贝母、牡蛎三药即"消瘰丸"，能软坚散结、消痰化核；辛夷、苍耳子为鼻科专药。诸药合用，共奏温肺益气、化瘀散结、通利鼻窍之功。[王剑锋，张士卿．张士卿教授以痰瘀互结理论治疗小儿腺样体肥大经验．吉林中医药，2020，40（4）：460-462.]

【临床应用】

案1 鼻鼽（宋鹭冰医案）

熊某，男，46岁。初诊日期：1978年12月25日。自诉几年来，遇冷风或冷物则鼻窍闭塞不通，不闻香臭，喷嚏频频，清涕不断，鼻气微热，咽干，活动量大则多汗身凉，易于感冒，如是者已5年。西医诊断为"过敏性鼻炎"。临诊时舌质淡红、舌苔白，脉缓。病属肺气虚弱、风寒侵袭鼻窍所致。用补益肺脾、散寒祛邪为治。处方：生黄芪15g，生白术10g，苍耳子10g，白芷10g，独活10g，北细辛3g，前胡10g，生甘草6g。

二诊：1979年1月15日。服上方2剂后鼻塞已通，喷嚏、清涕、鼻气热、咽干等症均愈，但自觉时有气短，脉仍细缓。此乃中气素感不足、卫外之气不固。嘱购补中益气丸常服，后来信告知，病未再发。

原按 过敏性鼻炎原因是由于对某种物质过敏而发病。中医学称为鼻鼽。病因多为肺受风寒或风热之邪，当时失于治疗，久则肺气受伤，肺不清肃则鼻塞流涕，久而不愈。在临床上须分虚实二证，由于肺主气属卫，肺气虚则表卫之气不固，风寒乘虚侵入而致，此则多为虚证；如由风寒客邪袭伤肺经，未经发散，久则郁久化热，涎沫浊涕，阻塞鼻窍，此为实证。本文中 1、3、4 例病人（编者注：此处所引熊某案为第 1 例），既有肺气虚的一面，又有外感实的一面，故在治疗中以参芪术草补肺气之虚，苍耳、细辛等药温散风寒，虽标本兼顾，但用药则有轻重不同。如第 1 案外感寒邪较重，则加重温散的白芷、细辛、独活、前胡等药……四例病人均用补肺固卫以治其本，温散风祛以治其标，标本兼治而又以主本为治。张氏医通说："经云：其宗气走于鼻而为臭，夫宗气者，胃中生发之气也。因饥饱劳役损其脾胃则营运之气不能上升，邪塞孔窍，故鼻不利而不闻香臭也，丽泽通气汤。"本案 4 个病例，均有脾胃生发之气不能上升的形证，而复因外感风寒客邪上干孔窍，并各有轻重情况不同，故用药以补益脾肺兼温散风寒为治。但如遇风热上壅或湿热上蒸、蕴酿过久，致孔窍窒塞不通者，又当以祛散风热、湿热等法施治，以上方药均不可随便运用。[何德礼. 宋鹭冰医案医话选（四）——鼻齄治验 14 例. 成都中医学院学报，1979，（4）：27-30.]

案 2　鼻渊（张志坚医案）

芮某某，男，18 岁，农民。1986 年 10 月 18 日初诊。患鼻渊 8 个月余，病由感冒失治引起。症见：鼻塞，不闻香臭，时流腥臭浊涕，前额胀痛，神疲乏力，微恶寒，舌淡红、苔白腻，寸脉浮弱。此系风寒外袭、闭阻肺窍。治当辛温通络散风寒、宣和金气畅肺窍。乃宗东垣"丽泽通气汤"化裁。处方：羌活 10g，防风 10g，炙升麻 10g，粉葛根 10g，生麻黄 6g，佛手片 10g，苍耳子 10g，白芷 10g，制苍术 10g，生黄芪 15g，桔梗 15g，炙甘草 5g，丝瓜络 15g。3 剂。水煎食后服。药后头痛、鼻塞明显好转，浊涕大量排出。效机已见，守方续进 5 剂，浊涕明显减少，诸症好转，鼻已闻香臭，唯感乏力。乃撤汤剂为丸药，用玉屏风散合天萝散复方图治，益气固卫、涤痰通窍以善后。1 年后随访，病未复发。

原按　鼻乃肺之窍，为呼吸出入之门户，并司嗅觉。《灵枢·脉度》指出："肺气通于鼻，肺和则鼻能知香臭矣。"如风寒袭肺，邪塞孔窍，则鼻塞流涕，影响嗅觉，甚则香臭不辨。治法宜辛散外邪、宣开窍闭。家父习用桔梗、天萝散之类，宣和肺气，收效甚佳。"鼻渊"相当于西医学中的"副鼻窦炎"，临床以鼻塞不通、嗅觉减退、浊涕腥臭、前额胀痛为主症。本例病人，病机为风寒闭窒肺窍，故用东垣丽泽通气汤为主方，辛散风寒、宣通肺气；佐苍耳子上达巅顶而疏孔窍；入玉屏风散寓补于宣，补泻结合；进桔梗、丝瓜络开肺泄浊而清络热；以甘草、佛手解毒和胃。诸药相合，既针对病因，又重视主症，实乃有的放矢。天萝散，为丝瓜藤近根处，焙干研末而成。家父用治鼻渊，屡奏效验。我从中得到了启发，用丝瓜络代之，亦收到良好效果。[张福产.张志坚运用宣肺法治疗五官病经验.福建中医药，1991，(4)：4–6.]

案3 腺样体肥大（张士卿医案）

方某，男，5岁。2014年10月17日初诊。患儿于3个月前感冒后出现张口呼吸、睡眠打鼾症状至今，经耳鼻喉科鼻咽镜检查，提示腺样体增生Ⅲ度。刻诊：患儿张口呼吸，鼻塞，流清涕。家长述睡眠时鼾声明显，无呼吸暂停，偶发咳嗽，咳痰色白，纳可，精神可，二便正常。查体：神清，咽不红，扁桃体Ⅱ度肿大，舌淡红、苔薄白。诊断：腺样体肥大Ⅲ度；辨证为外邪侵袭，气血瘀滞，痰凝津停。治宜宣肺通窍、化痰散结，予丽泽通气汤加减。处方：生黄芪6g，党参6g，葛根6g，炙麻黄6g，苍耳子6g，辛夷6g，细辛6g，浙贝母6g，生牡蛎6g，玄参6g，当归6g，皂角刺6g，川羌活6g，川芎6g，红花6g，炙甘草6g。沸腾后煎煮时间不少于30分钟，每日1剂，分3次服用，饭前温服。服上药7剂后，咳嗽、咳痰、流清涕消失，鼻塞及打鼾均有减轻，扁桃体Ⅰ度肿大，舌淡红、苔白。遂予原方去麻黄、葛根、羌活，加赤芍、牛蒡子、当归，续以7剂，煎法及服法同前。三诊：家长述患儿睡觉时偶发鼻塞，打鼾消失，扁桃体不肿，继以上方7剂善后。后家长反馈，患儿除偶有睡眠时呼吸声较重外，诸症悉平。随访半年未发。

原按 该患儿于感冒后出现腺样体肥大，证属外邪犯肺，鼻咽首当其冲。外邪未能及时宣散，津液失于输布，停而为痰，停滞鼻咽，致气血瘀滞，故见腺样体肥大；余邪未尽，肺气不利，故有咳嗽。一诊后咳嗽、咳痰、流清涕等表证得除，故去麻黄、葛根、羌活等辛温发散之品，加赤芍、牛蒡子、当归增强活血化瘀之力，诸药协作，则余邪得散、痰核得化、鼻窍得通，故得以收到良效。需要指出的是，张士卿教授临证不拘于"细辛不过钱"的古训，他指出此句的本意是指在细辛作为单味药研末吞服的情况下不宜超过一钱（3g）。如唐慎微《证类本草》记载细辛"若单用末，不可过半钱匕"。《本草纲目》载之"若单用末，不可过一钱"。而在久煎的复方汤剂中细辛不仅可以过钱，必要时还可剂量偏大，只要辨证准确，不但安全无害，而且每每出奇制胜。[王剑锋，张士卿. 张士卿教授以痰瘀互结理论治疗小儿腺样体肥大经验. 吉林中医药，2020，40（4）：460–462.]

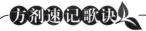

方剂速记歌诀

丽泽通气芪独羌，感寒肺弱不闻香。

苍芷防风升麻葛，川椒甘草枣葱姜。

六和汤 25

【来源】

六和汤,源于宋·陈师文等《太平惠民和剂局方》卷二。

【组成】

缩砂仁一两　半夏（汤泡七次）一两　杏仁（去皮、尖）一两　人参一两　炙甘草一两　赤茯苓（去皮）一两　藿香叶（拂去尘）二两　白扁豆（姜汁略炒）二两　木瓜二两　香薷四两　厚朴（姜汁制）四两

【用法】

上锉。每服四钱,水一盏半,生姜三片,枣子一枚,煎至八分,去滓,不拘时候服。

【功效】

和调脾胃,祛暑化湿。

【主治】

心脾不调,气不升降。霍乱转筋,呕吐泄泻,寒热交作,痰喘咳嗽,胸膈痞满,头目昏痛,肢体浮肿,嗜卧倦怠,小便赤涩。亦可用来治疗伤暑、酒家病、伤食等。

【方解】

人参、茯苓、甘草健脾益气；藿香、扁豆、砂仁、香薷芳香化湿,辟秽和中,

升清降浊；半夏、厚朴燥湿和胃；杏仁润肠，通畅表里脏腑；木瓜止泻止呕，柔筋止痉。

【名医经验】

杜怀棠教授认为，六和汤实为和调脾胃、祛暑化湿之良剂。六和汤证，以脾胃病证为常见临床表现，如胃脘部胀满不舒，或胃脘部胀痛，恶心呕吐，食少，纳谷不馨，体重倦怠，腹泻，口渴喜饮，但饮水不解。脾胃也是暑湿作为致病邪气的主要侵损脏腑，临证时可以通过调和脾胃功能来实现升清降浊，痞消痛减，胃开体健。杜老师还指出，通过六和汤的方义衍伸，尚可以起到"和五脏六腑"的功效。[王双，李雁，顾雯靓，等.杜怀棠教授六和汤临证经验分析.环球中医药，2015，8（2）：209–211.]

【临床应用】

案1 胃胀（杜怀棠医案）

某某，男，26岁。2014年3月12日就诊。病人3年前因公外调至南方某省，后渐现纳少不馨，胃胀，口干饮水不解，伴体倦懒动，大便干。舌淡红、苔薄黄，脉弦细关滑。平素易感冒。辨为脾虚湿盛证。治以健脾祛湿。处方：藿香10g，厚朴10g，杏仁12g，砂仁（打碎）10g，法半夏10g，木瓜15g，茯苓15g，太子参15g，枳壳12g，瓜蒌30g，神曲15g，莱菔子15g，生麦芽15g，陈皮10g，连翘10g。7剂，每日1剂，水煎200mL，早晚分服。

原按 病人体弱，偶迁南方，脾胃易受湿困，而见纳少不馨、体重、乏力等；湿阻中焦，脾不能为胃行其津液，而见口干渴、饮水不解、大便干结。参以舌脉，以六和汤加减健脾祛湿双调。另加枳壳、瓜蒌开润肠腑，神曲、莱菔子、山楂健胃开欲，陈皮理气化湿，连翘清透郁热。全方从湿邪、脾胃入手，芳香开胃健脾化湿浊，效果明显。[王双，李雁，顾雯靓，等.杜怀棠教授六和汤临证经验分析.环球中医药，2015，8（2）：209–211.]

案2 口干渴（杜怀棠医案）

某某，女，66岁。2013年11月26日就诊。病人口干渴2个月余，饮水难解，饮后即入厕，尿清长，伴体倦乏力，微恶风寒，汗出多，舌体胖大边齿痕、质淡暗、苔灰黄、脉弦细。否认糖尿病病史。尿常规示葡萄糖（−），尿潜血（++）。辨为脾虚失运、湿阻中焦之证。治以益气健脾、清热祛湿。处方：藿香10g，厚朴10g，杏仁10g，砂仁（打碎）6g，法半夏10g，黄连6g，木瓜15g，茯苓15g，太子参20g，炒白术20g，白扁豆15g，炙甘草6g，陈皮15g，芦根15g，滑石15g，旱莲草15g。7剂，每日1剂，水煎200mL，早晚分服。

原按 口干饮水不解，脾病也。《素问·太阴阳明论》曰："脾病不能为胃行其津液，四肢不得禀水谷气，故不用焉。"饮入于胃，上输于脾，脾气不能散精至口舌，而干渴难解；汗多、小便多、饮后即入厕，为脾虚水液难用所致。故以六和汤健脾助其布散津液、化生水谷精微，充分利用饮食物，濡养机体，提供所需动力。同时，以芳香祛湿药物解除湿性重浊困脾之象。另外加黄连清热燥湿；滑石配甘草成六一散以祛暑湿；芦根既能清热化湿，又可以生津润燥；旱莲草滋肝肾之阴，且凉血止血。[王双，李雁，顾雯靓，等.杜怀棠教授六和汤临证经验分析.环球中医药，2015，8（2）：209–211.]

案3 小儿腹泻（张谨宜医案）

金某，男，8岁。2014年7月6日初诊。腹泻4天。4天前过食冷饮后，解泡沫稀水便，次频，腹痛肠鸣，倦怠乏力，脘闷食少，发热畏寒，肢体酸痛，口微渴，苔白滑，脉濡缓。证属暑湿感寒。予六和汤祛暑化湿、健脾和胃。方拟：砂仁、姜半夏、苦杏仁、人参、炙甘草各3g，赤茯苓、藿香、炒白扁豆、木瓜各10g，香薷、厚朴各6g。3剂，每日1剂，水煎温服，1日2次。

二诊：热退，解糊状便，纳略增，余症皆有改善，苔薄白而滑，脉濡缓。予前方加炒鸡内金、焦六曲、焦山楂、炒谷芽各10g，以健脾助运、消食和胃。5剂。

三诊：解烂便1~2次/日，余症皆除，舌淡红、苔薄白，脉平。续前方7剂愈。

原按 本方出自《太平惠民和剂局方》，有调和六气之功。主治暑湿感寒证。方中以"夏月麻黄"香薷为君药，辛温发汗、芳香化湿；臣以藿香、厚朴化湿和中、外散表邪；人参、炒白扁豆健脾益气，木瓜、赤茯苓渗湿，姜半夏、砂仁和胃止呕，苦杏仁宣肺利气，大枣、生姜调和营卫，共为佐药；炙甘草为使，益气和胃、调和药性。诸药相合，则夏月寒湿之证得除。[钱雄，邢燕如，张谨宜. 张谨宜治疗小儿腹泻医案三则. 浙江中医杂志，2017，52（2）：142.]

方剂速记歌诀

> 六和参苓草木瓜，三物香薷豆朴加。
>
> 祛暑化湿调脾胃，半夏杏仁藿缩砂。

清海丸 26

【来源】

清海丸，源于清·傅山《傅青主女科·女科上卷·血崩》。

【组成】

大熟地（九蒸）一斤　山药（炒）十两　山茱萸（蒸）十两　麦冬十两　白术（土炒）一斤　白芍（酒炒）一斤　龙骨二两　地骨皮十两　北五味（炒）二两　干桑叶一斤　丹皮十两　玄参一斤　沙参十两　石斛十两

【用法】

上十四味，各为细末，合一处，炼蜜丸桐子大。早晚每服五钱，白滚水送下，半载全愈。然必绝欲三月而后可。凡血崩证，最宜绝欲避房，无奈少年人彼此贪欲，故服药往往不效。若三月后崩止病愈，而房事仍无节制，病必复作，久则成劳。

【功效】

滋阴固崩，降火清海。

【主治】

子宫血海因热不固，每行人道，经水即来，一如血崩；妇人血海阴虚火动，而致血崩。室女功能性子宫出血，淋漓不绝，头晕头痛，目花耳鸣，腰腹酸疼，咽干口燥，心烦少寐，脉细数，舌红不华。

【方解】

傅青主言："此方补阴而无浮动之虑，缩血而无寒凉之苦；日计不足，月计有余，潜移默夺，子宫清凉而血海自固。倘不揣其本而齐其末，徒以发灰、白矾、黄连炭、五倍子等药末，以外治其幽隐之处，则恐愈涩而愈流，终必至于败亡也。可不慎与！"肾水足则涵濡肝木，而相火安宅，不致浮亢而迫血妄行，故既可止其泛滥之势，又可补其漏泄之亏。重用熟地黄、玄参，以滋肾壮水；佐以地骨皮清至阴之热，干桑叶滋肾敛血，沙参、石斛以滋水之上源而收降火之效，麦冬清心养阴，五味子益精滋肾以敛君相二火；更以牡丹皮直泻肝肾伏火，白术健脾摄血，山茱萸、白芍柔肝藏血，山药共补脾肾，龙骨收涩。故云："此方补阴而无浮动之虑，缩血而无寒凉之苦。"此方既治下焦，又兼顾中焦，立法周密。

【名医经验】

清海丸是甘酸微苦微涩而凉之方，临床治疗阴虚有热型崩漏。临床以耳鸣、腰酸、虚烦、头痛为主要表现。关于此型崩漏，何炎燊认为，《内经》有云："阴虚阳搏谓之崩。"室女既无房室胎产之因，更少外伤内损，故胞宫积冷、冲任凝瘀者百不一见。女子二七肾气盛，天癸至，月事以时下，是阴血之来潮，乃禀于真阳之萌动。此时情智已开，相火易亢，若加课诵伤神，过劳失节，则肾阴暗损，水亏不能镇守相火，血海必受其扰，热迫阴络，经血遂行不止，此"阴虚阳搏"而成崩漏之理。《傅青主女科》有清海丸，原治妇人交感后，君相火动，血海泛滥有不能过止之势者，必须滋阴降火以清血海而和子宫。故我用之治崩漏颇验，尤以室女之功能性子宫出血，疗效更著。[叶立昌，马凤彬编纂.何炎燊临证试效方增补修订本.广州：羊城晚报出版社，2010：160.]

【临床应用】

案1　崩漏（裘笑梅医案）

孙某某，31岁。初诊：1987年10月15日。月经方净行房事致经水复转，量多如注，色红夹块，头晕，腰腿酸软，烦热口干，脉细数，舌红少苔。辨证：阴精血亏、虚火妄动之证。治则：滋阴清火。处方：清海丸增删。熟地 20g，怀山药 10g，陈山茱萸 10g，牡丹皮 9g，五味子 6g，炙麦冬 6g，炒白术 9g，炒白芍 10g，冬桑叶 15g，玄参 5g，煅龙骨 10g，地骨皮 10g，十灰丸（包煎）。服药 5 剂，血量显减，仍感腰酸，前方加减继服 10 剂，诸症均愈。

原按 《沈氏女科辑要笺正》谓："崩中一证，因火者多，因寒者少，然即使是火，亦是虚火，非实热可比。"是承袭傅氏"血崩之热为虚火"的观点而来。今病人素体阴虚，经汛方净行房事致相火内扰，况木中龙雷之火本易动而难静，故以热招热、血海泛滥。由于水不足，木失滋涵，虚火妄动，冲任不守，固摄无权，终成血崩，是以用清海丸以滋阴降火止崩。全方用药纯和，无一峻品，"补阴而无浮动之虑，缩血而无寒凉之苦，日计不足，月计有余，潜移默夺，子宫清凉而血海自固"。[袁笑梅. 裘氏妇科临证医案精萃. 杭州：浙江科学技术出版社，1992：50.]

案 2 崩漏（路志正医案）

1965 年治一陈姓妇女，年近半百，患崩漏 3 个多月，迭经中西医治，止血固涩、益气摄血药物遍尝，而淋漓不止。一医以虚寒论治，用温经汤，不料血未止而反剧，以致不能坐立、动则下血如注，而延予诊之。观其人形体瘦削，两颧浮红，舌红苔少；询之头晕耳鸣，心烦不安，虚烦失眠，腰膝酸软，手足心热，午后为甚，口干不欲饮；脉来细数无力。一派肾阴不足、阴虚火旺之候。遂师傅氏滋阴降火"以清血海而和子宫"之意，用清海丸加减，药用：沙参、太子参、丹参、熟地黄、山药、牡丹皮、白芍、旱莲草、女贞子、枸杞子、玄参、牛膝炭。连服 6 剂，而血崩得止，后以养阴益气法调理而得痊愈。

原按 正如傅氏所说："世人一见血崩，往往用止涩之品，虽亦能取效于一时，但不用补阴之药，则虚火易于冲激，恐随止随发，以致终年累月不能痊愈……必于补阴之中行止崩之法"，确是经验之谈。缘肾为水火之脏，内寄元阴元阳，今崩漏三月有余，营阴大伤，相火益炽，阴虚火旺扰动血室，因而下血缠绵不愈；肾主藏精，精血互生，穷必及肾。故治宜大补肾阴、填精固冲，阴精得充，则相火得敛，自无动血之变。而温经汤为温经散寒、养血逐瘀之剂，施于虚寒兼有血瘀之崩漏病人固宜，而用于阴虚火旺之崩漏病人，焉有不加重其病势哉。[路志正. 学

习运用《傅青主女科》的体会. 中医药研究杂志, 1985,（3）: 24-26.]

案3 崩漏（何炎燊医案）

何某, 19岁。1974年春, 始则经期延长, 至七八天, 继而拖至半月, 渐至整月淋漓不绝。妇科检查未发现器质性病变。诊断为功能性子宫出血。用3盒激素及止血药, 血暂止, 数日后复来, 续用则效果不佳。中药广服炭类药, 初亦见效, 久则失灵; 用祛瘀药则经量多而色鲜; 用归脾汤、胶艾汤等则淋漓不畅、色紫暗。缠绵半载, 萎悴不堪, 以致整日卧床, 不敢走动。8月12日, 诊其脉细弱而数、左部沉取有弦象, 舌质暗红不华而干, 面白萎悴, 皮肤干涩, 一望即知其虚。且自诉眩晕、眼花、耳鸣、心悸、短气、腰膝酸软, 皆一派虚象。然细询之, 眩晕夹有午后头痛, 颈筋拘急, 眼花似有金星飞舞, 耳鸣甚于黄昏, 心悸兼见虚烦, 短气每伴胸闷, 腰膝酸软而有筋脉掣痛, 加之大便干结、寐少梦多、口干易怒。可知虚乃失血过多所致, 非病之主因, 而是其"末"; 相火亢盛、迫血妄行, 方是其"本"。"舍本求末", 故久治不效。乃以加减清海丸（熟地24g, 怀山药12g, 山茱萸12g, 牡丹皮9g, 阿胶12g, 麦冬12g, 北沙参15g, 白术9g, 桑叶9g, 白芍15g, 石斛12g, 龙骨24g, 女贞子12g, 旱莲草12g）去术加藕节治之, 初服3剂病无增减, 服至第5剂虚火浮亢之证略缓, 出血始减, 10剂血全止。乃去桑叶、牡丹皮、龙骨、藕节, 加龟甲、鳖甲、牡蛎, 服20剂以善其后。嗣后每月经前服5~6剂, 连用4个月, 月经正常。至今几载, 早已结婚生子, 健康状况良好。

原按 何老经多年实验将清海丸加减形成自己的效验方——加减清海丸。何老认为原清海丸方中既有萸肉、白芍之酸敛, 则五味子可删, 易以阿胶滋阴止血更切合病情; 玄参、地骨虽能壮水清肝, 尚嫌其性偏寒, 不如易以二至; 丸药力缓, 改做汤剂。此方大旨在养肝肾之阴, 肾水足、肝阴充则相火安宅。且方中多凉血养血之品, 既可止其泛滥之势, 又可补其漏泄之亏。又用沙参、麦冬、石斛养胃阴, 以冲脉隶属阳明也; 用白术、山药补脾气, 以脾为统血之脏也, 且脾胃为后天之本, 生化之源。此方既治下焦, 又兼顾中焦, 立法周密。

又此病之因, 由于相火妄动、迫动阴血而外泄, 关键在于一"动"字。按《内经》"逆者正治"即"寒者热之, 热者寒之"之原则, 可推广为"动者静之"一法,故此病当以"静"药收功。《临证指南》治血证之由于"肝肾精血不主内守，阳气翔动而为血溢者，药味宜取质静填补、重着归下"，故上方用5～7剂后，崩决之势得遏，即去桑叶、牡丹皮，加龟甲、鳖甲、牡蛎质静归下之药，即吴鞠通三甲复脉育阴潜阳之法也。方中有脾胃药参与其间，静药虽钝滞，亦无碍于中焦受纳输布。愈后每月经前服4～5剂，坚持数月，病根可除。所治者甚多迄今无复发者。

[单书健编著. 重订古今名医临证金鉴: 崩漏痛经闭经卷. 北京: 中国医药科技出版社, 2017: 243.]

案4　崩漏（何子淮医案）

王某，女，42岁，已婚，农民。2005年8月12日初诊。诊前诊断为功能性子宫出血，曾行诊断性刮宫，术后病情一度稳定。近多月经来量多如崩，常见二三个月淋漓不止。脸色潮红，苔薄舌红，脉来弦细带数。证属阴虚火旺、血海失宁。值此炎夏之际，暑热相加，血海更为沸腾，经来量多色鲜。此急宜清源遏流、宁静血海。仿《傅青主女科》清海丸法急进：桑叶15g，墨旱莲15g，玄参炭15g，炒白芍30g，藕节炭30g，牡丹皮炭20g，槐花炭各20g，竹茹10g，甘菊花6g。服7剂复诊，清源遏流，大剂而进，血海得宁，经量渐见减少。下次月经期近，仍需清除余热。原法加减：前方牡丹皮、藕节、槐花去炭，加知母10g、地骨皮10g。先后调治3个月经周期，经量减少，经期缩短。此后心悸多梦，烦躁不寐。乃血去阴伤，心肝亏损。治宜养心敛肝。方用：生白芍10g，麦冬10g，枸杞子10g，伏苓10g，党参10g，黄芪10g，墨旱莲12g，炙甘草6g，红枣15g，淮小麦30g。7剂后病愈。

原按　本法仿《傅青主女科》清海丸意"补阴而无浮动之虞，缩血而无寒凉之苦"使"子宫清凉而血海自固"。何老采炒白芍大剂量（30g）治疗崩漏下血，取其酸收入肝；炒黑重用，更增其敛阴遏流之效，功专力著，效果满意。[严宇仙. 何子淮治疗血崩经验. 中华中医药学刊, 2008, 26（1）: 23-25.]

方剂速记歌诀

阴虚火旺清海丸，熟地白术芍桑玄。

斛参地骨丹皮药，山萸麦味龙骨全。

仁熟散 27

【来源】

仁熟散，源于明·李梴《医学入门·外集·卷六》。

【组成】

人参　枳壳　五味子　桂心　山茱萸　甘菊花　茯神　枸杞子各三分　柏子仁

熟地各一两

【用法】

上为末，每二钱，温酒调服。

【功效】

益气宁心，安神定志。

【主治】

胆虚常多畏恐，不能独卧，头目不利。

【方解】

仁熟散方义实为补心以实其子，子实则母不虚，即肝胆益旺。方中以柏子仁、熟地为君，柏子仁甘平，善于养心安神；熟地善于补精填髓、养血滋肝，精血充足，肝有所藏，神魂有所舍，神安即寐。枸杞子甘平，善养肝血，为平补肝肾之佳品；山茱萸味酸，善入肝经，补益肝肾，兼具涩性，补中有收，可使补而不失，增强疗效，二者共助熟地补益精血。五味子、茯神皆入心经，可助柏子仁宁心安神。人参善于大补元气，能够安精神、定魂魄；肉桂引火归原；菊花散风宁心；枳壳和胃安神。全方结构严谨，共奏益气养心、安神补虚之功。《血证论》有言："仁熟散用血分药较多，温润养肝血，功与炙甘草汤相近。"

【名医经验】

仁熟散多用于治疗惊悸、不寐等心神相关疾病，针对常见的胆怯易惊、失眠多梦、恐惧不安、烦闷不宁等心虚胆怯证型。病人平素即多见胆小易惊，或受到精神刺激而发病，尤其现今人们普遍精神压力重，临床使用仁熟散治疗时还应当注意病人的情志问题，对其进行心理疏导，如此既可促进疾病痊愈，又可减少疾病复发。如国医大师段富津，叮嘱病人服药同时注意心态调整，去除精神枷锁。另外，方中药物功效多样，临床使用时应根据具体情况进行加减变化，比如血虚明显者，当重用补血药；气虚明显者，当重用补气药；惊悸明显者，酌加镇心安神之品。[梁雪，辜炳瑞，范睿，等. 段富津教授治疗不寐病验案举隅. 中医药学报，2014，42（3）：109-111.]

【临床应用】

案1　不寐（段富津医案）

王某某，女，35岁。2009年5月7日初诊。眠差多梦4个月余。胆怯易惊，常有畏惧感，不能独处；腰酸痛，脱发，月经正常；舌淡、苔薄白，脉弦略细。病史：缺铁性贫血10年。处方：熟地黄20g，炒酸枣仁20g，柏子仁20g，枸杞子20g，五味子15g，茯苓25g，煅龙骨30g，煅牡蛎30g，黑芝麻25g，炙甘草15g，白参15g，陈皮15g。7剂。日1剂水煎，早晚分服。并嘱其除去精神枷锁，保持心态平衡，解除恐惧失眠的暗示心理。

二诊：2009年5月14日。诸症好转，但时有颜面潮热。上方加牡丹皮15g。7剂。

三诊：2009年5月21日。基本无梦，但腰微痛。上方加山茱萸20g。14剂。

四诊：2009年6月4日。睡眠佳，每夜睡眠7小时以上，发不脱。效不更方，沿用上方。14剂。

原按 《素问》曰："肝者，将军之官，谋虑出焉。胆者，中正之官，决断出焉。"又曰："肝者，罢极之本，魂之居也。"肝血不足，魂无所居，故见寐差多梦；虚胆气怯，故见恐畏不能独处；乙癸同源，肝藏血，肾藏精，肝血不足，血不化精，肾精不足，故见腰酸、脱发；舌淡、脉弦略细为肝血虚之象。《素问·灵兰秘典论》云："心者，君主之官，神明出焉……胆者，中正之官，决断出焉"，故心病则心神不安、神不守舍，每见心悸、失眠、怔忡、健忘、惊悸等症；胆病则决断无权、失于疏泄，当见胆怯易惊、失眠多梦、恐惧不安、烦闷不宁等症。本案为心胆虚怯之证，故用仁熟散加减治之。《医学入门》称本方专治"胆虚，常多畏恐，不能独卧"。方中熟地黄甘温，养血补肝，《药品化义》称其"主温胆，能益心血……养心神，宁魂魄"，《本草正》云其"阴虚而神散者，非熟地之守不足以聚之"；人参大补元气、宁神益智，与熟地黄配伍则有气血双补之用，故两药共为君。柏子仁，补心气、养心血、安心神；酸枣仁，养心血、益肝血、宁心安神，二者为臣药，使阳生阴长，气旺血生。佐以枸杞子之甘润，助熟地黄以滋补肝肾；陈皮能理气，使诸药补而不滞；煅龙骨、牡蛎，镇惊安神；茯苓、五味子能宁心安神、收敛欲散之神；黑芝麻，补益精血并能乌发。使以炙甘草调和诸药。二诊时，因颜面时有潮热，故加牡丹皮以治无汗骨蒸。三诊时，因肾精不足故仍腰痛，加山茱萸以补益肝肾。服药4周后，精血充盈，血足魂藏，胆不虚怯，恐畏不生，其寐自安。[梁雪，辜炳瑞，范睿，等.段富津教授治疗不寐病验案举隅.中医药学报，2014，42（3）：109-111.]

案2 不寐（叶腾辉医案）

王某某，女，59岁。因"失眠，多梦，惊悸1年余"就诊。病人1年多来，反反复复出现失眠、多梦，常常伴有心烦、惊悸、自汗、气短、乏力等。病人自诉莫名胆小，如遇人大声叫喊或稍遇惊吓，即发生惊悸、惊吓等，继而失眠、入睡困难。病人多方医治，未果，故求诊于叶老。刻诊：病人体型偏胖，两目无神，面色淡白，语调偏低，舌质淡红、苔薄白，脉细数而弦。叶老处方：柏子仁12g，熟地黄10g，党参10g，五味子6g，枳壳10g，法半夏10g，茯神12g，菊花10g，当归 10g，茯苓 10g，水牛角 15g，龙骨 30g，牡蛎 30g。共 3 剂，2 日 1 剂。

复诊：叶老还没有开口，病人便高兴地说失眠、惊悸等症状已经明显好转，喜悦之情溢于言表。叶老守上方，去菊花、法半夏，加远志 6g、酸枣仁 10g、合欢花 12g。再予 3 剂。并告知，适度参加体育锻炼如散步、广场舞等。

原按　该病人辨证属心胆气虚。病人为老年女性，气亏血少，加之体型偏胖，素体湿盛，长期脾阳不升，导致肝失疏泄，肝胆不利，心胆气虚，故出现不寐，且有虚烦、触事易惊、终日惕惕、易惊善恐等症状。叶老治以益气镇惊、安神定志。方用仁熟散去枸杞子、肉桂，加法半夏、当归、水牛角、龙骨、牡蛎等。复诊时，病人因睡眠及惊悸症状改善明显，故喜形于色。叶老去菊花、法半夏，加远志、酸枣仁、合欢花，继以益气安神。[巫继承.四川省名中医叶腾辉治疗不寐证经验.现代中医药，2019，39（6）：1-3.]

方剂速记歌诀

仁熟散用柏子仁，胆虚多恐味茯神。

杞萸熟地补精血，枳壳菊花桂人参。

三痹汤 28

【来源】

三痹汤，源于宋·陈自明《妇人大全良方·卷三》。

【组成】

川续断　杜仲（去皮，切，姜汁炒）　防风　桂心　华阴细辛　人参　白茯苓　当归　白芍药　甘草各一两　秦艽　生地黄　川芎　川独活各半两　黄芪　川牛膝各一两

【用法】

上㕮咀，为末，每服五钱。水二盏，姜三片，枣一枚，煎至一盏，去滓热服，无时候，但腹稍空服。

【功效】

祛风除湿，宣痹止痛。

【主治】

血气凝滞，手足拘挛，风痹、气痹等疾皆疗。有人病左臂不随，后已痊平，而手指不便、无力，试诸药不验，服此药才半即安。

【方解】

本方即《备急千金要方》独活寄生汤去桑寄生，加黄芪、续断。黄芪强壮肌表而能祛湿，故为主药；续断性味主治与牛膝相近，且具宣而能补之力；独活、

细辛温通肾经，伍以秦艽、防风，合群力疏通经络、升发阳气、祛逐寒湿；用归、地、芎、芍四物以活血养血；用参、苓、桂、草以益气助阳；合杜仲、牛膝强筋健骨。共成振颓起废之功。

【名医经验】

本方为治肝肾虚弱、气血不足之风寒湿痹、手足拘挛等症而设。临床上多用于治疗腰痛、肩周炎、腰椎间盘突出症等病。本方所治疾病多为感受风寒湿邪，日久不愈，累及肝肾，临床表现多为腰膝疼痛，屈伸不利，或麻木不仁。临床运用时，在病因上抓住气血亏虚，在病位上多为下焦和筋骨之间，本方的治疗范围就可扩大。

【临床应用】

案 1　腿疼（岳美中医案）

曾治一 50 余岁男性病人，小腿骨疼痛 1 年余，不能站立，诸药无效，已卧病在床难起矣。诊得两尺脉沉细无力，但小腿肌肉未见萎缩，关节亦无疼痛。病由气血不足、肝肾两虚，外邪袭之，致筋骨疼痛废用。投以三痹汤加陈皮，3 剂而能下床步履，复以之配丸药调理而痊。[卢祥之主编. 国医圣手岳美中经验良方赏析. 北京：人民军医出版社，2013：130.]

案 2　痹证（岳美中医案）

尉某，男，55 岁，干部。于 1973 年 8 月就诊。病人左半身偏枯已近 5 年，手足举动不遂，下肢麻痹尤甚，不能下床。《素问·痹论》："风寒湿三气杂至，合而为痹也。"明代秦昌遇加以分析云："风痹之证，走注疼痛，上下左右行而不定，名曰行痹""寒痹之证，疼痛苦楚，手足拘紧，得热稍减，得寒愈甚，名曰痛痹""湿痹之证，或一处麻痹不仁，或四肢手足不举……拘挛作痛，踡缩难伸，名曰着痹。"此证合于着痹致成偏枯。察其脉紧而虚，舌质淡。因患病日久，气血兼虚，拟攻补兼施。取补多攻少之三痹汤：黄芪 18g，续断 6g，独活 6g，秦艽 6g，防风 6g，细辛 3g，当归 9g，川芎 6g，熟地黄 9g，白芍 9g，桂心 9g，茯苓 9g，杜仲

9g，牛膝 9g，人参 9g，炙甘草 1.5g。嘱连续服 30 剂再复诊。服 20 剂后即来诊。服 20 剂后大见好转，已能下床活动，非常高兴。因照原方加量配制丸药 1 料，以便常服，宣痹祛湿，增强体力。[卢祥之主编. 国医圣手岳美中经验良方赏析. 北京：人民军医出版社，2013：130.]

案 3　糖尿病合并腰椎间盘突出症（仝小林医案）

高某，女，56 岁。2014 年 5 月 27 日初诊。主诉：血糖升高 3 年，腰痛 2 个月加重伴活动受限 2 周。现症见：腰痛明显，腰部刺痛，疼痛固定，活动时加重，活动受限，伴双下肢放射痛；乏力，口渴多饮，喜热饮，自汗，纳可，尿频，小便清长，夜尿 3～4 次，大便日 1～2 次、成形；舌暗红、苔薄黄腻、底瘀，尺肤潮，脉沉细弦。腰椎 MRI：骨质增生，L_4/L_5 椎间盘膨出，右侧椎间孔狭窄。HbAlc：7.1%；TG：6.18mmol/L。西医诊断：糖尿病，腰椎间盘突出症。中医诊断：消渴，痹证。中医辨证：肝肾不足，气血亏虚，经络痹阻。治法：补肝肾，益气血，活血通络。处方：三痹汤加减。方用：独活 30g，秦艽 15g，防风 9g，川芎 15g，当归 15g，熟地 15g，白芍 15g，肉桂 9g，茯苓 15g，杜仲 30g，怀牛膝 15g，党参 15g，黄芪 30g，续断 15g，知母 30g，茵陈 30g，赤芍 30g，红曲 9g。28 剂。

二诊：2014 年 7 月 15 日。疼痛减轻 80%，双下肢麻木缓解，自觉腰部活动灵活，夜尿频、3～4 次，尿急感，纳可，大便日 1 次、成形。HbAlc：6.86%；TG：2.64mmol/L。舌红干、苔薄黄，脉弦硬、略滑数。赤芍加用至 60g，28 剂。

三诊：2014 年 9 月 2 日。关节疼痛、麻木已除，活动恢复正常。HbAlc：6.6%；TG：2.17mmol/L。

原按　病人为中老年女性，消渴日久，肝肾亏虚，气血不足，复感风寒湿邪，筋脉痹阻日久而发病。痹证，风、寒、湿三气杂至，留滞于经络、肌肉、筋骨之间而成。处方具有补气、祛风湿、止痹痛之功效。一诊：方中独活祛风除痹，理伏风，入足少阴肾经，温通血脉；防风固表止汗，肺主一身之气，脾为营卫气血生化之源，二脏健，则正气充，共为佐药；使以秦艽、防风，以助主药祛邪外出；白芍、甘草均可缓急止痛，且大剂量白芍有较强的活血化瘀、通络镇痛作用；现代药理研究表明知母有较好的降血糖作用；茵陈、赤芍、红曲有护肝调脂作用。

诸药合用，相得益彰。二诊：方中应用治风中药偏多属风燥之品，日久伤阴耗气，大剂量赤芍增强活血养阴、缓急止痛之功效，亦可增强护肝功能。全方立法直中病机，照顾全面，故获良效。病人应用知母后 HbAlc(糖化血红蛋白)：由一诊 7.1%，二诊 6.86%，三诊降至 6.6%。知母为仝教授针对血糖值高的"靶症"用药。茵陈、赤芍、红曲三药配伍后 TG(甘油三脂)：由一诊 6.18mmol/L，二诊降至 2.64mmol/L，三诊降至 2.17mmol/L。此三味药即为仝教授针对血脂指标高的"靶症"用药。[徐孝旺 . 仝小林教授应用三痹汤治疗糖尿病合并腰椎间盘突出症案例分析 . 亚太传统医药，2015，11（19）：80–81.]

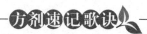

方剂速记歌诀

三痹汤用四物芪，续断独活杜川膝。
参苓辛桂芄防草，风湿痹痛此方宜。

三化汤 29

【来源】

三化汤，源于金·刘完素《素问病机气宜保命集·中风论第十》。

【组成】

厚朴（姜制）二钱　羌活二钱　枳实一钱半　大黄四钱

【用法】

水煎，终日服之，以微利为度，无时。

【功效】

宣行气血，通腑开结，开通玄府。

【主治】

中风外有六经之形证，先以加减续命汤，随证治之，内有便溺之阻隔，复以此导之。

【方解】

三化汤乃小承气汤加羌活而成。羌活除祛风之效，更能升举清气、宣郁开窍、疏通经络，其与小承气汤配伍，一升一降，具有调和气机之用。小承气汤清热泻火，宽中行气，且有降泄痰浊、通瘀导滞之功。四药合用，可使诸窍畅利，清升浊降，气顺血和。

【名医经验】

国医大师任继学教授擅长以三化汤治疗中风急性期病人。三化汤是中风病腑实学说通腑法的代表方。任老指出中风急性期的治则是以通为主，缘此病是标急本缓、邪实于上，新暴之病，必宜"猛峻之药急去之"，邪去则通，阴阳、气血得平，故治法必以破血化瘀、泄热醒神、豁痰开窍为指导临床急救用药准绳。邪之去路必当通过二便而逐，故以三化汤或抵当汤为基础方加减治疗。病发 72 小时以内者，必先投三化汤，得利停服。[赵建军. 博古通今继学志 学贯中西济苍生——忆中医抗疫先行者、国医大师任继学教授. https://zhongyi.gmw.cn/2020-02/24/content_33586167.htm，2020-02-24.] [兰天野，李巧莹，张冬梅，等. 任继学从伏邪论治出血性中风经验. 中医杂志，2018，59（9）：733-735.]

【临床应用】

案 1　亚急性感染性心内膜炎并发脑栓塞（任继学医案）

刘某，男，69 岁，退休干部。因"右侧半身乏力伴失语 6 小时"，于 2002 年 12 月 21 日入住我院二沙分院心脏中心。病人有高血压病史 4 年余，血压 163.5/95mmHg，平时服用络活喜、开博通等，血压控制在 150/90mmHg，无明显头晕、肢麻等表现。2 个月前出现低热、贫血、心包积液，经抗感染治疗体温正常，但仍有贫血，复查心脏彩超仍示心包积液，定期静脉滴注白蛋白治疗。6 小时前无明显诱因出现失语，家人询问能点头示意，但不能发声，并有右侧肢体乏力、不能持物，行走尚可，饮水反呛，口角歪斜，急查头颅 CT 未发现异常。入院症见：低热、微恶风寒，头晕，失语，饮水过快则有反呛，右侧肢体乏力、微觉麻木，纳差，大便 3 日未行。查体：体温 37.5℃，心率 90 次/分，呼吸 20 次/分，血压 146/65mmHg。神清，自动体位，查体合作；双侧额纹对称，眼裂正常，双侧瞳孔等大等圆、直径 3mm、对光反射灵敏，右侧鼻唇沟变浅，伸舌右偏，颈软无抵抗；心界向左下扩大，心音稍低，心尖区 SM2/6 级柔和吹风样杂音；腹软，脾肋下二横指。神经系统检查：神清，精神差，运动性失语，脑膜刺激征阴性，四肢腱反射不亢进，右侧上下肢体肌力Ⅳ级，右侧巴氏征（+），双侧霍夫曼征（-），多克征阴性。舌质淡暗，苔薄白、根腻，脉滑。头颅 CT 示：左基底节区脑梗死；心脏彩超示：二尖瓣前叶赘生物附着，二尖瓣轻度脱垂并中度关闭不全（考虑部分腱索断裂），高血压心脏改变，轻中度主动脉关闭不全。入院诊断：中医诊断：中风——中经络（风痰瘀血，痹阻脉络）；西医诊断：①亚急性感染性心内膜炎；②高血压病 2 级，极高危组。入院后予来立信、来切利抗感染，并予醒脑静、血塞通针剂静脉滴注，口服络活喜降压。经治疗 3 天后，仍有发热、失语，病情改善不明显，遂电话汇报病情，请任继学教授会诊。任老认为：病人中风初起，内外合邪，既有寒热外证，又兼痰热瘀阻于内，此即刘河间所谓"外有六经之形证、内有便溺之阻隔"。处方：三化汤合升降散化裁。药用：白僵蚕 15g，蝉蜕 10g，姜黄 12g，酒大黄 10g，全蝎 6g，羌活 10g，枳实 10g，厚朴 10g，钩藤（后下）30g，石菖蒲 12g，远志 10g，郁金 12g，人工牛黄（冲）1g。

上方服用 6 剂后，大便日行 2 次，体温恢复正常，右侧肌力较前有所改善，但只能发出一二个简单音节，饮水反呛较前略瘥。舌质仍暗、苔黄腻，脉滑。任老认为，外证已解，去蝉蜕、羌活，以清化痰热、开窍透络为主。用中风回语散（编者注：任老经验方）：川芎 12g，石菖蒲 10g，郁金 12g，贝母 6g，酒大黄 6g，黄连 5g，豨莶草 30g，白薇 10g，远志 10g，胆南星 6g，水蛭 10g，人工牛黄（冲）0.5g。嘱煎药时加入茶叶 3g。

上方连服 10 剂，病人右侧肢体肌力明显好转，上肢可以持物，能进餐，饮水反呛已消失，可说一些短句及读报纸。复查心脏彩超示：二尖瓣上赘生物回声减低，余同前。上方继服 1 周，病人语言功能渐有进步，体温正常，全身情况较好，于 2003 年 1 月 15 日行二尖瓣赘生物切除、二尖瓣置换术。出院后予补阳还五汤作汤剂，任老"中风回语散"加工成散剂，二者配合服用。在门诊随访，现语言较流畅，交谈无障碍，饮食起居如常。

原按　本病即是脑动脉栓塞导致偏瘫和失语。中医学虽无"感染性心内膜炎"之病名，但据其脉证，"随证治之"，亦能取得较好疗效。本病初起，因有发热、微恶风寒，"有一分恶寒，即有一分表证"，风邪外袭，卫表不和；里则腑气未通，痰瘀阻结，内外合邪，升降之机失畅，影响脑之元神、神机、神经，导致上不能统下、下不能应上，窍络钝滞，发为中风。"外有六经之形证、内有便溺之阻隔"，法宜两解表里、宣通上下，故选用杨栗山《伤寒温疫条辨》之升降散合刘河间《素问病机气宜保命集》之三化汤，方证相契，故服后热退、便通、表里两和。《本经》言：大黄"下瘀血，血闭塞热，破癥瘕积聚、留饮宿食，荡涤肠胃推陈致新，通利水谷，调中化食，安和五脏"。大黄苦寒，功能泻下攻积、清热泻火、活血祛瘀。该药通腑泄热使邪有出路，是谓釜底抽薪，使内在之风火痰瘀顿为之挫；酒制则下行之性缓，而可清在上之风火。然痰瘀之患，不能因汗、下而散，故次诊则以豁痰破瘀为主，佐以清热，以通窍络，改善失语与偏瘫。任老创拟的中风回语散，在临床应用十余年，疗效确切。本案服此方后语言功能恢复如常，即为佐证。〔杨利，黄燕，蔡业峰. 任继学治疗亚急性感染性心内膜炎并发脑栓塞验案. 吉林中医药，2004，24（6）：2–3.〕

案2　出血性中风（任继学医案）

某某，男，56 岁。2005 年 9 月 16 日初诊。主诉：突发剧烈头痛，右侧肢体活动不利 18 小时。现病史：发病前与人争吵后出现上述症状。头部 CT 示：右侧基底节区出血，出血量约 30mL。现症：神志模糊，头痛，右侧肢体活动不利，言语不能，躁动不安，鼻饲饮食，小便失禁、色黄，大便秘结。既往高血压病史 3 年，烟酒史 20 年，血压 220/150mmHg。神经系统阳性体征：意识模糊，对答不能；右侧肢体肌力 1 级、肌张力减低；右侧腱反射减弱。舌质暗红、有瘀斑、苔黄厚腻，脉弦滑。中医诊断：出血性中风，中脏腑；血瘀痰热腑实证。治以破血化瘀、泄热醒神、通腑泄浊。方以三化汤加减：大黄 10g，枳实 15g，厚朴 15g，羌活 10g，生蒲黄 15g，桃仁 10g，煨皂角 5g。1 剂，每 2 小时 1 次，水煎鼻饲。3.5 小时后，病人大便 1 次。更换处方：烫水蛭 5g，虻虫 5g，桃仁 10g，大黄 3g。2 剂，水煎每 6 小时鼻饲 1 次。醒脑静注射液 20mL 加入 0.9%氯化钠注射液 250mL 静脉滴注，每日 1 次。

2005 年 9 月 18 日二诊：神志渐清，头痛明显减轻，右侧肢体活动不利，可进行言语交流，躁动明显减轻，鼻饲饮食，眠可，小便色黄，大便偏干、每日一行。血压 180/140mmHg，意识清楚，构音障碍，右侧肢体肌力 2 级，余查体同前。舌体瘀斑、苔黄厚而干，脉弦滑有力。治以破血化瘀、泄热醒神、化痰开窍。处方：

烫水蛭 5g，虻虫 5g，桃仁 10g，酒大黄 3g，玳瑁 3g，豨莶草 20g，酒川芎 10g，胆南星 3g，炒莱菔子 20g，瓜蒌 30g，黄芩 15g。5 剂，水煎服，每日 3 次。继续配合醒脑静注射液静脉滴注。服药后诸症明显减轻，血压维持在 145～150/90～100mmHg。

原按 火热之邪伤人最速，气郁化热（火），气血逆乱，邪气积聚导致炼津为痰；或气机不顺而为风，夹痰上犯；或阻滞气机，血行不畅而为瘀。《素问·至真要大论》曰"怒则气上"，本案病人大怒之后，导致气血上攻，肝火暴亢，夹痰上蒙清窍，故神志模糊、头痛、躁动不安；气血逆乱，血瘀凝滞脑脉，故肢体活动不利、言语不能；膀胱失于元神固摄，故小便失禁；小便色黄、大便秘结均为火热亢盛之象。《素问·五脏别论》曰："魄门亦为五脏使，水谷不得久藏。"初诊之时，痰、热、瘀邪犯乱于内，魄门失职，故给予破血化瘀、泄热醒神、通腑泄浊之法，投以三化汤加减。三化汤可轻下热结、除满消痞，方中生蒲黄、桃仁主以化瘀，兼以通腑；煨皂角开窍祛痰，散结通便。服药 3.5 小时后，腑气见通，但伏邪难以速去，故每 6 小时鼻饲 1 次抵当汤，以破血化瘀、泄热醒神。至二诊则魄门开阖趋于正常，腑气已通，但仍见小便色黄、大便偏干、舌体瘀斑、苔黄厚而干等痰热瘀邪胶着之象，故以抵当汤破血化瘀、泄热醒神；玳瑁咸寒，助抵当汤清热平肝；川芎理气活血，酒制则助其上行头面；胆南星、瓜蒌、炒莱菔子合用，起理气清热、息风化痰之效；黄芩苦寒，清胃肠湿热，以助清热化痰之力；豨莶草苦寒，清利湿热，通经活络。诸药合用，使气机调达、瘀血得去、热邪得散、痰浊无源而收效。[兰天野，李巧莹，张冬梅，等.任继学从伏邪论治出血性中风经验.中医杂志，2018，59（9）：733–735.]

方剂速记歌诀

中风通腑三化汤，升清降浊小承羌。

枳实钱半大黄四，姜朴羌活二钱当。

上焦宣痹汤 30

【来源】

上焦宣痹汤，源于清·吴鞠通《温病条辨》卷一·上焦篇。

【组成】

枇杷叶二钱　郁金一钱五分　射干一钱　白通草一钱　香豆豉一钱五分

【用法】

水五杯，煮取二杯，分二次服。

【功效】

清热利湿，宣痹化痰。

【主治】

太阴湿温，气分痹郁，及上焦清阳膹郁而致哕者（俗名为呃）。

【方解】

吴鞠通创制此方乃发挥自叶氏《临证指南医案》卷四呃篇："某面冷频呃，总在咽中不爽，此属肺气膹郁，当开上焦之痹，盖心胸背部，须借在上清阳舒展，乃能旷达耳。（肺气郁痹）枇杷叶、炒川贝、郁金、射干、白通草、香豉"。比较二者，吴氏用射干加强解毒利咽之功，叶氏用川贝润燥开肺，大体不离苦辛通润法。

本方药味平淡，贵在轻灵取胜。郁金芳香气窜，舒气透湿，专开上焦郁滞；

枇杷叶清凉甘淡，清热而不碍湿，肃降肺气以助调通水道；射干性寒味苦，散水消湿，化痰利咽；通草淡渗通经，导湿下行；豆豉清香，也助解郁开胃以利运湿。五味相佐，共达宣透上焦湿痹、清解上焦郁热之功。另外，郁金为血中之气药，兼入营血，欲行血中湿滞，非其莫属，故其与枇杷叶清肺利气之品配伍，一气一血，心与肺兼顾，可为上焦湿热通治之基础。

【名医经验】

上焦宣痹汤原是吴鞠通为治哕而设，但其长于调畅气机，不仅适用于湿阻气郁所致哕证，对痰热痹阻、阴虚气滞、余邪郁痹等各种原因所致气机郁阻者皆可化裁处方，故临床应用范围广泛，切不可局于哕逆。江淮名医章湘侯即将本方用于咳喘、梅核气、肺痹等多种疾病的治疗，在以本方诊治咳喘时把握咳嗽痰量多而白黏，或见气喘、胸部满闷、苔白腻、脉滑等痰浊阻肺之征象可获佳效。[章湘侯.上焦宣痹汤的临床运用体会.江苏中医杂志，1983，（5）：11-12.]

【临床应用】

案1 咳喘（章湘侯医案）

王某某，男，50岁。1979年5月23日诊治。有慢性气管炎，近又感受外邪，恶寒发热，无汗，鼻塞，咳嗽气喘，投以杏苏散加减，服后汗出热退，但咳嗽气喘未减。症见：咳痰量多而白黏，气喘胸闷，甚则不能平卧，喉痒及咳，苔白腻，脉滑。此属痰浊阻塞于肺、肺气不得宣降。治宜宣降肺气、化痰理气。方用上焦宣痹汤加减：黄郁金10g，香豆豉6g，射干6g，枇杷叶10g（布包），苦杏仁10g，桔梗6g，通草3g，制半夏6g，广陈皮6g，甘草5g，紫苏子6g。3剂服后，咳喘均愈。

原按 咳喘为呼吸道常见的疾患。肺主气，肺气宣发肃降，便能维持肺的正常生理功能。肺脏发生病理变化，影响气机出入宣降，就可能出现咳嗽、气喘等病证。用辛苦之味，可以开泄肺气。上焦宣痹汤轻宣肃降化湿，方中郁金可调节血运，有利于肺气宣肃。肺为娇脏，清虚而位高，选方用药应注意轻清，而忌重浊，故有"上焦如羽，非轻不举"之说。本方用豆豉一味取"轻清透发"之功；佐通草入太阴肺经，引热下降而利小便，寓有"开源导流"之意；枇杷叶、射干降气和胃消痰。用上方加减治疗痰浊阻肺之证，见咳嗽痰量多而白黏，或见气喘、胸部满闷、苔白腻、脉滑等，多获佳效。[章湘侯.上焦宣痹汤的临床运用体会.江苏中医杂志，1983，（5）：11-12.]

案2 梅核气（章湘侯医案）

张某，女，48岁。1980年3月21日诊治。病人因情志不舒，自觉咽部有阻塞感，如物贴之，咽不下，咯不出，久治不愈，病延年余。症见：面㿠少华，精神不振，气短太息，咽部似有所塞，舌苔薄白，脉沉弦滑。此属痰气凝结、肺胃失于宣降。治宜行气开郁、降气化痰。拟上焦宣痹汤加减：黄郁金10g，射干6g，枇杷叶10g（布包），香豆豉5g，白通草3g，姜半夏6g，厚朴花6g，金沸草5g，代赭石15g，生甘草3g。5剂服后，诸症消失。

原按 梅核气系因情志郁结、气滞痰瘀所致。其症状为咽喉不红不肿，但自觉咽中似有物梗塞，吐之不出，咽之不下，胸满气闷，中脘痞痛，或咳或呕。其治法宜行气开郁、降逆化痰。上焦宣痹汤方中郁金解郁行气，又能行血；射干能消痰散肿，清火解毒，对咽喉气阻声闭、咳逆痰涎壅塞均有疗效；枇杷叶清肺和胃，化痰降气；佐通草利水渗湿；取豆豉轻清透发。有升有降，上下分消，所以效显。[章湘侯.上焦宣痹汤的临床运用体会.江苏中医杂志，1983，（5）：11-12.]

案3 呃逆（章湘侯医案）

李某，男，28岁。1978年8月15日诊治。初起头痛恶寒，身重疼痛，午后身热，溲黄，胸闷。前医用三仁汤加减治疗后，诸症均退。前天因家庭操劳过度，情志不适，昨发胸闷不舒。症见：喉间连声作呃，声短而频，不能自主，舌苔白，脉弦而濡。是由湿邪困于上焦、清阳阻郁、肺气不宣所致。治宜轻宣肺郁化湿。方拟上焦宣痹汤加味：枇杷叶10g（布包），黄郁金10g，射干5g，通草3g，豆豉6g，白蔻仁3g，苦杏仁10g，生薏苡仁15g，法半夏6g，柿蒂10g，代赭石15g。2剂服后，诸恙若失。

原按 呃逆一证，常因饮食不节，情志因素，或久病、重症之后，导致胃气失降、上逆而为呃。吴氏用本方治疗呃逆，是由湿邪困于上焦、清阳阻郁、肺气不宣所致，故用上焦宣痹汤轻宣肺郁、化湿，则呃逆自止。其他病证引起的呃逆，本方并非所宜。[章湘侯.上焦宣痹汤的临床运用体会.江苏中医杂志，1983，（5）：11-12.]

案4　肺痹（章湘侯医案）

史某某，男，57岁。1980年9月13日诊治。病经10年余，始因内热畏寒、下肢不温、遇寒则喘咳，经温咳平，久久如此，汗不得出。经云：毛窍通于肺，肺主呼吸。一呼一吸，毛窍相应开合。毛窍痹阻，则汗腺不通而汗不得出，气闷不舒，心急不安，甚则咳喘，舌苔白，脉沉弦。此属肺痹之证。处方：麻黄3g，杏仁10g，甘草5g，郁金10g，通草5g，射干6g，枇杷叶10g（布包），豆豉5g，丝瓜络6g，桔梗6g，生薏苡仁10g。上方加减服用10剂，汗出喘平咳止，诸症见愈。随访1年未发。

原按　肺痹一证，常因病人平素肺气虚弱，外邪侵入，无力抵抗而成。症见胸满烦躁、气喘咳嗽、汗不得出、得温症减。本证亦可称为"汗痹"。本例按叶氏"治肺痹以轻开上"之旨，用上焦宣痹汤合三拗汤治疗，以表散风寒、轻宣肺痹，服10剂而获效。[章湘侯.上焦宣痹汤的临床运用体会.江苏中医杂志，1983，（5）：11-12.]

案5　呃逆（林上卿医案）

杨某某，男，31岁。2个月前出行冒雨，衣服湿透，数日后头痛恶风，身体重痛。服解表药得汗，头痛恶风已罢，而身体重痛未除。医以为虚，投补中益气汤，次日高热口渴；复认为阳明证，先后用过白虎汤、承气汤，热亦不退，反增呃逆。更医见脉结代，用炙甘草汤而呃逆愈剧，乃邀林老诊治。切其脉濡促，舌淡红、苔薄白燥，面色暗垢，身热无汗，胸闷，心烦不寐，小便短少，大便不通，纳少口燥，时时呃逆，牵动全身，振动床架。此乃湿温误治，肺气为湿热之邪痹郁、清阳不展使然，遂用上焦宣痹汤宣其痹郁而透化湿热。处方：枇杷叶、射干各15g，枳壳、郁金、香豉各10g，通草8g。3剂。

3日后复诊：症无变化，知病日久，痼结尤深，非一二剂能够通达。步上方再进3剂，汗出，吐宿食痰涎数口，呃逆减少，大便1次，脉静身凉，精神清爽，知饥索食。调理月余而安。

原按 上焦宣痹汤治疗上焦清阳膹郁之呃逆，是吴鞠通设方原意。本方证之特点是：呃逆而声音不彰，如瓮中出，伴胸闷气憋，舌淡红苔薄腻，脉浮或寸脉浮。[阮诗玮．林上卿应用上焦宣痹汤的经验．福建中医药，1992，（4）：5-6.]

案6　胸痹（林上卿医案）

叶某某，男，23岁。胸部痞闷、时轻时重5个月有余，服六郁汤、瓜蒌薤白白酒汤、逍遥散等未效。近日来胸闷愈剧，时发呃逆，延林老诊治。望其面色浊滞，舌质略胖、苔白厚燥，小便微浊短少，大便滞下不爽；闻声重浊不清，语出不畅。问其因乃终日培养海带，俯屈含胸操作，遂致肺气不宣、胸阳不展，复为湿热所阻，而发为是症。切其脉浮紧。治宜宣通肺气、舒展胸阳。投以上焦宣痹汤：枇杷叶、郁金各30g，射干、香豉、通草各10g。2剂后诸症减轻，二便通畅，声音爽朗。步上方连进数剂而安。

原按 胸阳者位于上焦，需赖肺气的宣发才能舒展。若肺气痹郁，则胸阳不展，可见心胸痞闷，甚则疼痛之胸痹证。[阮诗玮．林上卿应用上焦宣痹汤的经验．福建中医药，1992，（4）：5-6.]

案7　痞证（林上卿医案）

李某某，女，43岁。胸闷脘痞而痛1年有余，X线钡透示胃下垂4cm。医以为气虚下陷，用补中益气，治疗1个月无效，遂求治于林老。症见：胃脘痞痛，胸痛满闷，嗳哕频作，面色晦滞，精神忧郁，纳呆，便溏不爽，小便短少，四肢倦怠，舌边偏红、苔厚白腻，脉浮紧。此乃肺气阻闭，清阳不升，中气不举。治当开宣肺气、转运中阳。方拟上焦宣痹汤加枳实：枇杷叶30g，射干、郁金各10g，通草、香豉各8g，枳实60g。3剂。

二诊：3剂后痞痛减轻，精神转爽。知药中肯綮，步上方再进5剂。

三诊：痞痛大减，呃逆亦平，二便通畅，纳增，舌淡红，苔退，脉和缓。外象已解，恐其胃下垂尚未恢复，守上方续服10余剂，X线复查，胃已恢复正常。

原按 肺主一身之气，敷布水谷精微，而脾胃之所以能升清降浊，亦需要肺之治节有常。若肺为湿痹，气机阻滞，清阳不升而反下陷。中气不举可表现为脘腹痞胀、纳少便溏，浊气不降可见嗳哕等。以上焦宣痹汤宣畅肺气，决其症结所

在，使清阳复升，诸症可疗。［阮诗玮．林上卿应用上焦宣痹汤的经验．福建中医药，1992，
（4）：5-6.］

案8　慢性支气管炎肺气肿（林上卿医案）

赵某某，男，58岁。反复咳嗽气喘3年，诊为慢性支气管炎肺气肿。此次发
作3个多月，西医予抗菌、止嗽定喘处理有所缓解，后又出现小便不利、水肿，
用强心利尿剂，只能显效一时。近日来咳嗽加剧，小便不通，延治于林老。症见：
咳嗽痰喘，胸闷，呃逆不已，小便不利，小腹胀迫，声如瓮中出，口干不饮，欲
大便而不后重，舌淡红、苔白厚欠润，脉濡。证属肺气痹塞、水道不通。治宜开
肺宣痹、通调水道。宣痹汤加葶苈子主之：枇杷叶30g，射干、郁金、香豉、通草、
葶苈子各10g。1剂后小便3次，1000mL左右，大便1次量多，痰喘略减。继原
方再进2剂，咳嗽、水肿减退，二便通利，但语音不彰，舌淡苔薄，脉和缓。守
上方加人参10g。调治旬余而安。

原按　肺为水之上源，肺气痹郁，则上源滞塞、水道不通，而发为癃闭、
水肿，并伴有咳喘、胸闷等。用上焦宣痹汤开宣肺痹，使能通调水道，乃提
壶揭盖，则癃闭亦解。［阮诗玮．林上卿应用上焦宣痹汤的经验．福建中医药，1992，
（4）：5-6.］

案9　小儿咳嗽（胡天成医案）

覃某，女，7岁9个月。2001年9月24日初诊。患儿1周前因受凉后出现发
热（体温最高达39℃）、咳嗽。到某医院就诊，予"头孢哌酮、双黄连"静脉滴注
5天，同时服中药麻杏石甘汤2剂，现体温有所下降，但仍咳嗽不止，为求进一步
治疗乃就诊于胡天成教授处。刻诊：发热（T37.8℃），咳嗽连声，咳甚则干哕，咯
吐白色泡沫痰涎、量多，纳呆，大便2日一行、质偏干，小便黄少，唇舌红，苔
白黄腻，脉滑数。胡天成教授详询病史，得知该患儿平素多喜食酸奶、冰淇淋和
生冷瓜果。根据其舌苔白黄腻，辨证为湿热郁肺型咳嗽。因证属湿热，前方麻杏
石甘汤仅宣肺清热而已，无化湿之品，故效不应。本证治宜清热化湿、轻宣肺痹。
方用千金苇茎汤合上焦宣痹汤加减：苇茎、冬瓜仁各20g，薏苡仁、炙枇杷叶、瓜
蒌皮、滑石、前胡、青蒿各15g，杏仁、射干各10g，葶苈子12g。日1剂，水煎

服。并嘱进清淡饮食，忌油腻荤腥、生冷瓜果之品。

服药 3 剂复诊。患儿热退，咳嗽大减，仅单声咳嗽，痰量减少，胃纳稍增，小便转清亮，舌苔转白黄薄腻。胡天成教授认为上焦湿热已大去，为杜其生湿之源，此时宜从中焦调理，以清利中焦为主，佐以清肺止咳。方用三仁汤加味：杏仁、法半夏、厚朴、黄芩、藿香各 12g，白蔻仁 8g，薏苡仁 20g，淡竹叶、射干各 10g，滑石、炙枇杷叶各 15g，通草 6g。服药 4 剂后，患儿舌苔转薄白，已不咳，胃纳佳，二便调。［敖素华，韦衮政. 胡天成教授治疗小儿湿热咳嗽经验. 四川中医，2003，（5）：1-2.］

案 10　慢性咽炎（刘义生医案）

张某，男，45 岁。因咽中似有物梗 2 年，于 2007 年 2 月 8 日就诊。2 年前诊断为慢性咽炎，间断服用抗生素，效果不显。咽部似有物梗，间断性咽痛，伴有胸闷烦热、口干、饮不解渴。检查见咽后壁黏膜较淡，有淋巴滤泡增生，舌暗红、苔白腻，脉弦滑。证属湿热交阻，咽喉失养。治宜清热利湿，化痰利咽。方选上焦宣痹汤加减：枇杷叶 10g，郁金 10g，淡豆豉 10g，焦栀子 10g，射干 10g，通草 6g，瓜蒌皮 15g，浙贝母 15g，竹蜂 5g，细辛 3g，青果 10g，桔梗 10g，杏仁 10g，薤白 10g，甘草 10g。7 剂后症状明显好转，再服 7 剂诸症消失，查咽喉滤泡已干净。嘱平时用金银花、青果、麦冬泡茶饮。

原按　上焦宣痹汤出自吴鞠通《温病条辨》，原治太阴湿温、气分痹郁而哕者。刘老常移治慢性咽炎，认为目前往往根据咽干、咳嗽无痰或少痰等症状而将慢性咽炎病因病机归结为阴虚值得商榷。现代人嗜食肥甘厚腻，湿热内生，才导致津不上承，咽喉失养。观舌苔往往较腻，伴见胸中烦闷便是佐证。治病求本，当首清湿热。观上焦宣痹汤用枇杷叶下气降痰、郁金行气活血、通草渗湿利水、射干消肿利咽、淡豆豉发散除烦，颇合此病治法。用此方取效关键有四：一要根据局部辨证加减，如滤泡增生，加瓜蒌皮、浙贝母化痰散结；颜色发红加用赤芍、牡丹皮凉血化瘀；色淡加细辛引火归原。二是服药方法有讲究，服药前须淡盐水漱口，半卧位呷服，让药充分接触病灶。三者停药要必须咽喉滤泡干净后方可，症状消失后用金银花、青果、麦冬泡茶饮 1～2 周以利咽喉黏膜修复。四则坚持清淡

饮食，保养咽喉。［周三林，龚彩霞，潘卓文，等．刘义生临证特色举隅．江西中医药，2009，40（2）：29-30.］

方剂速记歌诀

上焦宣痹化郁痰，杷叶郁金与射干。

白通香豉清湿热，太阴湿温哕呃安。

上中下通用痛风方 31

【来源】

上中下通用痛风方，源于元·朱丹溪《丹溪心法·痛风》。

【组成】

南星（姜制）二两　苍术（泔浸）二两　黄柏（酒炒）二两　川芎一两　白芷半两
神曲（炒）一两　桃仁半两　威灵仙（酒拌）三钱　羌活三钱　防己半两　桂枝三钱　红花（酒洗）一钱半　龙胆草半钱

【用法】

共为末，曲糊为丸如梧桐子大，每服一百丸，空心白汤下。

【功效】

祛风除湿，清热化痰，活血通络。

【主治】

四肢百节走痛。症见上中下周身关节疼痛，游走不定，屈伸不利。

【方解】

方中黄柏、苍术清热燥湿；羌活、独活、威灵仙、白芷祛风通络；川芎、桃仁、红花活血化瘀、通经止痛；桂枝通阳化气、温经通脉；防己除湿利水；神曲化浊消积；天南星化痰解痉；龙胆草清肝胆湿热。共奏祛风除湿、清热化痰、活血通络之效，故为上中下周身关节疼痛之通用方。

【名医经验】

曹洪欣教授认为，中医学"痛风"并非单纯西医学的"痛风"，是指由风、寒、湿、热、痰、血瘀等引起，以周身疼痛为主的一类疾病。上中下通用痛风方具有祛风除湿、清热化痰、活血通络之效。用该方加减治疗系统性红斑狼疮、干燥综合征、痛风、类风湿关节炎等疑难疾病，均可获得满意疗效。[李冬梅，王乐，张玉辉. 曹洪欣运用上中下通用痛风方治疗疑难病经验. 中国中医基础医学杂志，2014，20（5）：631-632.]

【临床应用】

案1　系统性红斑狼疮（曹洪欣医案）

刘某，女，37岁。2007年3月26日初诊。2003年诊为"系统性红斑狼疮"，用激素治疗，现服泼尼松每日15mg。双手手指关节变形，右手指、左手无名指及小指麻木疼痛，肩项背痛，膝关节痛，胸腹灼热而胀，胃脘痞满，口中异味，时心悸，小便黄浊，舌紫暗胖、苔黄腻根厚，脉弦滑数。实验室检查：血沉35mm/h，抗核抗体（+），血红蛋白89g/L。B超：双肾呈慢性炎性改变。辨证属湿热郁蒸、气滞血瘀，治宜清热燥湿、活血解毒。方药：黄柏10g，苍术10g，天南星10g，桂枝15g，桃仁15g，红花10g，威灵仙20g，防己15g，川芎15g，秦艽20g，大腹皮15g，龙胆草15g，白花蛇舌草30g，甘草10g。14剂，水煎服，每日1剂，分3次服。

二诊：服上方14剂后，手指关节麻木疼痛明显减轻，胸腹灼热而胀、胃脘痞满不显，肩项背痛、膝关节痛好转，口中异味渐退，舌暗红、苔薄黄，脉滑。血沉22mm/h，血红蛋白110g/L，抗核抗体（+）。减泼尼松5mg，继上方加减，再进30余剂后，再减泼尼松5mg。

复诊时手指关节痛基本不显，余症消失，仍留关节变形，能从事家务劳动，停用激素。以知柏地黄汤合四妙散加减，服药半年余。病情稳定，至今5年未复发。

原按　系统性红斑狼疮（SLE）是一种弥漫性、全身性自身免疫性疾病，临床表现多样，主要累及皮肤黏膜、骨骼肌肉、肾脏及中枢神经系统。对于 SLE 的治疗，西医应用糖皮质激素、免疫抑制剂等，虽能缓解病情但难以阻止疾病进展，致肾脏等脏器损害甚或进入狼疮危象。SLE 属于中医学"温毒发斑""五脏痹"等范畴，其病机是由于风湿热邪内舍，与体内热毒相搏，燔灼气血，瘀阻脉络与肌腠，痹阻骨节，损伤脏腑，从而形成复杂的临床表现。该病人由于热毒浸淫，造成骨节痹阻，所以手指关节变形疼痛；热毒瘀阻脉络、经气不畅，则肩背膝关节肌肉疼痛；湿热阻碍中焦气机，出现胸腹胀闷灼热、胃脘痞满、口中异味；湿热毒邪燔灼上下、充斥内外，阻滞气血运行，故舌紫暗胖、苔黄腻根厚、脉弦滑数。治以清热燥湿、活血解毒，方用上中下通用痛风方加减。方中苍术、黄柏清下焦湿热；天南星祛风痰，尤能化经络间痰浊之气；川芎理气活血、通行十二经络，桃仁、红花活血通络，三者共奏活血化瘀止痛之功；桂枝通阳化气、温经通脉，引诸药直达病所；防己除湿利水消痹；神曲化浊消积，祛经脉筋肉之"陈腐之气"；龙胆草清利肝胆湿热；加白花蛇舌草解毒清热利湿。全方共奏清热解毒、化痰除湿、活血通络之效。二诊时症状明显减轻，减服激素。三诊即病情稳定，后停用激素，用补肝肾、利湿热、活血通络法巩固疗效，至今 5 年未复发。[李冬梅，王乐，张玉辉.曹洪欣运用上中下通用痛风方治疗疑难病经验.中国中医基础医学杂志，2014，20（5）：631-632.]

案 2　干燥综合征（曹洪欣医案）

秦某，女，44 岁。2007 年 10 月 14 日初诊。2001 年确诊为干燥综合征，经激素、免疫抑制剂及对症药物治疗后，病情缓解。现周身关节、肌肉疼痛，髋、膝、踝关节尤甚，活动受限，双侧腮腺肿大压痛，四肢皮肤时有瘾疹瘙痒，咳黄绿痰，目干涩痛，舌紫暗胖大有瘀斑、苔黄腻，脉滑数。现服泼尼松 10mg，每日 1 次。抗核杭体（+），抗 SSA（+），抗 SSB（+），类风湿因子（-），血沉 110mm/h，IgA5.6g/L。辨证属湿热内蕴、瘀血阻络，治宜清热化湿、活血化瘀。方药：黄柏 10g，苍术 10g，桃仁 10g，红花 10g，桂枝 10g，秦艽 20g，石斛 15，神曲 15g，生地 10g，天南星 10g，威灵仙 30g，穿山龙 20g，生龙骨 30g（先煎），甘草 10g。14 剂，水煎服，每日 1 剂，分 3 次服。

二诊：周身关节肌肉疼痛减轻，膝、踝关节可屈伸活动，瘾疹消失。抗核杭体（+），抗SSA（−），抗SSB（+），血沉36mm/h。守方加减继服30剂。减泼尼松5mg，每日1次。

三诊：关节肌肉疼痛基本消失，余症不显。再服30剂，停泼尼松，肌肉关节痛未作。后以上方加减服药3个月余。随访1年未复发。

原按 干燥综合征是一种以侵犯泪腺、唾液腺等外分泌腺体为主的慢性自身免疫性疾病，又称为自身免疫性外分泌腺体病，分为原发性及继发性两种，以口、眼干为常见表现，属于中医学"燥证""痹证"范畴。其病机为本虚标实，脏腑阴虚为本，火热化燥为标，湿热瘀血为其变。本例病人乃湿热内蕴、瘀血阻络而致诸症内生。湿热蕴结、瘀阻络脉，则周身关节、肌肉疼痛，活动受限，双侧腮腺肿大压痛；湿热下行、流注关节，故髋、膝、踝关节疼痛尤甚；内蕴之湿热郁于皮肤，则瘾疹瘙痒；湿热搏结、损阴伤液，故目干涩痛；舌紫暗胖大有瘀斑、苔黄腻、脉滑数亦为湿热内蕴、瘀血阻络所致。遂以上中下通用痛风方加减治之。方中黄柏、苍术清热除湿；威灵仙、秦艽、穿山龙祛风通络止痛；桃仁、红花活血化瘀、通经止痛；桂枝通阳化气、温经通脉；神曲化浊消积；天南星化痰解痉；石斛、生地滋阴润燥。诸药恰中病机，共奏清热化湿、活血化瘀、通络止痛之效。服药14剂，诸症明显减轻，守方加减调理2个月余，停服激素，再守法治疗3个月余。随访1年未复发。［李冬梅，王乐，张玉辉. 曹洪欣运用上中下通用痛风方治疗疑难病经验. 中国中医基础医学杂志，2014，20（5）：631–632.］

案3 痛风（曹洪欣医案）

刘某，男，56岁。2007年3月10日就诊。患痛风（尿酸盐肾病）6年，平素嗜食肥甘，1个月前受寒后出现四肢关节肿胀疼痛，左足趾跖趾关节红肿痛甚，不可触及，夜剧昼缓，屈伸不利，服用秋水仙碱疼痛缓解不明显。双耳轮及手足可见痛风石，舌暗红、苔黄腻、脉弦。素食3天查血尿酸512.9μmol/L、尿酸7.7μmol/L。辨证属湿热痰瘀、痹阻经络，治宜清热利湿、活血化痰。方药：黄柏10g，苍术10g，桃仁10g，红花10g，羌活10g，桂枝15g，白芷10g，川芎15g，防己10g，秦艽20g，茯苓15g，薏苡仁30g，天南星10g，威灵仙15g，忍冬藤20g，甘草10g。

14剂，水煎服，每日1剂，分3次服。

复诊：关节肿胀不显，疼痛明显减轻，屈伸自如，舌暗红、苔淡黄微腻，脉弦。效不更方再进30剂，关节痛消失。查血尿酸295μmol/L、尿酸3.78μmol/L。随访半年未复发。

原按 痛风是由于嘌呤代谢紊乱和血中尿酸结晶而引起的组织损伤疾病，常侵犯关节、肾脏等组织。西医治疗痛风的首选用药为秋水仙碱，虽见效快，但降血尿酸及促进尿酸排泄效果不显，易反复发作，并形成药物依赖，损害肾功能，并出现胃肠道反应和毒性反应。"痛风"属于中医学"历节风""痹证"范畴，多由于风、寒、湿、热等致病因素引起经脉痹阻不通。本病案中，该病人因过食肥甘厚味致湿热内蕴，加之外感风寒侵犯经络，导致气血不通、瘀血凝滞、络脉不通而发病。急性发作多为湿热瘀滞较甚，以标急为主，辨证属湿热痰瘀痹阻经络，治当清热化湿以泄浊、活血化痰通络以止痛。方选上中下通用痛风方，取其祛风除湿、清热化痰、活血通络之效；加茯苓、薏苡仁健脾利湿化浊，忍冬藤清热解毒、疏风通络。并嘱注意饮食调节。二诊诸症即明显好转，守方治疗30剂，症状消失，血尿酸恢复正常。随访半年未复发。[李冬梅，王乐，张玉辉. 曹洪欣运用上中下通用痛风方治疗疑难病经验. 中国中医基础医学杂志，2014，20（5）：631-632.]

案4 类风湿关节炎（曹洪欣医案）

杨某，女，37岁。2006年11月26日初诊。患类风湿关节炎9年，近半月因气温骤降而复发，服泼尼松10mg、雷公藤多苷片10mg，关节疼痛缓解不明显。现双手指及腕关节肿胀疼痛、屈伸不利，晨起僵硬明显，食指、中指及左腕关节变形，肩、肘、膝、踝关节疼痛，舌暗红、苔黄腻稍厚，脉滑。类风湿因子（+），抗O＞500U，血沉26mm/h。辨证属湿热蕴结筋脉、流注关节、瘀阻经络，治宜清热燥湿、活血通络。方药：黄柏10g，苍术10g，天南星10g，防己10g，神曲15g，桃仁15g，龙胆草15g，红花10g，桂枝15g，桑枝15g，威灵仙20g，秦艽20g，生龙骨30g（先煎），甘草10g。14剂，水煎服，每日1剂，分3次服。

复诊：手指关节红肿渐消、屈伸自如，手指、腕、肩、膝、踝关节疼痛减轻。类风湿因子（+），抗O＜250U，血沉17mm/h。守上方加减继服20剂，关节痛基本消失，减泼尼松 5mg。守上方加减再服 30 剂，停服泼尼松，关节痛不显，诸症消失。巩固疗效，继服药 60 余剂。随访半年未复发。

原按 类风湿关节炎（RA）是以关节组织慢性炎症为主要表现的自身免疫性疾病，属于中医学"痹证"范畴，易反复发作，迁延难愈。本病多因风、寒、湿三气杂合而入，流注筋骨血脉、搏结关节而致，急性发作责之于湿热痰瘀互结、痹阻关节筋脉。本案病例乃湿热蕴结筋脉、流注关节、瘀阻经络，气血瘀滞不通，故手指、腕、肩、肘、膝、踝关节肿胀疼痛、屈伸不利，甚则变形；舌脉亦为湿热内蕴、瘀滞经络之象。用上中下通用痛风方以清热燥湿、活血通络。服药 14 剂，诸症悉退，不仅关节红肿渐消、屈伸自如，且抗 O、血沉等也明显下降。湿热渐解，遂守方加减，调理 20 余剂，关节痛基本消失，减泼尼松 5mg。继服 30 剂，关节痛不显，停服泼尼松，并守方调理，巩固疗效。随访半年未复发。[李冬梅，王乐，张玉辉. 曹洪欣运用上中下通用痛风方治疗疑难病经验. 中国中医基础医学杂志，2014，20（5）：631–632.]

案 5 类风湿关节炎继发干燥综合征（曹洪欣医案）

刘某，女，58 岁。2013 年 5 月 11 日初诊。1 月 4 日于上海交大仁济医院确诊"类风湿关节炎""干燥综合征"。现目干、口干甚，手指、足趾关节疼痛、肿胀感，时耳鸣，自汗，言语不甚清晰，晨起 3～5 时心悸，睡眠不佳。现口服硫酸羟氯喹片 0.1g/片，每次 2 片，每日 2 次；白芍总苷胶囊 0.3g/片，每次 2 片，每日 2 次。实验室检查示类风湿因子阳性、抗 Sm 抗体阳性。舌暗红、苔薄白黄干，脉弱。诊断：类风湿关节炎、干燥综合征；辨证属湿热蕴结、血瘀痰阻。方用上中下通用痛风方：黄柏、苍术、天南星、桂枝、红花、神曲、龙胆草、甘草各 10g，威灵仙、秦艽各 20g，桃仁、羌活、玄参各 15g，生龙骨 30g（先煎）。14 剂，水煎服，每日 1 剂，分 3 次温服。嘱停服白芍总苷胶囊；硫酸羟氯喹片减量为 0.1g/片，每次 1 片，每日 2 次。

6 月 7 日复诊：目干、口干、手足关节肿胀疼痛减轻，言语渐清晰，晨起 3～5 时心悸好转，但时有胃中冷，时手颤，睡眠不实，踝周麻木感，唇周色暗，情志抑郁，舌淡红稍紫、苔薄白黄，脉弱。辨证属肝气郁结、气滞血瘀，治宜疏肝理气、通络止痛。大柴胡汤加减：柴胡、枳实、黄芩、白芍、郁金各15g，炒麦芽、威灵仙、夜交藤、生龙骨（先煎）各30g，秦艽20g，清半夏、延胡索、桔梗、甘草各10g。14剂，水煎服，每日1剂，分3次温服。嘱停服硫酸羟氯喹片。

7月6日再诊：手足关节疼痛不显，踝关节灼热麻木未作，睡眠好转，但晨起心悸心烦，胃中冷感减轻，肢冷，仍口干，舌淡暗有裂纹、苔薄白黄，脉弱。辨证属气滞血瘀、阳郁不伸，治宜活血化瘀、疏肝行气。方药给予会厌逐瘀汤：桃仁、柴胡、枳壳、玄参、赤芍各15g，红花、桔梗、生地、桂枝、甘草各10g，百合、柏子仁各20g，炒麦芽、夜交藤各30g。14剂，水煎服，每日1剂，分3次温服。

8月6日复诊：口干、心烦、心悸减轻，偶有足趾关节疼痛，胃脘胀，眠差，舌淡红稍紫、苔薄白，脉弱。辨证属瘀血内阻，治宜活血化瘀、滋阴清热。方药给予解毒活血汤化裁：连翘、秦艽各20g，桃仁、当归、葛根、赤芍、柴胡、枳壳、茯苓、石斛各15g，夜交藤30g，红花、玄参、甘草各10g。14剂，水煎服，每日1剂，分3次温服。半年后随访，病人目干、口干明显好转，但仍时有情志抑郁、手足关节疼痛遇阴雨天加重等症发作。以大柴胡汤、上中下通用痛风方加减调护，巩固疗效。

原按 本案为继发于类风湿关节炎的干燥综合征，为湿热蕴结筋脉、流注关节，血瘀痰阻。方用上中下通用痛风方加减，清热化湿、活血祛痰，加玄参清热养阴，生龙骨平肝潜阳。病人复诊目干、口干、手足关节肿胀疼痛减轻，言语渐清晰，晨起3～5时心悸好转，湿邪已去大半，但时有胃中冷，时手颤，睡眠不实，踝周麻木感，唇周色暗，情志抑郁，可知肝气郁结、气滞血瘀。方用大柴胡汤调理肝气，加威灵仙、秦艽以增活血通络止痛之功，延胡索、郁金活血止痛、行气解郁，生龙骨、夜交藤平肝潜阳、养心安神。7月6日三诊，病证以气滞血瘀、阳郁不伸为主要矛盾，治以活血化瘀、疏肝行气之法，给予会厌逐瘀汤化裁，治疗过程中激素逐渐减量直至停服。随访半年病人时有气滞、血瘀等病机存在，病势缠绵，继服前方调护，病人外分泌腺体分泌减少的症状得到缓解。

该病例为继发性干燥综合征，在治疗干燥综合征同时，应考虑原发疾病病情变化，分清主次，两者兼治，故首选上中下通用痛风方。佚湿热渐去，病人仍气滞、血瘀、痰浊特征明显，用大柴胡汤化裁，重在疏肝理气；会厌逐瘀汤加减，滋阴活血化瘀。［许继文，李金霞，曹洪欣．曹洪欣治疗干燥综合征经验．中国中医基础医学杂志，2017，23（11）：1639–1641.］

方剂速记歌诀

通用痛风黄柏苍，祛风威灵芷独羌。

防己南星龙胆曲，桃红芎桂止痛良。

慎柔养真汤 32

【来源】

慎柔养真汤，源于明·胡慎柔《慎柔五书》卷三。

【组成】

西党参一钱半　生晒术一钱半　白茯苓一钱半　嫩棉芪一钱半　甜石莲一钱半　怀山药三钱　生白芍三钱　提麦冬三钱　炙甘草六分　北五味二分

【用法】

去头煎，取二、三煎，分次服。

【功效】

补气健脾，益气养阴。

【主治】

脾阴虚证。形体消瘦，体无膏泽，不思饮食，食后腹胀，多见大便干燥，稍有不慎则易大便稀溏，口渴不欲饮，烦满，手足烦热，舌红少苔或光剥苔，脉濡而微数等。

【方解】

党参、黄芪益气健脾为君药；白术、山药、莲子助党参、黄芪补气健脾，山药和莲子又有养脾阴作用，茯苓健脾利湿，白芍、麦冬敛阴生津，共为臣药；五味子收敛止泻为佐药；使以甘草调和诸药。全方补气健脾，益气养阴，燥润相济，补涩并用，健脾化湿而不伤阴，养阴收涩而无生湿留邪之弊。

【名医经验】

国医大师徐景藩教授认为，治疗脾阴虚证时要注意脾阴虚的发病特点，健脾化湿而不伤阴，养阴收敛而不碍脾留邪。因此，在运用滋养脾阴方药时，应以健脾补气为基础，相互配用。徐老认为慎柔养真汤之组方即与此相符，一方面在山药、莲肉以外，尚有白芍、五味子、麦冬等敛阴、养阴之品；另一方面配伍了黄芪、党参、白术、茯苓、甘草等药以补益脾气。此外，应注意慎柔养真汤之"养真"二字，意指调整补养五脏之真气，综观全方，可入脾、胃、心、肺、肝、肾诸脏腑，并非单为养脾胃而设。[徐景藩.简述脾阴虚的证治体会.中医杂志，1989，（12）：15-16.]

【临床应用】

案1 泄泻（徐景藩医案）

毛某，男，62岁。2005年6月1日初诊。4年前曾行胃癌手术。现症见腹鸣便泻，次多量少，夜间尤甚，口干欲饮，舌红有紫斑、苔灰黄，脉弦细数、脉来歇止。高年术后气阴两虚，脾胃之气亏虚，脾阴不足，夹湿热内留。拟方健运脾胃、益肾清化。处方：党参10g，焦白术10g，白芍15g，山药15g，五味子5g，黄连3g，益智仁10g，补骨脂10g，藿香10g，焦山楂、神曲各15g，荷叶10g，鸡内金10g，泽泻15g，诃子10g。服21剂后，大便日行1～2次，已成形。

原按 经云："泄泻之本，无不由于脾胃。"泄泻病位主要在脾，久泻也可及肾，出现肾阳虚弱。健脾须辨脾气虚、脾阴虚、脾阳虚，分别采用益气、养阴、温中治法。本病不仅有脾气虚，同时还有脾阴虚，而且高年久病肾阳不足，肠腑湿热内蕴，寒热虚实错杂。徐老据证采用慎柔养真汤加减。用党参、白术、茯苓、泽泻健脾益气化湿；用白芍、山药、五味子、诃子养脾敛阴止泻；用黄连、藿香清热化湿；焦山楂、神曲、鸡内金健脾助运止泻；补骨脂、益智仁温肾涩肠。该方化湿不伤阴，养阴不碍脾运，寒温并用，虚实同调。[叶柏.徐景藩运用古方经验举

隅．中医杂志，2007，48（8）：683-684.］

案2　中风（来春茂医案）

黄某，女，72岁。病人于1989年中风，右侧偏瘫，经住院2个月，好转出院，CT诊断为脑血栓。1992年6月28日来我院门诊治疗。自诉头晕心悸，不安寐，烦躁，手足心发热，倦怠，嗜卧，食少痞满，大便艰、2～3日1次，皮肤干燥，形体消瘦。初诊：四肢灵动，言语清楚，舌赤、苔薄黄，脉细涩，其余症如上。诊断为脾阴虚。病人曾服过补中汤、人参养荣汤、归脾汤等未效。余用上方（编者按：慎柔养真汤），烦热心悸加金石斛、女贞子、旱莲草；头晕加枸杞子、杭菊或蔓荆子、荷叶；大便干结加肉苁蓉、何首乌，不通加炙大黄等。经治疗月余，服上方16剂，感觉舒适，症状消失而安。

原按　脾阴包括营血、津液，是濡养脏腑四肢百骸的重要物质。脾居中土，乃五脏之中心，脾为至阴之脏，主转输，脾阴充足，则"诸经恃此而长养"。若脾阴亏，五乱互作，诸病发生。脾为脏属阴，藏精而不泄；胃为腑属阳，传化物而不藏。脾阴主升，胃阴主降；脾阴主营血，胃阴主津液。脾喜燥而恶湿；胃喜润而恶燥。脾阴虚多为内伤气血诸病，起病较缓；胃阴虚多为阳热诸病，起病较急。脾阴虚多不纳而大便艰；胃阴虚则津液受劫而口渴。在治疗方面脾阴虚重在益阴和营，胃阴虚则宜增液养阴。故治脾阴虚应以滋阴益脾、养营生津为其法则，所选方药是以质地濡润、生津化液、补而不燥、滋而不腻、守中化阴、不碍升运为合拍。《素问·五脏生成》"脾欲甘"的原则选方用药，故选用"慎柔养真汤"治疗脾阴虚证，颇为奏效。［来圣洁．老中医来春茂治验．云南中医杂志，1994，（2）：15-16.］

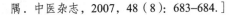

方剂速记歌诀

慎柔养真君参芪，术苓莲草补中宜。

养阴白芍麦味薯，善治脾胃气阴虚。

圣愈汤 33

【来源】

圣愈汤，源于金·李杲《兰室秘藏》卷下。

【组成】

生地黄　熟地黄　川芎　人参各三分　白芍　当归身　黄芪各五分

【用法】

上药吹咀，都作一服，水二大盏，煎至一盏，去滓，稍热服，不拘时候。

【功效】

益气，补血，摄血。

【主治】

诸恶疮，血出多而心烦不安、不得睡眠，亡血故也，以此药主之。

【方解】

本方以生熟地、白芍养血滋阴，当归、川芎行血中之气，以黄芪、人参大补元气，以气统血，冀气旺而血自生、血旺则气有所附。《医宗金鉴·删补名医方论》载圣愈汤，以四物汤加人参、黄芪（一方去芍药），水煎服，治一切失血过多、阴亏气弱、烦热作渴、睡卧不宁等证。柯琴曰："经云阴在内，阳之守也；阳在外，阴之使也。故阳中无阴谓之孤阳，阴中无阳谓之死阴。"朱震亨曰："四物皆阴，行天地闭塞之令，非长养万物者也，故四物加知柏，久服便能绝孕，谓嫌于无阳耳。此方取参芪配四物，以治阴虚血脱等证。盖阴阳互为其根，阴虚则阳无所附，所以烦热燥渴；气血相为表里，血脱则气无所归，所以睡卧不宁。然阴虚无骤补之法，计在培阴以藏阳，血脱有生血之机，必先补气，此阳生阴随，血随气行之理也。故曰阴虚则无气，无气则死矣。此方得仲景白虎加人参之义，而扩充者乎，前辈治阴虚用八珍、十全，卒不获效者，因甘草之甘，不达下焦；白术之燥，不利肾阴；茯苓渗泄，碍乎生升；肉桂辛热，动其虚火。此六味皆醇厚和平而滋润，服之则气血疏通、内外调和，合于圣度矣。"

【名医经验】

《素问·调经论》言："人之所有者，血与气耳。"《难经·二十二难》说："气主煦之，血主濡之。"气属阳，为血之帅，能生血、运血、摄血；血属阴，为气之母，能生气、载气。内伤杂病多气血同患，治疗亦当气血兼顾。圣愈汤为气血双补之良方，刘渡舟教授认为此方即由四物汤加党参、黄芪而成，临床常作为治疗血虚证的代表方剂。临证化裁用之，能使气血旺盛调畅而经行如期、胎孕固健、产育顺达、乳汁充盛，用于气血两虚之痛经、闭经等亦有良效。

【临床应用】

案 1　血虚发热（刘渡舟医案）

于某某，女，30 岁。1994 年 1 月 3 日初诊。发热数月不退，热度时高时低。经某医院检查，血红蛋白 100g/L，白细胞 3.5×10^9/L，血小板 78×10^9/L，脾不大。诊断为"再生不良性贫血"。病人精神萎靡，头晕，乏力，时有齿衄，食欲减退，动则心慌、汗出。舌质淡、苔白，脉细无力。证属血虚发热，以益气养血法治之。为疏圣愈汤加味：当归 20g，白芍 20g，生地 30g，川芎 10g，党参 15g，黄芪 20g，地骨皮 12g。服 7 剂，发热即止，头晕、乏力、心慌皆有好转，仍动则汗出、齿衄。原方去地骨皮，黄芪增至 30g，并加阿胶 10g。连服 7 剂，精神、饮食大有好转，汗出、齿衄皆愈。上方出入进退月余，血红蛋白升至 126g/L，白细胞 4.5×10^9/L，血小板 123×10^9/L。发热未再发作。

原按 血属阴，血虚不能涵养，则阳气浮越于外，导致发热。《证治汇补》说："血虚不能配阳，阳亢发热者，治宜养血。"对血虚发热，治以补血为主。然补血之途有二：一是直接补之，如投四物汤之类；二是间接补之，主要指的是补气以生血，这是治疗血虚不可缺少的一法，多以补脾肺之气为主。这是因为脾肺两脏在生成血液的过程中起着非常重要的作用。脾运化水谷精微，提供血液化生的原料，需经过上焦开发，在肺气宣发谷气的作用之下（如肺司呼吸的作用），使精微氧化变成血液。《灵枢·营卫生会》说："中焦亦并胃中，此所受气者，泌糟粕，蒸津液，化其精微，上注于肺脉，乃化而为血。"由此可见，如补生血之源，当补脾肺之气为主。黄芪长于补肺气，党参善于补脾气，二药可作为益气生血的首选之品。圣愈汤即由四物汤加党参、黄芪而成，临床常作为治疗血虚证的代表方剂。加地骨皮者，在于增强其养阴清热之力。凡属血虚发热者，无论男女老幼，服用本方，皆有较好的疗效。[陈明，刘燕华，李方编著.刘渡舟验案精选.北京：学苑出版社，1996：9.]

案 2　卵巢早衰（门成福医案）

某某，女，35 岁，已婚。2017 年 6 月 8 日初诊。主诉：月经过少 2 年余。病史：病人近 2 年来月经量逐渐减少，月经周期正常。平素月经周期 28～30 天，行经时间 3～5 天，结婚 2 年，未避孕 1 年未孕。末次月经（LMP）：5 月 26 日，5 天经净，经量少、色暗，第 3、4 天月经色淡红，夹少量血块，无痛经。伴有潮热汗出，心烦易怒，急躁，纳眠可，二便可，舌红、苔白少津，脉沉细。辅助检查：查 AMH（抗苗勒管激素）0.356↓。内分泌六项：FSH 46.21mIU/mL，LH 16.18mIU/mL，PRL 10.55ng/mL，E_2 28.83pg/mL，P 0.28ng/mL，T 0.27ng/mL。西医诊断：卵巢早衰；中医诊断：月经过少。方用圣愈汤合五子衍宗丸加减，处方：淫羊藿 15g，枸杞子 15g，覆盆子 15g，菟丝子 25g，沙苑子 15g，当归 15g，熟地黄 25g，炒白芍 15g，川芎 12g，巴戟天 16g，党参 15g，黄芪 15g，桑椹 15g，香附 12g。10 剂，每日 1 剂，水煎服。

2017 年 6 月 17 日二诊：诉服药后潮热汗出减轻，仍有烦躁，偶有眠差，余未见不适。守上方加用丹参 30g、柴胡 15g、合欢皮 15g，10 剂。

2017 年 6 月 27 日三诊：LMP：2017 年 6 月 26 日。月经第 2 天，腰部酸困，舌质红、苔薄黄，脉细沉无力。给予生化汤加丹参 25g、益母草 15g、香附 15g、桑寄生 30g、盐杜仲 25g、黄芪 30g，6 剂。采用上法继续规律治疗，并嘱病人进行性激素水平测定。LMP：2017 年 8 月 20 日。月经第 2 日性激素水平：FSH 10.22mIU/mL，LH 8.68mIU/mL，PRL 12.68ng/mL，E_2 92.68pg/mL，P 0.48ng/mL，T 0.36ng/mL。

2017 年 9 月 15 日四诊：监测卵泡发育正常（18mm×16mm），内膜约厚 8mm。9 月 30 日来诊，查血 HCG 532mIU/mL，腰酸，口干，舌淡红、苔薄白，脉沉细滑。孕后改以寿胎丸加味补肾养阴、清热安胎法调治。

原按 该病为卵巢早衰，吾师辨证为肾虚精血亏虚。首诊时病人属排卵期，机体由阴转阳，此时阴盛阳动，多用补肾活血法增强气血的推动，选用圣愈汤合五子衍宗丸加香附、巴戟天、淫羊藿等补肾阳、行气血之品，促进卵子的顺利排出；二诊为经前期，门师认为，宜补肾疏肝通经，在守上方基础上佐以柴胡、丹参；三诊为行经期，宜因势利导、引血下行、祛瘀生新，促使经血排出，故用生化汤加味。气为血之帅，血为气之母，气行则血行，气滞则血瘀，佐以行气活血之品。考虑病人经期腰酸，用杜仲、桑寄生补益肾气，肾气足，气帅血行，使经血顺势排出。因精亏血少、冲任血海亏虚、经血乏源所致的经量过少，吾师认为肾虚精血亏虚为本病的病因病机，宜补肾益气、养血益精。如此，平素给予圣愈汤合五子衍宗丸加减，经期给予生化汤进行调理，规律调理后，经水准期，经量渐至正常，卵泡发育正常，可受孕成功。[白慧敏，门波.门成福治疗卵巢早衰的经验.四川中医，2019，37（2）：13-15.]

案 3 月经量少（杨家林医案）

某某，女，31 岁。2014 年 9 月 10 日初诊。主诉：经行延后伴量少 6 年多。病史：病人既往月经尚规律，8 年多前于外院诊断为多囊卵巢综合征，近 6 年多无明显诱因出现经行延后，少则延后 10 余天一行，多则停闭数月不至，常需服用激素撤血。月经量较既往明显减少，3 片卫生巾未浸透，5～6 天净，第 3 天始即点滴而下，色暗红，夹血块。末次月经 2014 年 8 月 28 日，为服用西药达英-35 撤血而至，经行 6 天干净，量偏少，色暗红，夹血块，余无不适。病人诉已服用达英–35 2 个周期，现欲停用西药，以中药调经，故前来就诊。病人未婚，孕 0 育 0（G0P0），近半年否认性生活，平素白带量中、色白、无异味，无阴痒。刻诊：神可，平素怕冷，喜热饮，情绪可，纳眠可，小便调，大便秘结、每天 1 次，舌质红、苔薄黄，脉细弦滑。中医诊断：月经后期、月经过少；辨证：肾虚血瘀。治法：补肾活血调经。方选圣愈汤合五子衍宗丸加减，具体用药：南沙参 30g，黄芪 20g，熟地黄 10g，生白芍 15g，川芎 10g，当归 10g，菟丝子 15g，覆盆子 10g，枸杞子 10g，香附 10g，蒺藜 10g，补骨脂 10g，鸡血藤 20g，泽兰 10g。8 剂。煎服法：每 2 天 1 剂，3 次/日，饭后温服，连服 2 天休息 1 天。休息之日口服补益调经合剂、通脉大生片（二者为成都中医药大学附属医院院内制剂）以补肾益精。

2014 年 9 月 29 日：病人服药后未诉特殊不适。末次月经：2014 年 9 月 13 日，经行 5 天干净，量偏少，色暗红，夹血块，余无不适。纳眠可，手心热，口干喜饮，舌红、苔薄白，脉细弦。方选加参归芍地黄汤加减，具体用药：南沙参 30g，当归 10g，生白芍 15g，生地黄 10g，山药 15g，牡丹皮 10g，茯苓 10g，蒺藜 10g，菟丝子 15g，枸杞子 10g，桑寄生 10g，鸡血藤 20g，泽兰 10g。10 剂，服法同上。配以乌鸡白凤补益气血。

11 月 5 日三诊：服药后无不适，此次月经基本对期，末次月经：10 月 17 日，经行 6 天，月经量仍偏少，较前次有所增多，色鲜红，夹少量血块。精神可，纳眠可，喜热饮，怕冷，无手足心热，情绪可，小便调，大便 2～3 日一行，舌质红、苔薄黄，脉细滑。继予圣愈汤合五子衍宗丸加减以补肾活血调经，具体用药：南沙参 30g，黄芪 20g，熟地黄 10g，生白芍 15g，川芎 10g，当归 10g，菟丝子 15g，覆盆子 10g，枸杞子 10g，香附 10g，蒺藜 10g，鸡血藤 20g，泽兰 10g。8 剂，服法同上。此次周期有所改善，经量稍增多，虚热症状消失。

11 月 26 日四诊：此次月事如期而至，末次月经：11 月 14 日，经行 5 天干净，经量较前增加 1 倍，色鲜红，无血块，余无不适。精神可，纳眠可，怕冷，微口干无口苦，无手足心热，无汗出，情绪可，舌质红嫩、边有齿痕，苔薄白，脉弦滑。现病人经行期准，经量渐增，故守前方加怀牛膝以补益肝肾，继用补肾活血调经之法巩固疗效。嘱病人可期怀孕，一旦怀孕，停服上方。

原按 早在《备急千金要方》中有"隔月不来""两月三月一来"的记载，而月经过少则最早出现在《脉经》。关于其病因的认识，《丹溪心法》提出"血虚""血热""痰多"，《医方考》论述月经后期为寒、为郁、为气、为痰。月经后期量少，可从虚实两端论治。虚者，或因气血亏虚，冲任不充，不能按时满溢或溢而涩少；或因禀赋不足，天癸匮乏，肾气亏虚，血海空虚，无以满溢。实者，多因血寒、气郁、血瘀、痰阻等致冲任受阻，经行不畅，发为此病。杨家林教授则认为本病虚多实少，虚以肾虚为主。本案病人一诊辨为肾虚血亏、气滞血瘀、运行不畅之证。肾虚气血不足，冲任不充，血海不盈，不能按时满溢；血为气滞，运行不畅，冲任阻滞，遂使月经后期而量少。故投圣愈汤以气血双补，五子衍宗丸补肾益精，去利湿泄浊之车前子及酸收之五味子，取之纯补肾精而不泄不滞之功。女子以肝为先天，佐以香附、蒺藜疏肝理气，肝气得疏，气行则血行，冲任始调；辅以补骨脂补肾温阳使精血化生有源，加之鸡血藤补血活血、泽兰活血祛瘀，以达调经之宗。二诊时病人月经先期而量少，乃"火热而水不足也"，为阴虚生热。治当滋肾养阴为先，故选加参归芍地黄汤，去泽泻之利湿泄浊、山茱萸之温补，辅地骨皮以滋阴清虚热，菟丝子、桑寄生、枸杞子补肾益精，阴中有阳，阳中有阴，生化有源；蒺藜平肝疏肝，使气机调达；佐以鸡血藤养血活血、泽兰活血化瘀以疏通冲任血气，有助于经行有度。肾精足，气血盛，冲任通利，阴阳平和，故服药数剂后则月事方可如期而至，经量渐增。[江雯，杨家林，谢萍，等.杨家林治疗月经后期量少验案1则.湖南中医杂志，2015，31（11）：112–113.]

案4 黄褐斑（艾儒棣医案）

汪某，女，32岁，职员。初诊日期：2004年7月14日。主诉：双侧面颊部出现淡黄色斑点1年余。初起呈点状，散在分布于面颊，未曾治疗。近2个月因劳累及日晒后斑点颜色逐渐加深，数量增多，斑点逐渐融合成片状，形状不规则，境界较清楚。无瘙痒、疼痛等自觉症状。诊见病人面色不华，头晕神疲，失眠多梦，月经不调，经量较少，夹血块，二便正常，舌质暗夹有瘀块、苔薄白、脉涩。辨证属肝肾亏虚、血虚夹瘀；治以补益气血、滋养肝肾，佐以活血通络。方药：泡参30g，制何首乌30g，黄芪30g，当归15g，川芎15g，白芍20g，鸡血藤30g，菟丝子15g，泽泻15g，女贞子30g，旱莲草15g，丹参20g，红花6g，茯神30g，甘草6g。服药7剂。二诊时失眠症状改善，月经改善，黄褐斑无明显变化。原方去红花、茯神继续服药。治疗3周后斑色开始变淡，继续守方加减治疗。服药3个月后面部黄褐斑消退，诸症消失而愈。

原按 面部黄褐斑是一种色素沉着性皮肤病，多发于青、中年妇女，每因产后、劳累、精神忧郁、日光曝晒等而加重。目前治疗多以疏肝解郁、养阴滋肾、健脾除湿、活血祛瘀为主。然艾教授认为本病多与气血虚弱、肝肾不足有关。气血不足，肌肤失之濡养；虚热内生，肝肾之阴受损，肝气郁结不散，气血不能濡养肤表，阻于肌肤所致。故提出补益气血、滋养肝肾为主的治疗方法，治疗上以中医补气养血、滋养肝肾方"圣愈汤"为基础，加菟丝子、泽泻而成。然艾老认为方中熟地过于滋腻，有碍脾胃的运化，研究亦表明熟地能提高酪氨酸酶活性，故以制何首乌代之。《本草纲目》言何首乌"此物……为滋补良药……功在地黄、天门冬诸药之上"。《医方考》曰："气者百骸之父，血者百骸之母。气旺则百骸资之以生，血旺则百骸资之以养。"故在补血的同时加入大剂量的黄芪、人参等补气之品，使肌肤能得气血的濡润。现代研究表明黄褐斑病人血清中过氧化脂质增多，而黄芪、人参能降低血清中过氧化脂质含量；菟丝子经现代药理研究发现有免疫促进作用，可调整新陈代谢，从而使肌肤润泽健康；而白芍的高浓度乙醇提取液对酪氨酸酶有抑制作用。从临床资料看，本方对黄褐斑具有比较显著的疗效，但由于条件的限制，目前尚缺少其作用机制及生化等方面的研究，尚有待进一步进行。[胡冰.艾儒棣教授圣愈汤加减方治疗黄褐斑56例.成都中医药大学学报,2005,（4）:32-33.]

案5　崩漏（潘佛岩医案）

熊某某，女，40岁。1991年4月18日初诊。病人经量多、色淡红、质稀，伴头晕肢软，神疲乏力，纳少便溏，胃脘胀，矢气多，下肢浮肿，舌淡胖、苔薄黄，脉细。处方：黄芪15g，党参10g，当归10g，炒白芍10g，生地12g，白术10g，棕榈炭12g，益母草10g，茯苓15g。服药5剂血止。服10剂其他症状消失。但带下多，色白质稠无气味，感头晕，神疲，纳可，大便正常，舌质淡红、苔薄，脉细缓。后以圣愈汤合完带汤加减而愈。

原按 脾虚统摄无权，导致冲任不固，故出血量多；血失温煦，故见血色淡红而质稀等症。圣愈汤为的对之方，故而获愈。[朱可芳.潘佛岩治疗崩漏经验.江西中医药，1992，(6)：5，7.]

方剂速记歌诀

> 益气补血圣愈汤，参芪芎归芍地黄。
>
> 体倦神衰经量多，胎产崩漏气血伤。

四神煎 34

【来源】

四神煎，源于清·鲍相璈《验方新编·腿部门·两膝疼痛》。

【组成】

生黄芪半斤　远志肉　牛膝各三两　石斛四两　金银花二两

【用法】

生黄芪半斤，远志肉、牛膝各三两，石斛四两，用水十碗煎二碗，再入金银花二两，煎一碗，一气服之。服后觉两腿如火之热，即盖暖睡，汗出如雨，待汗散后，缓缓去被，忌风。

【功效】

益气养阴，清热解毒，活血消肿，通利关节。

【主治】

鹤膝风。症见两膝疼痛，膝肿粗大，大腿细，形似鹤膝，步履维艰，日久则破溃。

【方解】

方中黄芪为补气圣药，又善祛大风。气乃血帅，气行则血行，血行风自灭。正气充足，邪自易除，重用黄芪，用来扶助正气以统领诸药直达病所；牛膝味苦、酸，性平，益阴壮阳，强健筋骨，祛瘀止痛；石斛味甘、淡，性偏寒，养阴生津清热；远志味辛、苦，微温，补益心肾，以杜绝邪气内传之路，预安未受邪之地，又能祛痰消痈肿。总观诸药相伍，扶正之功甚强，祛邪之功亦具，真乃补而不滞、清而不寒、大汗而不虚，堪称妙方也。

【名医经验】

全国名老中医陈学忠认为"鹤膝风"为诸多膝关节疾患晚期之严重病变，最常见于现代的膝关节骨关节炎的晚期表现，其他的免疫性风湿病"类风湿关节炎、强直性脊柱炎、风湿性关节炎、反应性关节炎及各种原因不明的关节炎、关节病变"等，包括代谢性关节病 "痛风性关节炎"都可出现类似情况，皆为四神煎的主病主症，特别是早期治疗，效果尤佳。陈老精研此方，彻悟病机，灵活化裁于诸病，临床效果良好。除了以上的情况以外，还包括糖尿病周围神经病变、带状疱疹表现的肢体麻木、疼痛等等，但凡有局部关节、肌肉、皮肤的红肿、疼痛、麻木等异常表现，切合病机者，皆可试用。[周兴林，吴生波，陈学忠. 陈学忠四神煎临床运用体会. 四川中医，2019，37（8）：8–10.]

【临床应用】

案 1　痹病（陈学忠医案）

王某，女，23 岁。2017 年 5 月 24 日因产后半月，四肢关节肿痛、僵硬、活动障碍 8 天就诊。半月前于成都市区某妇幼保健院行二孩剖宫产，产后天热吹空调后迅速出现双膝足关节、双腕手诸关节肿胀疼痛僵硬，双手不能握拳，双腿不能站立，生活不能自理，只能坐轮椅，需要两个人帮助才能站立，不能下蹲，不能自主进食。先后到多家医院包括省内知名三甲医院就诊。风湿免疫全套提示 C-反应蛋白增高 164mg/L（正常值小于 5），余正常；血常规提示白细胞总数 $16.14×10^9$/L，中性粒细胞 0.861；余生化、下肢血管 B 超等检查均无异常。西医诊断均不明确，某三甲医院仅与美洛昔康片 7.5mg、每日 2 次对症，并建议到当地医院行中医药治疗，因哺乳期，遂未用西药，仅于当地医院门诊外敷中药，不效，慕名前来。无特殊家族史，既往身体健康，月经正常，一胎 2014 年 4 月顺产，产后渐胖。症见：轮椅推入，体胖，双膝足诸关节、双腕手诸关节肿胀疼痛、僵硬，活动困难，不能站立及握拳，各关节皮色稍红，皮温稍高，触痛明显；病后稍有气短，汗出，畏风，心烦，睡眠差；舌体胖大、边齿印、质暗红、黄白苔微腻，脉弱。西医诊断：关节肿痛待诊。中医诊断：风湿热痹；辨证：气血亏虚，风湿热痹阻。治则：益气养血，祛风除湿，清热通络；方药：四神煎加减。药物组成：生黄芪 100g，川牛膝 30g，石斛 30g，远志 30g，忍冬藤 30g，汉防己 30g，桂枝 20g，鸡血藤 50g。共 4 剂，2 剂服 3 天。

2017 年 5 月 31 二诊：诉当晚服药后，次日晨起，关节的疼痛肿胀即明显减轻，可丢掉轮椅，不需要别人搀扶而轻微活动，今更是步行来院门诊，局部肿胀疼痛已减轻 70%～80%，睡眠明显改善，活动后气短、汗出、畏风均不明显。效不更方，加当归 12g 养血活血。4 剂后完全缓解，再无复发。

原按 该病人关节肿痛缘由，目前西医诊断尚不明确。产后，特别是二孩后，气血不足，百脉空虚，卫外不固，肥胖素有痰湿，又不慎调养，反复吹空调后感受外邪，风邪乘虚而入，痹阻筋肉关节，郁而化热而成。方中汉防己大辛苦寒，祛风利水、清热除湿、通络止痛；鸡血藤、桂枝甘温，养血活血、温经活络、通阳利水。防己、忍冬藤与大剂黄芪、鸡血藤、桂枝相配，邪正兼顾，是陈老善用的温清法、攻补法，使祛邪而不伤正、扶正而不留邪，且可固表护卫、杜邪再感；适配少量当归，加大黄芪用量，益气生血、补血、养血、行血，让产妇更快恢复体质。实感此方似乎也专为产后而设，综观全方，一诊只有八味药，二诊加了当归，即见立竿见影之效，可见本方之神奇。[周兴林，吴生波，陈学忠. 陈学忠四神煎临床运用体会. 四川中医，2019，37（8）：8-10.]

案2 痹病（蒋健医案）

某某，女，65 岁。2014 年 10 月 7 日初诊。病人双膝关节冷痛伴肿胀 30 余年，屈伸受限，平素行走不便，坐位起身时疼痛尤甚，需用手支撑方可。曾多处求诊，经各类中西药物及针灸推拿等治疗，疼痛未见明显缓解。刻下：病人双膝关节明显肿胀（经测量，左膝关节周长 39.5cm，右膝 39.2cm），自觉双膝关节冷痛，脊背部及左侧髋部亦有冷感，触之未发现明显皮温异常。舌暗红、苔灰黄，脉细弦。

西医诊断：膝关节退行性改变；中医诊断：痹病。治以益气养阴、清热除湿祛痰、强筋护膝之法；以四神煎加减治疗。方药组成：生黄芪240g，远志90g，怀牛膝90g，川石斛120g，金银花30g。1剂。嘱病人先将生黄芪、远志、怀牛膝、川石斛加水约2000mL煎煮，待煎煮至400mL时加入金银花，继续煎至200mL，临睡前顿服，药后覆被而卧；翌日及第3日，将药渣按照一般中药煎煮方法取汁400mL，早晚2次温服，1剂药共服用3天。

2014年10月10日二诊：病人服上药后，第1、2日自觉双膝关节以下有微微发热，未见明显汗出。服至第3日，双腿热感明显，双膝冷痛已减，肿胀消退（左膝周长38.8cm，右膝39cm），坐立时疼痛减轻，无需用手支撑，行走亦见轻松。唯脊背部及左侧髋部冷感未见明显改善。药后无明显不适，舌脉同上。续予原方2剂，煎服法同前。

2014年10月17日三诊：病人双膝关节肿胀疼痛续减（左膝周长38.5cm，右膝38cm），行走较前明显轻松。脊背部及左侧髋部冷感减轻，膝关节仍怕冷。唯服上药后出现反酸。续予原方2剂。

2014年10月24日四诊：服药至今，双膝关节疼痛及肿胀明显减轻（左膝38cm，右膝37.5cm），其膝、脊背及左侧髋部怕冷亦有好转。自诉起身、行走轻松。蒋健教授嘱病人停药3日进行观察，若3日后疼痛复发难忍，则续服原方1剂。

2014年11月7日五诊：病人因家中事务繁忙，未能及时复诊。病人10月24日后停药观察，11月2日因疼痛有所反复，开始服药，当晚即觉膝腿温暖、疼痛减轻。仍以原方3剂进行巩固治疗。此后病人在蒋健教授处进行膏方调养，其膏方处方中亦包含四神煎药物组成。经随访，病人双侧膝关节肿胀疼痛几消，冷感好转但未尽消。［崔晨，耿琦，李敬伟，等．蒋健以四神煎治疗膝关节肿痛验案举隅．北京中医药，2015，34（7）：581-582.］

案3 痹病（蒋健医案）

某某，男，64岁。2014年10月14日就诊。病人左下肢剧烈疼痛3天。病人自2005年起出现双下肢酸软无力感，2014年2月开始出现腰、左侧臀部及整个左下肢疼痛并伴酸胀麻木感，经中药治疗后明显好转。近日，因步行较远路途后，出现左侧臀部连及大腿处疼痛反复，痛势较剧，尤起身、行走时疼痛难忍。类风湿因子、红细胞沉降率、C-反应蛋白等检查无异常，影像学检查示：腰椎退行性病变、腰椎侧弯（左侧）。无其他特殊不适。舌淡红、苔薄，脉细弦。中医诊断：痹病。治以益气养阴、清热除湿祛痰、强筋护膝之法；以四神煎治疗。方药组成：生黄芪 240g，远志 90g，怀牛膝 90g，川石斛 120g，金银花 30g。1 剂，煎服方法如同上。

2014 年 10 月 17 日二诊：病人服药后约 4 小时即觉全身发热，翌日晨起觉疼痛减轻，几无痛感，可正常行走、骑车。唯觉左侧臀部及大腿处稍有酸胀感。效不更方，续予原方 2 剂，煎服法同前。

2014 年 10 月 24 日三诊：病人疼痛止，酸胀感偶有。行走动作幅度大、速度快，亦无明显不适，舌脉同上。蒋健教授嘱病人停药 3 日进行观察，若 3 日后疼痛复发难忍，则续服原方 1 剂。

2014 年 10 月 31 日四诊：停药 4 日后疼痛有所反复，左侧臀部连及左下肢疼痛甚，偶有抽掣感，伴酸胀不适，即服药。药后第 1 日疼痛缓解不明显，第 2 日疼痛减半，第 3 日疼痛即止。此后病人继续在蒋健教授处治疗。服药至今，其整体症状较治疗前明显好转，仅于劳累、步行过多等情况下偶有反复。虑远志不宜长期大量使用，故改用祛风除湿散寒、活血通络之常规处方，以补骨脂、骨碎补、杜仲、牛膝等药巩固，以求远期佳效。[崔晨，耿琦，李敬伟，等．蒋健以四神煎治疗膝关节肿痛验案举隅．北京中医药，2015，34（7）：581-582.]

案 4　痹病（蒋健医案）

某某，男，74 岁。2014 年 10 月 28 日就诊。病人左膝痛 1 年余，行走、上下楼梯时均有疼痛感，活动欠利，起身时偶觉左下肢酸软，膝部、双足底自觉有冷感。腰椎间盘突出病史。查体：膝盖处未见明显肿胀及皮温异常，足部稍欠温。舌偏红、苔黄腻，脉细弦。中医诊断：痹病。治以益气养阴、清热除湿祛痰、强筋护膝之法；以四神煎治疗。方药组成：生黄芪 240g，远志 90g，怀牛膝 90g，川石斛 120g，金银花 30g。3 剂。煎煮方法同上，1 剂药服 2 天。

2014 年 11 月 4 日二诊：病人服上药后即覆被而卧，药后津津汗出，左膝疼痛减半，行走时疼痛不再，仅于上下楼梯时仍觉疼痛。膝部不觉冷，起身时酸软亦好转，舌脉同上。效不更方，续予原方 3 剂，煎服法同前。此后病人罹患肺炎，中药改以治疗其肺部炎症、咳嗽痰多等症。经门诊随访，其左膝疼痛明显好转，未再反复。

原按 四神煎用药仅五味，属大剂重投之品。蒋健教授认为，临床中此类超大剂量使用的方药，虽可使药至病所，达"重剂起沉疴"之功，但仍需注意用药安全性。关于其处方剂量问题，蒋健教授临证多遵从原书剂量，向病人细致解释四神煎之特殊煎服方法，以确保用药安全。并交代病人服药后如出现不适反应须及时告知医生。同时，蒋健教授亦常减量运用四神煎，依病人具体病情灵活进退。必要时可先从小剂量开始试用，根据需要逐渐加大用量，至原方所述。蒋健教授亦推崇运用四神煎原方，当病人膝关节肿痛明显好转、症情稳定之后，可再改以祛风除湿散寒、活血通络之一般方药调理。[崔晨，耿琦，李敬伟，等. 蒋健以四神煎治疗膝关节肿痛验案举隅. 北京中医药，2015，34（7）：581-582.]

方剂速记歌诀

四神煎治膝痛痹，补气祛风八两芪。
银花二两热毒去，四两石斛三远膝。

头风摩散 35

【来源】

头风摩散，源于东汉·张仲景《金匮要略·中风历节病脉证并治第五》。

【组成】

大附子（炮）一枚　盐等份

【用法】

上二味为散，沐了，以方寸匕，已摩疢上，令药力行。

【功效】

散寒通络，祛风止痛。

【主治】

头风。

【方解】

《神农本草经》言："附子，味辛，温，主风寒咳逆、邪气，温中，破癥坚积聚、血瘕"，《本草求真》更言其"纯阳有毒，通行十二经"。附子为大辛大热之品，走窜上下，竭阴散寒，十二经脉表里内外无所不到；盐为阴药，性咸寒，润下软坚。二者配伍，一阴一阳，寒热共用，可升可降，贯彻内外，止痛效宏。

【名医经验】

此方可用于散经络之实寒，治疗外受寒邪引起的头痛，症见头皮拘挛、鼓起如核状；或者血虚寒凝导致的头顶冷痛，如用热烫之物加于头顶，则疼痛即可缓解。还可以用于治疗局部肢体麻木疼痛、活动不利，和局部肌肤顽麻不堪、遇冷加重。方用炮附子 100g，大青盐 100g（或食盐 100g），共研细末，先用热水或热毛巾热敷局部，然后置药于手心在患处反复搓摩，5 分钟后，局部肌肤有热辣疼痛感，继续搓摩少顷，辣痛消失，仅感局部发热即可。尉中民教授用此方治疗实寒性头痛，也可配伍四逆散、川芎茶调散内服，效果显著。

【临床应用】

案 1　神经血管性头痛（尉中民医案）

某某，女，54 岁。自诉头痛日久，近日甚，当地医院诊断为"神经血管性头痛"。刻下：恶风、恶寒明显，少许汗出，按诊发现头皮松软鼓起，可捏起一寸余而不痛，舌苔薄白，脉沉细少力。诊断为神经血管性头痛；尉教授判其为外受寒邪，头皮拘挛，鼓起如核状。因考虑其经济窘迫，予以头风摩散：炮附子 100g，大青盐 100g。嘱病人将其混匀分为 7 次，用热毛巾裹于头上。7 天后病人复诊，述难买大青盐，直接用附子敷头。见其头皮松软好转，捏起不及寸长，头痛减，舌苔薄白，脉沉细。尉教授嘱其用细盐 100g 替大青盐，附子 100g，7 剂外用。7 天后复诊，头痛已无，头皮渐紧，嘱其原方再敷 7 天，不必复诊。7 天后电话寻访，诸症消。[高雅，王彤，徐世杰. 尉中民头风内外治法经验撷萃. 中华中医药杂志，2018，33（4）：1391-1393.]

案 2　头顶冷痛（刘方柏医案）

李某，女，45 岁。病人头顶冷痛、四肢厥冷数年，以热烫之物加于头顶，则疼痛即缓。病人盛夏（8 月）来诊，仍头戴厚棉帽，诊见舌淡、脉迟细。辨证为血虚寒凝、气血失运、经脉失温。予当归四逆汤合吴茱萸汤内服，同时外用头风摩散方。外用处方：生附子 60g 捣碎，加入食盐 100g，同炒至滚烫时，迅速装于布袋内，置于头顶，上覆厚毛巾。2 个月后，病人女儿因病来诊，云其母外敷后当即疼痛得止（后反复炒敷 3 次），服用中药 2 剂后疼痛全止，不用戴厚帽。[刘方柏. 论冷僻经方的临床唤醒. 上海中医药杂志，2011，45（1）：29-32.]

案 3　中风头麻（侯恒太医案）

王某某，男，56 岁，工人。中风后偏瘫 2 年余，经治疗后肢体功能部分恢复，但左枕侧头皮经常麻木，时有疼痛，曾在原补气活血通络方的基础上加减调方数次罔效，改为头风摩散外用：附子 30g，青盐 30g，共研极细末。嘱剪短头发，先用热水浴头或毛巾热敷局部，然后置药于手心在患部反复搓摩，5 分钟后，局部肌肤有热辣疼痛感，继续搓摩少顷，辣痛消失，仅感局部发热，甚适。共用 3 次，头皮麻木疼痛一直未再发作。[侯恒太. 头风摩散外用治肌肤顽麻疼痛. 河南中医，1988，（2）：20.]

案 4　肌肤顽麻（侯恒太医案）

胡某某，男，53 岁，干部。患左侧肢体麻木疼痛、活动不利半年，住院治疗 2 个月后诸痛及麻木大部分消失，惟左肩胛部、左肘外上方及左股外侧各有约掌大一块肌肤顽麻不堪，遇冷加重。继用前方治疗近 1 个月，顽麻依然如故，乃配合头风摩散外用：炮附子 30g，青盐 30g，白芥子 15g，共研细末。局部分别热敷后以药末反复搓摩，每次约半小时，共用 7 次，顽麻消失，肌肤感觉正常，痊愈出院。

原按　此法药简效宏，可补内服药之未逮。据本人使用，认为其作用途径在于改善局部血液循环对末梢感受器的调节。应用时应注意以下几点：①用药前必须热敷或沐浴，使毛孔开张，易于药物渗透；②可酌情加减，如治 1 例头皮疼痛，原方效不著，加细辛后病除；③药末一定研细，否则反复搓摩会损伤局部皮肤。[侯恒太. 头风摩散外用治肌肤顽麻疼痛. 河南中医，1988，（2）：20.]

方剂速记歌诀

头风偏痛治如何，附子和盐等份摩。

躯壳病生须外治，马膏桑引亦同科。

胃关煎 36

【来源】

　　胃关煎，源于明·张介宾《景岳全书》卷五十一。

【组成】

　　熟地_{三五钱或一两}　山药（炒）_{二钱}　白扁豆（炒）_{二钱}　炙甘草_{一二钱}　焦干姜_{一二三钱}　吴茱萸（制）_{五七分}　白术（炒）_{一二三钱}

【用法】

　　上以水二盅，煎七分，食远温服。泻甚者，加肉豆蔻一二钱，面炒用，或补骨脂亦可；气虚势甚者，加人参随宜用；阳虚下脱不固者，加制附子一二三钱；腹痛甚者，加木香七八分，或加厚朴八分；滞痛不通者，加当归二三钱；滑脱不禁者，加乌梅二个，或北五味子二十粒；若肝邪侮脾者，加肉桂一二钱。

【功效】

　　温中散寒，健脾益肾。

【主治】

　　脾肾虚寒作泻，或甚至久泻、腹痛不止、冷痢等证。

【方解】

　　《景岳全书》说："……脾弱者，因虚所以易泻，因泻所以愈虚，盖关门不固，则气随泻去，气去则阳衰，阳衰则寒从中生……且阴寒性降，下必及肾，故泻多

167

必亡阴，谓亡其阴中之阳耳。"所以治疗以补肾健脾为主，选用胃关煎。方中炮姜温中散寒，吴茱萸温中下气止痛，山药益肾健脾，白术、白扁豆健脾燥湿，炙甘草补中调和诸药。诸药合用，共奏健脾温中燥湿之效，使中焦健运、脾阳振奋、脾胃运化功能恢复，故腹泻止。至于熟地一味，补肾养阴，正如《景岳全书》所说："善补阳者，必于阴中求阳，以阳得阴助，则生化无穷。"

【名医经验】

肾主二便，为封藏之本，有赖脾气培养，若肾阳虚衰，命火不足，则不能温煦脾土，运化失常，而引起泄泻。如《景岳全书·泄泻》指出："肾为胃之关，开窍于二阴，所以二便之开闭，皆肾脏之所主，今肾中阳气不足，则命门火衰……阴气盛极之时，即令人洞泄不止也。"其症每至半夜或黎明时，肠鸣腹痛，大便溏泻，完谷不化，腹部微寒，有时作胀，腰膝酸软，食欲不振，舌淡苔白，脉沉细。当以温肾暖脾为主治，用胃关煎加味，多能得心应手。若久泻滑脱不禁者，应加收敛止泻药，如赤石脂、罂粟壳等。[谢兆丰.胃关煎加减治疗慢性泄泻.四川中医，1994，（9）：24-25.]

【临床应用】

案1　肾阳虚泻（谢兆丰医案）

曹某某，男，61岁。1980年7月12日诊。腹泻半年，日泻3～4次，黎明前少腹胀痛，肠鸣即泻，泻后则安，稍食生冷油腻则泻甚，且入厕即泻，夹有完谷不化，形寒腹冷，神疲纳减，面色不华。经用土霉素、四环素、庆大霉素等，初时有效，继用效差。舌淡苔白，脉象沉细。证属脾肾阳虚、命火不足，不能助脾腐熟水谷，则水谷不化而致泄泻。治以温补命门，兼补脾阳。用胃关煎加制附子、补骨脂、肉豆蔻、党参各10g。服药6剂，肠鸣腹痛减轻，食欲增加。继服15剂，大便正常，诸症消除。随访半年未发。[谢兆丰.胃关煎加减治疗慢性泄泻.四川中医，1994，（9）：24-25.]

案2 久泄（黄文政医案）

于某，男，58岁，退休职工。2007年11月28日就诊。病人自诉腹泻半月余，大便清稀，腰痛，怕冷，纳差，舌红苔少，脉沉细。辨证为肾阳不足、脾阴亏虚。治以健脾益肾、涩肠止泻。方以胃关煎加减：熟地15g，白术15g，怀山药15g，扁豆10g，炮姜5g，吴茱萸6g，补骨脂10g，砂仁6g，炙甘草6g，白豆蔻6g，五味子6g。7剂。每日1剂，水煎温服。服药7剂后，腹泻减轻，前方去白豆蔻、五味子。继服14剂，腹泻止而愈。

原按 古有"久泻无不伤肾"之说，肾阳虚寒、命门火衰，不能温脾化湿，致脾失健运，谓气随泻去、气随阳衰，阳衰寒从中生，阴寒性降，下必及肾，故泻多必伤阴。此病人泄泻日久，并伴有腰痛、怕冷之兼症，一派肾阳虚衰、脾阴不足之象，故选胃关煎以温中健脾兼滋阴补肾。方中白扁豆健脾化湿止泻；怀山药益肾气，健脾胃，补肾水，气阴双补；炙甘草补脾益气和中；炮姜温中散寒，健脾止泻；吴茱萸温中散寒止痛，舒肝下气燥湿；白术补气健脾涩肠；熟地补血滋阴，善补肝肾之阴，因滋腻，与姜、萸相配则补而不滞，并谓熟地补肾阴而厚肠胃之功。全方辛温与甘味合用，共奏温中健脾益气、补肾滋阴之功。[朱影，戴锡孟.医案3则.江西中医药，2013，44（6）：32–33.]

方剂速记歌诀

胃关煎治虚寒痢，地药豆草术姜萸。

脾肾泻痢用此方，温阳散寒脾肾益。

温胆汤 37

【来源】

温胆汤，源于宋·陈言《三因极一病证方论》卷九。

【组成】

半夏（汤洗七次）　竹茹　枳实（麸炒，去瓤）各二两　陈皮三两　甘草（炙）一两　茯苓一两半

【用法】

上锉散。每服四大钱，水一盏半，姜五片，枣一枚，煎七分，去滓，食前服。

【功效】

理气化痰，清胆和胃。

【主治】

大病后虚烦不得眠，此胆寒故也，此药主之；又治惊悸。

【方解】

清代罗美《古今名医方论》："胆为中正之官，清净之腑，喜宁谧，恶烦扰，喜柔和，不喜壅郁，盖东方木德，少阳温和之气也。若大病后，或久病，或寒热甫退，胸膈之余热未尽，必致伤少阳之和气，以故虚烦惊悸者，中正之官以熵蒸而不宁也；热呕吐苦者，清净之腑以郁炙而不谧也；痰气上逆者，土家湿热反乘，而木不得升也。如是者，首当清热及解利三焦。方中以竹茹清胃脘之阳；而臣以

甘草、生姜，调胃以安其正；佐以二陈，下以枳实，除三焦之痰壅；以茯苓平渗，致中焦之清气。且以祛邪，且以养正，三焦平而少阳平，三焦正而少阳正，胆家有不清宁而和者乎？和即温也，温之者实凉之也。若胆家真畏寒而怯，属命门之火衰，当与乙癸同源而治矣。"

秦伯未先生《谦斋医学讲稿》言："本方以和胃、化痰、清热为目的，亦非肝病方。因胆附于肝，其性温而主升发之气，肝气郁滞，则胆气不舒，从而不能疏土，出现胸闷、呕恶等症状。胃气愈逆则胆气愈郁，用和降胃气治标，间接使胆气舒展，肝气亦得缓和。所以本方称为'温胆'，是根据胆的性质，以期达到升发的作用，与'温脾''温肾'等的'温'字意义完全不同。"

【名医经验】

温胆汤及其化裁方剂主治病证十分广泛，在临床上如何抓住其关键症状，怎样进行加减？王洪图教授认为，其适应证应具备 2 组症状：一是精神、神经症状，如失眠、惊悸、烦躁、抑郁、恐惧（胆怯）、健忘、头晕、头痛等症状；二是消化系统症状，如食欲差、恶心、腹胀满、大便不调（或溏或秘）等。其脉弦或弦滑，其舌苔多薄腻。不论什么病，若属温胆汤证，均应见有上述 2 组症状之一，甚至两者兼见，否则不宜使用本方。这也就是"异病同治"原则的实际运用。［王洪图．脏热腑寒说及温胆汤用法．安徽中医临床杂志，2000，（1）：1-2．]

【临床应用】

案 1　痰热作祟（刘渡舟医案）

杨某某，女，59 岁。病已 2 年，屡治无效。自称其右侧唇与舌感觉热而麻辣，如涂辣椒末，而左侧的唇舌，则觉寒凉如冰，冷彻肌肉。其人殊肥，面色黧黑。每晨起必先呕吐痰涎，亦习以为常。问其睡眠，则少寐多梦，且心悸而易惊。六脉弦滑，舌无异常，惟苔则白腻。此证为痰热作祟，所谓"怪病多痰"是矣。审其晨起呕吐痰涎、脉滑面黧，属痰热似无可疑。用温胆汤加胆南星、竹沥、黛蛤散同煎，服至 6 剂，不但舌唇之异常感觉消失，其他诸症亦随之而愈。［刘渡舟．谈

谈温胆汤证及加减运用的体会．新医药学杂志，1978（4）：13-15.]

案2　心悸（伍炳彩医案）

马某，男，78岁。心慌胸闷1年余，近日因情志不舒而加重。症见：形体肥胖，神疲乏力，心悸不宁，胸闷气短，偶有心前区隐痛，不思饮食，口黏口苦，睡眠欠佳，小便微黄，大便不通，舌质暗红、苔厚腻，脉弦滑、时有结代。心电图示：频发性室性早搏，异常T波。中医诊断：①心悸；②胸痹。辨证为痰瘀互结、心神被扰。治宜清热化痰、活血安神。予温胆汤加减：法半夏10g，茯苓15g，陈皮10g，甘草6g，竹茹10g，枳实10g，丹参15g，琥珀3g（冲服），三七粉3g（冲服），夜交藤15g。7剂。

二诊：心悸明显减轻，胸闷略减，口黏感消失，纳增，睡眠改善，仍感大便不畅，小便平，舌苔渐退，脉弦、偶有结代。上方加郁金10g、枇杷叶10g、杏仁10g、火麻仁15g，7剂。

三诊：病人诉胸闷显著减轻，心悸偶作，食眠皆正常，大便通畅，小便平，仍觉气短乏力，舌质稍暗、苔白，脉沉。上方去琥珀，加生晒参10g，继服7剂。

四诊：病人诉心悸消失，胸闷缓解。后复查心电图大致正常。

原按　《血证论》曰："心中有痰者，痰入心中，阻其心气，是以心跳不安。"可见痰邪内扰是心悸发病的重要原因。本例心悸，有典型的痰热内扰表现，如胸闷、口黏、纳呆、苔腻等；除痰邪外，还兼有瘀血，心前区隐痛、舌质暗都是瘀血的表现。故治疗上应从化痰活血入手，选用温胆汤加味。方中法半夏、茯苓、陈皮、竹茹燥湿化痰，枳实行气消痰，丹参、琥珀、三七活血化瘀，夜交藤养心安神。全方共奏化痰活血、养心安神之功。二诊时因胸闷改善不显，故加用郁金、枇杷叶理气宽胸，这是伍老常用的药对，治疗胸闷效果颇佳。再加杏仁、火麻仁润肠通便治疗便秘。三诊时出现气虚症状明显，故去活血化瘀的琥珀，加用生晒参益气以扶正祛邪。[余晓清，伍建光，侯美英．伍炳彩运用温胆汤经验．江西中医药，2006，（4）：7-8.]

案3　失眠（熊继柏医案）

郭某，男，44岁。2018年8月10日初诊。病人诉失眠，入睡困难，每晚睡时短，易醒，心烦，手足心热，伴有头晕耳鸣，纳一般，口干，口中有异味，大便偏黏，小便正常。舌淡红、苔薄黄腻，脉细滑数。辨证属肝血不足、痰热内扰。治以清热化痰、养血除烦，方予枣仁温胆汤加减。处方：炒酸枣仁 40g，知母 10g，法半夏 10g，茯神 15g，陈皮 10g，竹茹 10g，枳实 10g，夜交藤 15g，龙齿 30g，珍珠母 30g，黄连 5g，天麻 30g，葛根 40g，石菖蒲 30g，甘草 6g。15 剂，日 1 剂，水煎服，分 2 次温服。

二诊：2018 年 8 月 26 日。病人诉药后入睡情况较前改善，夜间醒来次数减少，睡眠时长大致同前，手足心发热，夜间口干明显。舌淡红、苔薄黄腻，脉细滑数。拟原方加减治之：炒酸枣仁 40g，知母 10g，法半夏 10g，茯神 15g，陈皮 10g，竹茹 20g，枳实 10g，夜交藤 15g，龙齿 30g，黄连 5g，天麻 30g，葛根 40g，石菖蒲 30g，甘草 6g。20 剂，日 1 剂，水煎服，分 2 次温服。

三诊：2018 年 9 月 15 日。病人睡眠较前进步改善，精神状态较治疗前佳，无明显头晕，舌淡红、苔薄黄，脉细滑数。守上方 20 剂，水煎服，分 2 次温服。后随访诉夜间可睡较久，睡眠质量可。

原按 失眠属睡眠障碍，主要表现为入睡困难、睡后早醒易醒、醒后难以再入睡等。长期失眠对人体的健康造成威胁，随着现代生活压力的增大，失眠病人的人数日益增长。熊老师常用温胆汤来治疗失眠，虽《集验方》云之"疗大病后虚烦不得眠"，但现代学者通过研究实践表明温胆汤不仅具有温胆和胃化痰之力，也可清热化痰，又可行气化痰，可以通过调节下丘脑–垂体–肾上腺轴的功能，最终减少大脑神经细胞凋亡来改善睡眠，因此对于辨证相符者均可用之。本例病人证属肝血不足、痰热内扰，因此熊老师选用清热化痰之温胆汤为主方，同时熊老师还合入养血除烦之酸枣仁汤。《金匮要略》中云："虚劳，虚烦不得眠，酸枣仁汤主之。"酸枣仁"主烦心不得眠……益肝气……"（《别录》），对于该类病人，熊老师在临床上酸枣仁的剂量可以用到 30～40g。仲景枣仁汤方以枣仁两升补不足之肝血，敛阴除烦，于肝血不足之体，熊老师此处用大剂量枣仁亦在此意。再以夜交藤养心，龙齿、珍珠母镇惊，合知母、黄连清热泻火，增其安神除烦之效；天麻、葛根主入归属厥阴阳明经，性擅上行，祛风通络，兼治其头晕耳鸣；石菖蒲开窍豁痰，助祛清窍之邪。全方清热与安神共奏、化痰与养血并施，使痰热得除、肝血得养、心神得安，失眠自然得以改善。[孙豪娴，孙贵香，邓琳蓉，等．国医大师熊继柏辨证化裁运用温胆汤验案举隅．湖南中医药大学学报，2020，40（5）：521-524．]

案4　十二指肠淤积症（熊继柏医案）

申某，女，11岁。2018年9月8日初诊。病人1个月前因腹胀呕吐就诊于省儿童医院，考虑为十二指肠淤积症，西药治疗效果欠佳，欲求中药治疗前来就诊。现便秘，大便4~5天1次，便质干结，便前上腹胀痛，解后稍缓；呕吐，吐出胃内容物，吐后喝冷水则舒，时有咳嗽咯痰；舌淡红、苔黄滑，脉细滑。辨证属痰热壅滞、腑气不降。治以清热化痰、理气通腑，方予大黄黄芩温胆汤加减。处方：大黄4g，黄芩10g，法半夏10g，陈皮10g，竹茹20g，茯苓30g，枳实10g，甘草6g，白蔻仁6g。7剂，日1剂，水煎服，分2次温服。

二诊：2018年9月15日。症状明显改善，已无呕吐，大便通畅，腹胀缓解，舌淡红、苔薄白腻，脉细滑。原方去大黄，守方继进。7剂，日1剂，水煎服，分2次温服。

原按　十二指肠淤积症主要是由于肠系膜上动脉压迫十二指肠水平部致十二指肠阻塞，其中靠近阻塞的上部扩张，常伴有食糜滞留。临床上以慢性发病最常见，主要表现为脘腹撑胀、疼痛，以脐上或脐周为主，呕吐，每于进食后加重。该病与中医学之"噎膈"证和"心下痞"相关。本例病人以便秘、呕吐为主症。饮食积滞于十二指肠，日久生痰化热，痰热互结中焦，气机不畅故腹胀痛；腑气无以顺降则便秘；胃气不降上冲则呕吐；痰热当归属阳邪，故吐后得冷水则舒；虑肺与大肠表里相关，肠腑不通，肺气肃降不下，因此病人时有咳嗽咯痰的症状。壅滞之痰热为本难以速去，不通之腑气为标又需速降，故以温胆汤为主方清化痰热，更入大黄、黄芩，组成了大黄黄芩温胆汤。熊老师取大黄涤荡之力，意在速祛肠腑积滞；用黄芩泻火，但取其清泄之力，以助大黄通腑下气；再加白蔻仁化湿止呕。标本兼顾，痰热互清，最终病愈。[孙豪娴，孙贵香，邓琳蓉，等．国医大师熊继柏辨证化裁运用温胆汤验案举隅．湖南中医药大学学报，2020，40（5）：521-524．]

案5　黄疸（熊继柏医案）

刘某，男，31岁。2018年10月8日初诊。病人厌油腻、恶心欲吐3年余，多次服用中西药未见明显改善。1周前当地医院抽血查肝功能提示谷丙转氨酶升高（81.2U/L）。现可见双目白睛发黄，时有目胀不适，夜寐一般，纳差，口苦，小便黄，大便偏溏，舌红、苔薄白，脉滑略数。辨证属湿热熏蒸。治以清热利湿退黄、化痰和胃止呕，予以茵苓温胆汤加减。处方：茵陈 20g，黄芩 10g，陈皮 10g，法半夏 10g，茯苓 20g，枳实 10g，竹茹 10g，甘草 6g，山楂 15g，砂仁 10g。20 剂，日 1 剂，水煎服，分 2 次温服。

二诊：2018 年 10 月 30 日。诉药后小便偏黄，口苦减轻，呕吐显减，觉目睛黄色较前变淡，舌淡红、苔薄白，脉滑数。予以前方：茵陈 20g，黄芩 10g，陈皮 10g，法半夏 10g，茯苓 20g，枳实 10g，竹茹 10g，甘草 6g，山楂 15g，砂仁 10g。再进 20 剂，日 1 剂，水煎服，分 2 次温服。后告知复查肝功能转为正常，目睛黄色消退，已无明显不适。

原按 《金匮要略》云："然黄家所得，从湿得之"，黄疸的发生，主在湿热，"湿气不能发泄，则郁蒸而生热"（《丹台玉案》），湿热壅遏肝胆，疏泄失职，胆汁外溢，则发为黄疸。临床主要表现为目黄、身黄、小便黄。本例病人虽上述"三黄"表现不明显，但其呕吐、目黄却是湿热熏蒸之象。熊老师选用茵苓温胆汤进行治疗。方中以温胆汤为主方清化肝胆之湿热，并加入茵陈，《药典》中记载茵陈："……于湿热熏蒸而发生黄疸的病证，可单用一味，大剂量煎汤内服"，可见其利湿退黄之力。全方以温胆汤为本，取茵、芩增其清利，辅以砂仁醒脾和胃，山楂消食化积，切中病机，标本兼顾，遂收良效。[孙豪娴，孙贵香，邓琳蓉，等. 国医大师熊继柏辨证化裁运用温胆汤验案举隅. 湖南中医药大学学报，2020，40（5）：521-524.]

案6 肺动脉高压（熊继柏医案）

易某，女，18 岁。2018 年 4 月 16 日初诊。病人肺动脉压力升高，病已半年，辗转多家医院未明确病因，考虑为原发性可能。现动辄气促喘息，胸闷、心悸，静息状态下情况尚可，两颧潮红，四肢乏力，时咳嗽，咳吐少量黄黏痰，夜寐欠安，纳一般，大便稍黏，小便可，舌红、苔薄黄腻，脉细滑。辨证属肺气虚弱、痰热邪结。治以清肺化痰、益气宁心；予以十味温胆汤合生脉散，再合小陷胸汤。处方：西洋参 4g，酸枣仁 15g，远志 8g，五味子 3g，茯苓 10g，枳实 10g，陈皮

8g，竹茹 10g，炙甘草 10g，法半夏 10g，桑白皮 6g，川贝母 8g，黄连 5g，瓜蒌 5g，丹参 15g，麦冬 15g。15 剂，日 1 剂，水煎服，分 2 次温服。

二诊：2018 年 4 月 30 日。诉气促情况稍缓，现可轻微活动，活动强度增加后仍有喘息，乏力症状改善，舌红、苔薄黄腻，脉细滑。续以前方加减：西洋参 6g，丹参 10g，酸枣仁 15g，远志 8g，五味子 3g，茯苓 10g，枳实 10g，陈皮 8g，竹茹 10g，炙甘草 10g，黄连 5g，瓜蒌 5g，法半夏 10g，桑白皮 6g，川贝母 8g。再进 15 剂，日 1 剂，水煎服，分 2 次温服。

三诊：2018 年 5 月 15 日。喘息气促较前缓解，剧烈活动后气喘，日常活动无明显受限，舌淡红、苔薄黄腻，脉细滑。拟上方去桑白皮、川贝母，继续服 20 剂。后家属来门诊告知症状明显缓解，可正常去上学。

原按 肺动脉高压是因肺动脉压力超过一定界值所引起的一种慢性进展性疾病，可导致右心衰竭，有很高的致残率和致死率。在中医学中并无该病说，结合其临床特征表现可将其归于"肺胀""喘证"等范畴。《诸病源候论》中提到："肺虚为微寒所伤则咳嗽，嗽则气还于肺间则肺胀，肺胀则气逆，而肺本虚，气为不足，复为邪所乘，壅痞不能宣畅，故咳逆、短乏气也。"本例病人肺气虚弱，宣降无力，故动辄喘息、乏力；肺气不畅，则为咳嗽；郁久化热，痰热胶着，则见咯吐痰色黄质黏。辨证属肺气虚弱、痰热邪结。熊老师选十味温胆汤，此方首载于《世医得效方》，原方由温胆汤去竹茹，增酸枣仁、远志、五味子、熟地黄、人参等药而成，具有益气养血、化痰宁心的功效。临证时熊老师再化裁加减，形成其特有的加减十味温胆汤，再配入桑贝小陷胸汤。小陷胸汤宽胸散结，合桑白皮、川贝母，即成桑贝小陷胸汤，与温胆汤相配，增其清热涤痰之力。药证相符，故疗效立竿见影。[孙豪娴，孙贵香，邓琳蓉，等. 国医大师熊继柏辨证化裁运用温胆汤验案举隅. 湖南中医药大学学报，2020，40（5）：521–524.]

案 7 脑梗死后遗症（熊继柏医案）

蒋某，男，63 岁。2018 年 10 月 22 日初诊。病人 2 年前因脑梗死住院，出院后一直口服西药，但头痛明显，症状未得到控制。现偏头痛，以右侧头部为主，阵发性头晕，伴有视物旋转，颈部胀满不适，夜寐一般，纳欠佳，时呕吐，口干口苦，大小便正常，舌红、苔薄黄，脉弦细数。辨证属肝风上亢、痰热阻络。治以清热息风、化痰通络，予以天钩温胆汤加减。处方：天麻片 30g，钩藤 20g，陈皮 10g，法半夏 10g，茯苓 15g，枳实 10g，竹茹 10g，甘草 6g，黄芩 10g，川芎 10g，白芷 30g。20 剂，日 1 剂，水煎服，分 2 次温服。

二诊：2018 年 11 月 14 日。诉药后头痛程度减轻，已无明显头晕呕吐，颈部稍胀，时觉口干，舌红、苔薄黄，脉弦细数。守原方加葛根：天麻片 30g，钩藤 20g，陈皮 10g，法半夏 10g，茯苓 15g，枳实 10g，竹茹 10g，甘草 6g，黄芩 10g，葛根 40g，川芎 10g，白芷 30g。20 剂，日 1 剂，水煎服，分 2 次温服。后头痛未复发。

原按 脑梗死是指由于各种因素导致动脉管腔狭窄或闭塞，脑组织供血不足，继而出现急性缺血坏死的疾病。具有高残疾率和死亡率，且多伴有后遗症的发生。本例病人脑梗死后出现偏头痛。病人脉络经气亏虚，机体脏腑功能紊乱，气血津液代谢失常，痰热浊邪内生，闭阻清窍不通，故而发生脑梗死。急性期西医治疗转归虽可，然伏邪未得除去，羁留官窍脏腑，因此常伴随各种后遗症状。《圣济总录》中云："偏头痛之状……其经偏虚者，邪气凑于一边，痛连额角"；邪气久伏，化热生风，风性善行，携痰热之邪走窜，于清窍神机受累，故头晕、视物旋转；于颈部经络不畅，故胀满不适；于中焦脏腑受扰，故纳欠佳、时呕吐，且口干口苦。治当清热与化痰共施、息风与通络并举。熊老师予温胆汤清痰浊，加入天麻、钩藤息风，佐黄芩清热，再合入川芎、白芷，以增其祛风止头痛之力。配伍准确，故病情向愈。[孙豪娴，孙贵香，邓琳蓉，等.国医大师熊继柏辨证化裁运用温胆汤验案举隅.湖南中医药大学学报，2020，40（5）：521-524.]

案 8　慢性支气管炎发作期（刘真医案）

马某，男，71 岁，石市灵寿县人，农民。2018 年 9 月 19 日初诊。病人咳嗽咳痰 2 个月余，曾于 2 个月前在其县级某医院住院治疗效果欠佳，病人不能详细提供住院时应用的抗菌药物。详细询问病人每年秋冬换季之时均会出现咳嗽咳痰等症，病情反复发作直至气候稳定。刻下：病人咳嗽咳痰阵发性发作，痰色略黄，时有胸憋，夜间咳嗽加重伴有喘憋及喉中哮鸣声，寐差，纳呆，胃脘胀满，进食后加重，大便日 1～2 次，小便尚可。舌质紫暗、苔白腻，脉弦滑。既往高血压病6 年、脑梗死半年，现口服阿司匹林、脑心通、降压胶囊等药物治疗。查体：血压130/80mmHg；双肺呼吸音粗，两肺可闻及痰鸣音；心音可，心率 76 次/分。西医诊断为慢性支气管炎发作期。中医诊断为咳嗽病，辨证属痰阻心胸、胃失和降。治法：化痰宽胸，健运脾胃。处方：温胆汤加减。方药：清半夏 6g，竹茹 10g，炒枳实 8g，茯苓 10g，陈皮 10g，甘草 6g，桑白皮 10g，地骨皮 12g，紫菀 10g，炒杏仁 10g，焦三仙 30g。加生姜 3 片、大枣 3 枚。3 剂，每日 1 剂，水煎，取药汁约 400mL。因病人纳呆、胃脘胀满，特嘱病人将煎好的中药药汁分 4～5 温服，以免进服较多药汁后胃脘胀满加重。

9 月 26 日二诊：病人咳嗽咳痰减轻，胃脘胀满减轻，胸憋好转，时有夜间咳喘消失，大便量较前减少。舌质转红，苔仍偏白腻，脉弦滑减。查体：双肺呼吸音粗，痰鸣音已消失。在上方基础上，调整炒枳实 10g，加蜜枇杷叶 10g、连翘6g。煎药时仍加生姜 3 片、大枣 3 枚。7 剂，每日 1 剂，水煎，取药汁约 400mL，可每日早晚 2 次温服。10 月 12 日随访病人咳嗽咳痰明显好转，饮食如常，停服中药。

原按 该病人就诊时的主症为咳嗽咳痰、胸憋、夜间喘憋，疾病日久易于化积化热，再综合四诊合参，尤其是问诊中病人寐差、纳呆、胃脘胀满、进食后加重，存在气虚痰阻之证，辨证属痰阻心胸、胃失和降。加之病人脉弦，仍说明病人肝胆气机不利，虽病人无明显肝胆郁滞之症状，仍应考虑在内，故而选用温胆汤加减以清热化痰、和胃运脾。清半夏降逆和胃化痰，竹茹清热化痰，枳实降气化痰消满，陈皮和胃理气，茯苓健脾宁心；加甘草调和诸药，生姜、大枣和胃化痰；再加桑白皮宣肺祛痰、地骨皮透热、紫菀炒杏仁肃降肺气。此案运用诸多和胃之品，体现了刘老师以脾胃为中心的辨证论治观。根据病人咳嗽病发展的时机，"因时"不同，邪气入里化热，一味"紫菀"，肺金血分之药，辛苦温，辛而不燥、润而不寒，以达止咳；并兼顾肺与心胸之关系，应用茯苓宁心安神。结合此案，除脉弦可涉及肝胆外，难以想到胆胃不和，故刘老师运用此方，不一定非有胆胃不和，有痰有热，加之胃气失于和降即可应用。另外，刘老师强调脾胃弱者在服用中药时要少量多次服用，以免中药药汁之苦涩味影响脾胃而出现恶心呕吐等病

情加重的情况。［刘晓艳．刘真运用温胆汤治疗咳嗽病验案举隅．湖北中医杂志，2019，41（11）：20–22.］

方剂速记歌诀

温胆汤中苓半草，枳竹陈皮加姜枣。

虚烦不眠心中悸，胆热痰扰证可消。

香贝养荣汤 38

【来源】

香贝养荣汤，源于清·吴谦《医宗金鉴》卷六十四。

【组成】

白术（土炒）二钱　人参　茯苓　陈皮　熟地黄　川芎　当归　贝母（去心）

香附（酒炒）　白芍（酒炒）各一钱　桔梗　甘草各五分

【用法】

姜三片，枣二枚，水二盅，煎八分，食远服。

【功效】

补气养血，理气化痰。

【主治】

上石疽属气血两虚者。

【方解】

此方以四君子汤、四物汤合方的八珍汤为底方，加陈皮、贝母、香附、桔梗，在补益基础上理气、化痰、活血，主治气血两虚之上石疽。

【名医经验】

国医大师熊继柏教授擅用此方治疗乳腺癌。熊教授认为，五脏失养、气血不足、清阳不升、浊阴不降、肝郁气滞是导致乳腺癌术后疲劳综合征的根本原因。因此治疗当以益气养血、化痰降浊、疏肝解郁为法。香贝养荣汤原为治疗肝经郁结、气血凝滞经络之石疽而设。熊教授不囿于此，有是证便用是方。若病人气血亏虚、痰浊、肝郁互见，与香贝养荣汤之方证相符，则可以香贝养荣汤化裁用之。

［阳国彬，刘朝圣. 国医大师熊继柏辨治肿瘤并发症验案举隅. 湖南中医药大学学报，2019，39（9）：1061-1063.］

【临床应用】

案 1　乳腺癌淋巴转移骨转移（熊继柏医案）

张某，女，38 岁，湖南岳阳市华容县农民。门诊病例。初诊（2006 年 12 月 31 日）：诉 2001 年 6 月因右侧乳腺癌行右乳切除手术，同年年底病情复发，又行右乳全切除手术。2 个月前出现双腿外侧及腰部游走性疼痛，并一身骨节疼痛，精神疲乏，体重下降较快（现 49kg），在医院做骨扫描时发现骨转移。现症：面色萎黄，右腋下数个淋巴结肿大，左乳无肿块，时而咳嗽，精神疲乏，形体消瘦，情绪低落，舌紫、苔薄白腻，脉细滑。辨证：气血两虚兼湿热瘀阻。治疗：补气养血活血，清热利湿通络。主方：香贝养荣汤合四妙散。用药：西洋参片 10g，炒白术 10g，茯苓 15g，陈皮 10g，川芎 10g，当归 10g，白芍 15g，熟地 10g，香附 10g，浙贝母 30g，甘草 10g，苍术 6g，黄柏 10g，薏苡仁 15g，黄药子 8g，炮穿山甲 15g，煅乳香 10g，煅没药 10g，白花蛇舌草 20g，秦艽 10g。20 剂，水煎服。

二诊（2007 年 1 月 24 日）：服上方后，腰腿痛及一身骨节痛明显减轻，精神面色转佳，但右腋下仍有数个淋巴结肿大，舌淡紫、苔薄白，脉细滑。继用前方巩固疗效，20 剂，水煎服。

三诊（2007 年 5 月 6 日）：诉自服上方 40 余剂后，腰腿痛已止，一身关节已无疼痛，精神面色转佳，并能正常从事家务劳动，体重已增至 55kg。现症：右腋下仍有淋巴结肿大，左乳无肿块，舌苔黄白相兼，左脉细、右脉滑。治疗重点转为消气滞血瘀所致的淋巴结，并进一步清湿热、止疼痛。改用仙方活命饮合四妙散加减：当归 10g，赤芍 10g，炮穿山甲 15g，皂角刺 10g，天花粉 10g，煅乳香

10g，煅没药 10g，白花蛇舌草 15g，三棱 8g，莪术 8g，陈皮 10g，浙贝母 30g，白芥子 15g，甘草 6g，苍术 6g，黄柏 10g，秦艽 10g，川牛膝 20g。15 剂，水煎服。

原按 恶性肿瘤多为本虚标实之证，故临证之时需权衡攻补的运用。《素问·六元正纪大论》云："大积大聚，其可犯也，衰其大半而止。"此例病人经过 2 次手术，正气已虚，就诊时虚象已显，然又兼湿热瘀阻，故以香贝养荣汤扶正为主，配以四妙散清利湿热，如东垣所云"养正积自消"也。后正气增强，改为攻邪为主，邪去正自安也。[熊继柏学术思想与临证经验研究小组整理. 一名真正的名中医：熊继柏临证医案实录 1. 北京：中国中医药出版社，2009.]

案2　乳腺癌术后乏力（熊继柏医案）

周某，女，48 岁。2018 年 9 月 10 日初诊。病人因"左乳腺癌术后 2 年余，乏力气短半年余"就诊。病人 2 年前在某综合医院行左乳腺癌根治术，术后又行放疗、化疗及内分泌治疗。近半年来，病人出现精神疲乏、体力下降，稍一活动便觉劳累。因担心肿瘤复发转移，忧心忡忡，遂到医院行全面复查，各项指标均未见异常。遂求助于中医调治。刻见：精神疲乏，心悸气短，乏力，动则尤甚，纳差，心烦易怒，右乳结节疼痛，舌质暗淡、苔薄白，脉细。中医辨证属气血亏虚、痰浊凝聚、肝气郁结。治宜益气养血、化痰降浊、疏肝解郁，方用香贝养荣汤加味。药用：西洋参 8g，炒白术 10g，茯苓 15g，陈皮 10g，桔梗 10g，当归 6g，白芍 10g，熟地黄 10g，川芎 6g，香附 15g，浙贝母 30g，白花蛇舌草 15g，甘草 6g。20 剂，水煎服，每日 1 剂。

2018 年 9 月 30 日二诊。病人感到精神明显好转，全身乏力不适症状明显减轻，诉活动后腰酸、下肢乏力。遂以原方加川牛膝 20g、续断 20g，30 剂。1 个月后病人电话告知：精神佳，纳食睡眠正常，已能从事常规家务劳动，彩超示右乳腺结节亦消失。

原按 乳腺癌是严重危害女性健康的一种恶性肿瘤，乳腺癌术后疲劳综合征继发于手术、放化疗、内分泌等治疗后，是一种持续的主观上的疲劳和不适感，其临床症状主要包括精神疲乏、嗜睡、睡眠质量差、抑郁、健忘、食欲不振、胃肠道不适、记忆力减退、焦虑、反应迟钝等身体上和心理上的一系列不适感。与乳腺癌本身及乳腺癌的相关治疗有密切的关系，严重影响病人的身心健康和生活质量。由于乳腺癌术后疲劳综合征的病因学、病理生理学机制尚不十分明确，西医学尚无确切有效的治疗措施。熊教授认为，乳腺癌术后疲劳综合征属中医学"虚劳"范畴。病变涉及五脏六腑，病人气、血、阴、阳相对不足，痰浊、瘀血、肝郁、热毒等邪气胶着搏结，形成本虚标实、虚实相兼的病机特点。五脏失养、气血不足、清阳不升、浊阴不降、肝郁气滞是导致乳腺癌术后疲劳综合征的根本原因。因此治疗当以益气养血、化痰降浊、疏肝解郁为法。香贝养荣汤出自《医宗金鉴》，原为治疗肝经郁结、气血凝滞经络之石疽而设。熊教授不囿于此，有是证便用是方。该案病人之疲劳综合征气血亏虚、痰浊、肝郁互见，与香贝养荣汤之方证相符，故以香贝养荣汤化裁用之。[阳国彬，刘朝圣. 国医大师熊继柏辨治肿瘤并发症验案举隅. 湖南中医药大学学报，2019，39（9）：1061-1063.]

案3　深部肌肉脓肿（熊继柏医案）

病人是外国人，男性，39 岁，科威特的一个飞行员。全身长脓包，在其前后阴周围部位及腹股沟部、腋窝部、颈部几处的肌肉深层频发肿块，发则持久不溃，疼痛难忍，伴全身发低热，已有 5 年，西医诊断为多发性深部脓疡。在科威特治过，也到美国治过，服药未能控制，每发则局部手术切开从深部排脓，开了又长，长了又开，已切过 30 余刀。我看这个病人的时候，病人睡在床上不能下地，说话声音低微，走路不稳，有气无力，一条腿迈不动，疼痛，前阴左侧腹股沟处还长有一个脓包未切除，前几天还曾开了一刀，刀口还没完全愈合，仍贴着敷料，还有点发热，当然热势不超过 38℃，不能吃饭，一天喝一点点牛奶，下楼、上楼、坐电梯，全靠他的哥哥扶着，坐在椅子上、坐在沙发上也要他的哥哥扶起来。舌淡苔薄，脉象虚细。这个病的难点在哪？一个问题就是深部的脓疡还在接二连三地长，这也是他要来解决的主要问题。但是现在还面临一个更重要的问题，就是一派的虚弱证候，胃气也伤了，不能饮食，体虚也比较严重了，不能走路。当然还有腿痛，又长了一个脓包，还有一个伤口，影响到腿痛，不能走路。又要解决他这个病，还要解决他目前的虚弱，怎么办呢？我当时考虑，先解决虚弱，把人救了再说，至少不让病人死在这里，先把人给救了，然后再来治病，这就是我当时确定的方案。开什么方呢？开了一个香贝养荣汤，这是第一个方，先救正气。我就是开了一个标标准准的香贝养荣汤，吃了 10 剂之后，能够吃饭了，可以起床了，能够下楼了，还跑到长沙看风景去了。这就好办了，下一步就开始治疗那个肿块了。

那这个病人第二个处方开什么？大家想一想，他是在深部溃脓，总是不到浅表来，厉害的时候也会发低热。我顺便问了一句，我说你们科威特是个什么气候？他说热天的温度最高 63℃，我吓了一跳，那不热死人吗？那么为什么老是在里面化脓？为什么不能顶出表层？要怎么才能解决这个问题？想来想去，用了一个黄芪透脓散，又是一个外科方，黄芪透脓散可以补气、透脓，不让它在深层搞，让它到表皮来，到了表皮也好处理些，免得西医同志去开刀，长在表皮可以敷金黄散，可以敷二味拔毒散，就算开刀也好办一些啊。我就是那么想的，还没想到彻底根治，就想把它先顶出来再说，这是第一个想法。再一想，可能还不够，他总是那么长，长了好几年，源源不断地长，肯定是热毒深伏、瘀热内结，如果没有瘀热内结为什么老是源源不断地长呢？所以肯定是热毒瘀结，所以总是在阴部、在深层长。所以第二个方按照这样的想法，就开了一个犀黄丸，四味药：乳香、没药、犀牛黄、麝香。这个病人就是用两步曲，第一步，香贝养荣汤已经完成它的任务了，病人已经能走路了，正气盛起来了；第二步就治这个病，就是用黄芪透脓散和犀黄丸。

原按 香贝养荣汤也是常用方，是外科里面的常用方，所以我们学医的不要说我是学内科的，外科跟我没关系，不要这样说，既然是医生，就什么都要知道。当然我们现在分科很详细，也不是不可以，但是我们作为医生，对自己要求要高一点，什么病都要能够伸手，都要懂，不能不知道。这个脓包是个什么病呢？按照我们中医外科的辨证纲领，应该分阴阳，阴者，深层的脓肿，称为疽；痈者，浅表的脓肿，称为阳。阳证，是发热的；阴证，是不发热的。阳证是易溃的，流脓血的；阴证是不易溃的，是流水的。这是严格的区分，那这个病人算痈还是算疽呢？我到现在都还没有搞清楚，给他算疽吧，可切开以后是脓血；给他算痈吧，可根本流不到浅表来。我虽然把这个病治好了，但到现在还下不了定义。我们的外科书上不是有个流注吗？《医宗金鉴》中说流注是"留结肌肉骨筋间"，又说"溃近骨节治难痊"，意思是留连筋肉骨髓间，是不容易溃散的，但是流注是到处发生啊，而这个病人只局限在阴部、腋下和颈部，只有这三个地方，所以这个病到现在我还没有给它确定一个中医的名称，所以这里也只好用了西医的术语，深部溃脓。[熊继柏. 熊继柏老师演讲实录《怎样辨治疑难病？》. https://www.sohu.com/a/340021206_120164315，2019-09-10.]

方剂速记歌诀

香贝养荣用八珍，香附贝母桔梗陈。

气血双补消痰气，石疽岩瘰效如神。

香附旋覆花汤 39

【来源】

香附旋覆花汤，源于清·吴鞠通《温病条辨》卷三。

【组成】

生香附三钱　旋覆花（绢包）三钱　苏子霜三钱　广皮二钱　半夏五钱　茯苓块三钱
薏仁五钱

【用法】

水八杯，煮取三杯，分三次温服。

【功效】

运脾除湿，疏肝通络。

【主治】

伏暑、湿温胁痛，或咳，或不咳，无寒，但潮热，或竟寒热如疟状。不可误认柴胡证，香附旋覆花汤主之；久不解者，间用控涎丹。

【方解】

方中香附疏肝理气、调畅气机，旋覆花善通肝络而逐胁下之饮，紫苏子下气祛痰，广陈皮、半夏燥湿醒脾，茯苓、薏苡仁淡渗利湿，使脾运湿去、肝络得通而胁痛之证自可渐愈。

【名医经验】

孟澍江教授认为《温病条辨》之香附旋覆花汤在疏利肝胆方面有其独特的长处。香附旋覆花汤疏中，兼祛肝胆痰湿，因而对肝胆之气升发太过而夹痰湿者，用香附旋覆花汤为佳。在具体用药上当随证加减：如胸胁疼痛较著者加郁金、炒延胡索等，肝气上逆犯肺而咳者可加杏仁、瓜蒌皮、枇杷叶、海蛤壳等，肝气横逆犯胃而致胃痛胀满者则加木香、沉香、川厚朴。[杨进，张文选. 孟澍江治疗内科杂病经验. 中医杂志，1987，（5）：21–22.]

【临床应用】

案1　肺不张（汪履秋医案）

戴某，女，47岁。1997年9月8日初诊。病起20载，主要特征为左侧胸部发闷，气短，时有咳嗽，咳吐浊唾涎沫，舌淡、苔薄白，脉细涩。经外院检查多次，西医诊断为左上肺不张、肺功能减退。中医辨证属肺气不足、清肃无权、痰瘀阻滞。治拟宣肺气、化痰浊、和络脉，予以香附旋覆花汤加减。处方：香附10g，旋覆花（包煎）10g，紫苏子10g，杏仁10g，陈皮5g，法半夏10g，薏苡仁10g，瓜蒌皮10g，桔梗5g，枳壳5g，鱼腥草15g，红花10g。用法：水煎，每日1剂，分2次口服。服药1个月后，痰浊渐去，肺虚脾弱之象显露，遂去枳壳、瓜蒌皮、鱼腥草，加黄芪15g、党参15g、白术10g，以补肺健脾。又继续服药2个月后，复查肺不张已痊愈。

原按　肺不张可归属于中医学"肺痿"范畴，乃久咳不愈演变而成，其发病与肺部其他疾患有密切关系。肺伤日久则痿，如肺痈、肺痨、哮喘、久咳等日久伤肺，均可转化为肺痿。传统治疗从虚热、虚寒、寒热夹杂等入手。汪师认为肺主气而司呼吸，久病肺气不足，宣肃无权，气化功能减退，致气痰阻滞、肺络不和发为本病。治疗宜从宣肺气、化痰瘀着手，方选香附旋覆花汤加减。药用香附、旋覆花、紫苏子、杏仁、陈皮、法半夏、茯苓、薏苡仁。方中香附、旋覆花善通经络，而逐胸中结痰；紫苏子、杏仁降肺气，以消痰化饮；陈皮、法半夏、茯苓、薏苡仁理气化痰燥湿。加味法：气滞明显加川厚朴、桔梗、枳壳，血瘀明显加桃仁、红花、降香、郁金，热象明显可加鱼腥草、瓜蒌皮、一枝黄花、桑白皮，气虚加黄芪、党参、白术，阴虚加沙参、麦冬、百合。［王冠华，汪悦.汪履秋运用香附旋覆花汤治疗肺系疾病验案举隅.江苏中医药，2006，27（6）：37-38.］

案2　肺炎后期（汪履秋医案）

刘某，男，24岁。1998年4月10日初诊。病人发热、咳嗽、胸痛3天，体温达40.2℃，微恶寒，咯黄黏痰，气急，舌苔黄腻，脉滑数，两肺呼吸音粗，右下肺呼吸音低。查血白细胞总数15.3×10⁹/L，中性粒细胞0.89，淋巴细胞0.11；X线摄片示：右下肺炎性病变。中医辨证属风温犯肺、肺失宣降。治拟辛凉解表、清热宣肺，予以银翘散合麻杏石甘汤加减。治疗3天后体温复常，咳嗽减轻。治疗2周后，唯胸痛不减，余症皆平，复查血白细胞正常，X线摄片示：右下肺炎性病灶基本吸收。遂投以理气和络之香附旋覆花汤加减。处方：香附10g，旋覆花（包煎）10g，紫苏子10g，杏仁10g，郁金10g，丝瓜络6g，桃仁10g，红花10g，赤芍10g。用法：水煎，每日1剂，分2次口服。治疗1周后胸痛消失。

原按　肺炎相当于中医学"风温肺热"病，多系感受温热之邪为患。本病后期胸胁疼痛不减或炎症病灶难以吸收者，汪师认为此乃余邪未净，耗伤津液，津血同源，津伤则血枯，久病入络，络气不和。治拟宣降肺气、和血通络。方用香附旋覆花汤加减，药如香附、旋覆花、紫苏子、杏仁、丝瓜络、郁金、桃仁、红花、赤芍等。对脉络受损、痰中带血者，上法应慎用。［王冠华，汪悦.汪履秋运用香附旋覆花汤治疗肺系疾病验案举隅.江苏中医药，2006，27（6）：37-38.］

案3　肺源性心脏病（汪履秋医案）

黄某，男，71岁。1997年12月2日初诊。慢性咳喘、气逆反复发作20年，病情加重伴发热1天。胸闷，痰多、色白黏腻，纳谷欠佳，二便正常，舌淡、苔白腻，脉滑。中医辨证属痰浊壅肺。治拟化痰降气。方选苏子降气汤合三子养亲汤加减。服药3剂后体温正常，病程中出现面色青紫，胸闷如室，喉有痰鸣，不能咳出，舌苔白腻，脉沉滑，考虑为"痰厥"之危候，乃痰瘀搏结、阻塞气道之故，治拟开胸结、化痰瘀。予以香附旋覆花汤加减。处方：香附10g，旋覆花（包煎）10g，紫苏子10g，杏仁10g，陈皮5g，法半夏10g，川厚朴10g，瓜蒌皮10g，郁金 10g，石菖蒲 5g。用法：水煎，每日 1 剂，分 2 次口服。服药 2 天后症状缓解，继续治疗 10 天，痰瘀渐去，肺肾阴虚之象突出，治从养肺阴、益肾气立法，选用生脉散合人参胡桃饮化裁，以善其后。

原按 肺源性心脏病可归属于中医学"肺胀"范畴，乃长期慢性咳喘、气逆反复发作所致，多呈进行性加重。病程中若出现面色青紫、胸闷如窒、喉有痰鸣、不能咳出之症，汪师认为此属"痰厥"，乃病久不愈所致，不仅损伤肺肾之气，而且势必导致瘀血阻滞，盖"气不煦则血不濡"，终成气滞痰瘀相结之危候。当急用开胸结、化痰浊之法，方宜选香附旋覆花汤加川厚朴等药化裁，药用香附、旋覆花、紫苏子、杏仁、陈皮、法半夏、川厚朴、瓜蒌、郁金等。[王冠华，汪悦. 汪履秋运用香附旋覆花汤治疗肺系疾病验案举隅. 江苏中医药，2006，27（6）：37-38.]

案 4 胸膜炎后期（汪履秋医案）

吴某，男，55 岁。1998 年 7 月 3 日初诊。胸痛、咳嗽 5 天，寒热往来，咯痰黄黏，右侧胸部发闷，深呼吸及活动后加重，舌苔微黄腻，脉弦滑数。查右侧胸廓饱满，语颤减弱，叩诊实音，右下肺部呼吸音消失；X 线摄片示：右胸腔中等量积液。中医辨证：肺卫虚弱，邪郁少阳，枢机不利，肺气郁滞，不能布津，留而成饮。治拟和解少阳、宣肺利水。方选柴枳半夏汤合葶苈子、防己、白芥子加减。服药 3 剂后，热退、咳轻。继服 7 剂，复查 X 线摄片示：右下肋膈角变钝，自觉胸痛如针刺，胸闷，深呼吸及活动后加重，舌暗、苔白，脉弦。考虑水饮未净、络气未和，故治从理气解郁、化饮和络着手。处方：香附 10g，旋覆花（包煎）10g，紫苏子 10g，杏仁 10g，郁金 10g，丝瓜络 6g，桃仁 10g，红花 10g，赤芍 10g，当归须 10g，通草 6g，路路通 5g。用法：水煎，每日 1 剂，分 2 次口服。治疗 10 天后诸症皆平，病情告愈。

原按 胸膜炎类似于中医学之"悬饮"范畴，多因肺卫虚弱，时邪外袭，肺失宣通，饮停胸胁而成。胸膜炎恢复期易出现胸胁疼痛，或如火灼，或如针刺，或有闷咳，经久不愈，阴雨天加重，舌暗、苔白，脉弦。汪师指出此乃饮邪久郁之后，气机不畅，升降失司，络脉不和，而成气滞络痹之候。治当理气解郁、化饮和络。方选香附旋覆花汤加减。常用药如香附、旋覆花、紫苏子、杏仁、陈皮、法半夏、茯苓、薏苡仁、冬瓜仁、瓜蒌、郁金等。加味法：若痰气交阻加紫苏梗、枳壳；瘀血甚加乳香、没药、当归须；水饮不净，不可过投温热药，可予通草、路路通、冬瓜皮等。［王冠华，汪悦.汪履秋运用香附旋覆花汤治疗肺系疾病验案举隅.江苏中医药，2006，27（6）：37–38.］

案5　肋间神经痛（孟澍江医案）

陈某某，男，34岁。患胸胁疼痛2个月余，不能转侧，咳时尤剧，伴胸闷脘痞，嗳气，口淡不渴，脉细弦，苔薄白而滑。证属肝胆气机失调、夹痰湿阻于经络。治当疏理肝胆气机，兼以祛痰化湿。处方：旋覆花（包）8g，制香附8g，全瓜蒌10g，紫苏子8g，陈皮6g，法半夏9g，茯苓10g，薏苡仁15g，炒延胡索8g，白芥子8g，姜汁少许。本例2剂后疼痛大减，5剂后疼痛消失，后未再发作。

原按　胸胁痛证型颇多，本例曾用疏肝理气、清化湿热、通络化瘀等法而取效不著。孟老诊后认为，该例确属肝胆气机失调，但非郁滞而是升发太过，故用四逆、逍遥之类不能奏效；其兼夹有形之邪，但非瘀血而是痰湿，故用血府逐瘀汤罔效；本例无有化热之象，故用清化之法不能对证。治疗主以香附旋覆花汤，疏利肝胆而抑其过度升发，并祛湿化痰，加白芥子为增强化痰通络之功，加姜汁以宣通气机。［杨进，张文选.孟澍江治疗内科杂病经验.中医杂志，1987，（5）：21–22.］

方剂速记歌诀

香附旋花鞠通方，苓陈夏苡苏子霜。

疏肝通络助脾运，伏暑湿温胁痛尝。

驯龙汤 40

【来源】

驯龙汤，源于清·费伯雄《医醇賸义》卷一。

【组成】

龙齿二钱　真珠母八钱　羚羊角一钱五分　杭菊二钱　生地六钱　当归二钱　白芍一钱　薄荷一钱　沉香五分　续断二钱　独活一钱　红枣十枚　钩藤钩（后入）四钱

【用法】

原书无用法记载。驯龙汤源于《普济本事方》之"真珠丸"，其用法为："上为细末，炼蜜为丸，如梧子大，辰砂为衣。每服四五十丸，金银薄荷汤下，日午夜卧服。"

【功效】

养血柔肝，息风潜阳。

【主治】

五心烦扰，自头至腰，时时作颤，坐卧不安。

【方解】

本方为《普济本事方》卷一记载之"真珠丸"化裁而来，原文为："治肝经因虚，内受风邪，卧则魂散而不守，状若惊悸，真珠丸（真珠母大于常珠、形状不一）。真珠母、当归、熟干地黄、人参、酸枣仁、柏子仁、犀角、茯神、沉香、龙齿。上为细末，炼蜜为丸，如梧子大，辰砂为衣。每服四五十丸，金银薄荷汤下，日午夜卧服。"费伯雄去其中柏子仁、茯神、酸枣仁三味安神药物，去人参一味补虚药，以羚羊角易犀角，加入续断、白芍、独活、钩藤、红枣，以治疗"丹徒张姓女，患五心烦扰，自头至腰，时时作颤，坐卧不安"。生地滋水涵木，合归、芍养血柔肝，伍大枣以缓肝之急，钩藤、菊花平肝息风，薄荷、续断、独活搜风通络，更以沉香摄纳浮阳、导龙归海，珍珠母、龙齿、羚羊角重镇潜阳，俾龙火驯服而不上腾。全方以补肝养血为主，取"治风先治血"之意，寓通于塞，寓攻于补，全方共奏滋水涵木、养血柔肝、潜阳息风之功效。

【名医经验】

王庆国教授认为本方适用于头痛、眩晕、耳鸣，或头痛偏重两侧、目眶胀痛，或头痛连及巅顶，兼见面部烘热、烦躁易怒、手足心热、睡眠不安、泛恶欲吐、舌淡、脉沉滑、弦滑或弦细者，且多重用白芍以取缓肝止痛之效，此为刘渡舟教授经验，刘老临证时曾教导王师治疗此类阴虚阳旺之头痛，白芍需用至八钱以上方可起效，折算为现今剂量当为25g以上。王庆国教授习以熟地黄易原方生地黄，从而增强全方滋阴补血的功效；以桑寄生易续断，因其"其味苦甘，其气平和，不寒不热"（《本草经疏》），"为补肾补血要剂"（《本草求真》），更为切合病机；又因价格因素，多以水牛角丝代羚羊角、以龙骨代龙齿，经临床验证疗效亦佳。[翟昌明，雷超芳，马重阳，等.王庆国教授应用驯龙汤治疗血虚肝旺型头风经验.环球中医药，2018，11（11）：1719-1721.]

【临床应用】

案 1 头痛（王庆国医案）

某某，女，17 岁。2013 年 7 月 16 日初诊。病人自述头痛 2 年余，当地医院诊断为"血管紧张性头痛"，多药不效。近日来头痛症状加重，以头两侧及前额痛为主，伴眩晕、面部烘热，纳差，容易感冒，睡眠不实，舌体小、苔薄黄腻，脉沉滑。辨证为肝血亏虚、风阳上扰。治以滋阴养血、清肝潜阳。方以驯龙汤加减：

当归 15g，白芍 25g，熟地黄 15g，桑寄生 30g，菊花 10g，苍术 10g，白芷 10g，钩藤 15g，柴胡 10g，炒黄芩 15g，荆芥穗 10g，肉桂 5g，天麻 15g，川芎 20g，佩兰（后下）10g，焦三仙各 10g。15 剂，水煎服，日 1 剂分服。

2014 年 8 月 21 日复诊：自述服前方后头痛减轻。近日头痛再次发作，多见于情绪紧张或活动后，额头及眉心起痤疮，手足欠温，舌质淡、尖红，苔黄白腻。继以前方加减，上方去肉桂，加连翘 8g、白豆蔻 8g、胡芦巴 6g，15 剂。后随访得知病人诸症缓解。

原按 本案病人根据初诊时所见头痛眩晕、面部烘热、舌小、脉沉滑等，可辨为血虚肝旺证。因前额与头两侧分别为阳明、少阳经脉所循行，故王师在驯龙汤的基础上加入了白芷、柴胡、黄芩以散二阳经之邪，并加入了荆芥穗、天麻以散风定眩；病人眠差为虚火扰心所致，故加肉桂引火归原；因其纳差、苔腻，故加苍术、佩兰、焦三仙健脾化湿。二诊病人额头起痤疮、手足欠温，为上热下寒之象；兼舌苔腻，为湿浊未化。故加入连翘清上焦浮火，白豆蔻化中焦之湿，胡芦巴温下焦之虚阳。［翟昌明，雷超芳，马重阳，等．王庆国教授应用驯龙汤治疗血虚肝旺型头风经验．环球中医药，2018，11（11）：1719-1721.］

案 2 头痛（王庆国医案）

某某，女，45 岁。2014 年 4 月 17 日因头痛反复发作多年就诊。病人右颞部连及颈项、巅顶疼痛多年，以巅顶疼痛为甚，头部核磁检查未见异常。2013 年因早期子宫内膜癌行子宫切除术，术后头痛加重，并伴有左下腹胀痛，腹痛发作时即欲入厕。平素眼干，畏风寒，睡眠不佳，舌质淡，脉沉滑。证属血虚肝阳上亢。治以养肝血、平肝阳。予驯龙汤加减：当归 15g，白芍 30g，生地黄 15g，桑寄生 20g，水牛角丝（先煎）20g，菊花 15g，煅龙骨（先煎）20g，钩藤 15g，牛膝 15g，木香 3g，黄芩 15g，防风 10g，炒白术 10g，川芎 30g，荆芥炭 6g，山茱萸 15g，葛根 30g，炒酸枣仁 20g。14 剂。病人为外地人，2 年后因反流性食管炎复诊，自述服上方后头痛已改善。

原按 病人素为血虚肝旺体质，后因手术，更伤气血，治仍驯龙汤，补肝潜阳。病人头痛部位为少阳、太阳、厥阴经所过，故方中加入黄芩、葛根以引经；

出现的下腹胀痛，为血虚无以养肝、肝旺克脾所致，故在柔肝药物的基础上配合白术、木香二药以安脾止痛；失眠为血虚不藏神导致，故加山茱萸、酸枣仁养血安神。[翟昌明，雷超芳，马重阳，等.王庆国教授应用驯龙汤治疗血虚肝旺型头风经验.环球中医药，2018，11（11）：1719-1721.]

案3 头痛（王庆国医案）

某某，女，45岁。2015年6月9日初诊。病人1个月来头痛，月经前稍舒，经后加重，午后痛甚，自睛明穴至太阳穴处，连及后头痛，止痛药乏效。病人近日血压不稳，伴心率加快、胸闷、乏力，眠可，舌淡有齿痕，左脉滑、右脉弦滑。诊为血虚肝阳上亢。方以驯龙汤加减：当归10g，白芍30g，川芎30g，熟地黄15g，党参10g，太子参10g，北沙参10g，葛根30g，柴胡15g，羌活10g，藁本10g，黄芩15g，桑寄生30g，水牛角丝20g，菊花10g，白芷5g，钩藤30g，薄荷5g。7剂。

2015年6月16日复诊：头痛症减，但仍时有胀痛，上周胸闷3～4次，舌脉同前。上方加黄芪15g、牛膝10g，继服10剂。

2015年7月7日三诊：经期头痛甚，痛经，小腹喜暖。上方加制附子10g、细辛5g，14剂。后随访头痛缓解。

原按 本案病人在阴虚肝旺的基础上，兼见宗气不足。病人头痛涉及太阳、阳明、少阳三经，故王师在驯龙汤的基础上加入葛根、柴胡、黄芩、羌活、藁本以散三经之邪。"宗气积于胸中，出于喉咙，以贯心脉而行呼吸"，宗气不足则胸闷、乏力、血压不稳、心率增快，故加党参、太子参、北沙参平补气阴。二诊加入黄芪补气行气，牛膝以引火下行。三诊时病人经至，自述痛经喜暖，故知其胞宫有寒，加附子、细辛，辛温通络止痛。值得注意的是，此类头风以女性病人多见。盖妇人以肝为先天，以血为本。妇女的生理特性及其经、带、胎、产、乳等生理功能，均与肝气、肝血有着密不可分的关系，其阴血亏虚易耗，导致机体不足于血，偏旺于气。此即《灵枢·五音五味》所云"妇人之生，有余于气，不足于血"。临床上因血虚肝旺导致头痛的女性病人屡见不鲜。[翟昌明，雷超芳，马重阳，等.王庆国教授应用驯龙汤治疗血虚肝旺型头风经验.环球中医药，2018，11（11）：1719-1721.]

方剂速记歌诀

驯龙头风养血先，归芍地枣独断添。

沉香龙齿羚珠母，钩藤菊薄可平肝。

延年半夏汤 41

【来源】

延年半夏汤，载于唐·王焘《外台秘要》第十二卷。

【组成】

半夏（洗）三两　生姜四两　桔梗二两　吴茱萸二两　前胡三两　鳖甲（炙）三两
枳实（炙）二两　人参一两　槟榔子（打破）十四枚

【用法】

上九味，切，以水九升，煮取二升七合，去滓，分温三服，如人行八九里久。
忌猪羊肉、饧、苋菜等。

【功效】

散寒温中，理气消积。

【主治】

主腹内左肋疝癖硬急、气满不能食、胸背痛者方。

【方解】

半夏降逆、消痞、散结以顺气，槟榔破积、降气行滞，桔梗、前胡宣降气机，
四药共奏疏理气机之效，以复胃腑通降功能。吴茱萸温中散寒，治疗寒郁中焦、
脘腹冷痛；生姜温中散寒、和胃止呕；人参温补元气以固本，三药合用扶中焦正
气、祛凝结寒邪。枳实消积导滞；鳖甲软坚散结，主治胁下坚硬。

【名医经验】

临证可运用本方治疗胃痛，无论新久，辨证属虚寒、气滞、有积者疗效均佳，且对于虚寒证见效之快或优于理中汤。虚寒症见：胃痛，胃喜暖怕凉，脘痞腹胀，身困，乏力，大便溏，舌淡红、苔薄白，脉或细或濡；伴气滞者可见嗳气频作，胃脘或伴胁肋部胀闷不舒，脉或弦或滞。在治疗胃痛病时，其临床应用指征可参考日本《汉法医典》所载：①凡见胃部时有剧烈之疼痛者，且疼痛往往波及于左侧胸部及肩胛部；②凡见病人喜屈其上体抵压疼痛之部位，以冀图减轻疼痛者；③疼痛时发时止者；④多嗳气欠伸，呕吐后疼痛可缓解者。均可投用本方。

【临床应用】

案 1　咳喘（岳美中医案）

萧某，女，42 岁，唐山人。夙有支气管喘息宿疾，其时复发甚剧，持续 20 余日，昼夜迭进内服药及注射剂无效，濒于危殆。症见：突发性阵咳，咳则喘，咳喘作须 10 余分钟，咯黏液样白沫痰，至痰咯出而气道无阻始渐平息。但隔半小时或 1 小时咳喘又作，昼夜 20 余次，不能平卧，只以两手抵额，伏于枕上。其面目因头久垂而现浮肿象，其脉虚弱无力，无热，精神困惫，不欲睁眼，见医生至稍抬头即伏枕上，作喘息声。自云痛苦万状，不欲求生。惟左关浮细而弦，苔白腻。岳老据其现症、脉象及舌苔，姑投以延年半夏汤，不意服药后即能平卧，次日竟霍然而愈。

原按　此方令肝气和调、肺气顺降，则气机复常而咳喘平，正如庞安时所谓"故善治者，不治痰而治气，气顺则一身之津液亦顺矣"。对突发性阵咳作喘、痰带白沫、苔白腻，证属偏寒者，投之辄效。岳老以此方治疗支气管炎，多人皆验。
[李春生，杨磊. 岳美中教授治疗咳喘病经验. 中医函授通讯，1991，（2）：26-28.]

案 2　胃脘痛（岳美中医案）

罗某，男，53 岁。1988 年 10 月 8 日初诊。胃脘疼痛 9 年，加重 1 年。白昼隐痛可忍，午后渐剧，痛如刀割而汗出肢冷，约至子时自缓。每天如是，无有间断。久服温中暖下、活血理气诸剂不效。诊其舌小色淡、苔薄白，脉濡软带弦。

投延年半夏汤去生姜；加干姜 12g，肉桂、当归各 6g。嘱煎 2 次，各取 300mL，然后混匀。于中午 11 时、下午 3 时及 6 时各服 200mL。服药 2 天后，疼痛基本缓解。遂守法不更，原方续进 4 剂。药尽痼疾霍然。[张建明．岳美中经验应用举隅．北京中医，1991，（3）：4.]

案3　胃脘痛（张磊医案）

崔某，女，46 岁，郑州市人。1997 年 7 月 18 日以胃脘疼痛半年为主诉初诊。1997 年初，因食物过多，致胃脘不舒，饭前隐痛，饭后胀痛，泛酸，食欲可，大小便正常，舌质红、苔薄白，脉沉弱。胃镜示：出血性胃底胃炎。诊断为胃痛，证属中虚不运、内有停积、气机不畅。治以健脾化积、调畅气机。用延年半夏汤加减：半夏 12g，槟榔 6g，鳖甲 9g，炒枳壳 6g，桔梗 3g，前胡 6g，党参 6g，吴茱萸 5g，延胡索 10g，煅乌贼骨 10g，黄连 2g。生姜 3 片为引。6 剂，水煎服。

1997 年 7 月 25 日复诊：服上方后胃痛基本消失，但感胃胀不适，多于食后加重，舌脉同前。照上方加鸡内金 6g，党参改为 10g。6 剂，水煎服。

1997 年 8 月 2 日三诊：自述药后痊愈，欲巩固治疗。[孙玉信，张登峰．张磊治疗胃痛的经验．北京针灸骨伤学院学报，2000，7（2）：30-32.]

方剂速记歌诀

延年半夏吴萸姜，人参温中散寒凉。

理气消积软坚癖，鳖甲前桔枳槟榔。

阳和汤 42

【来源】

阳和汤，源于清·王洪绪《外科证治全生集》。

【组成】

熟地一两　肉桂（去皮，研粉）一钱　麻黄五分　鹿角胶三钱　白芥子二钱　姜炭五分　生甘草一钱

【用法】

水煎服。

【功效】

温阳补血，散寒通滞。

【主治】

阳虚寒凝而成之流注、阴疽、脱疽、鹤膝风、石疽、贴骨疽等漫肿无头、平塌白陷、皮色不变、酸痛无热、口不渴、舌淡苔白者。

【方解】

方中麻黄味辛性温，辛温宣散，用以发越阳气，解皮表之寒邪；炮姜、肉桂辛热，以除寒凝；白芥子辛温宣通，温化寒痰；熟地黄、鹿角胶温补精血，与白芥子、麻黄合用，使其补而不滞；甘草调和诸药。全方补血温阳，散寒通滞。方简力宏但不剧烈，犹如阳光之温煦，徐徐照来，通达全身，寒散亦不伤阴，此即

"阳和"之意。

【名医经验】

阳和汤原是治疗阴疽的名方，而现在的临床应用已非常广泛。国医大师许润三教授认为，阳和汤可温补营血不足，解散阴凝寒痰，不仅可用于治疗阴疽等外科疾病，只要抓住其"阳虚寒凝"的病机，随证加减，也可用于其他疾病。女子若肾阴阳失调、阳虚血弱，痰湿之邪内生或外感寒湿，致寒湿痰瘀相因为患，阻滞经络造成血脉不通、血行不畅、气血失和、血不荣经所致阳虚寒凝，属本虚标实之证，此时应用阳和汤为基础，加减化裁治疗。[杨舫. 许润三教授古方新用治疗盆腔炎性疾病后遗症. 中日友好医院学报，2019, 33（4）：250-251.]

蒋士卿教授认为，阳和汤的主要功效是温补肾阳，肾阳为一身元阳之本，在诸阳中居于主导地位，故选用阳和汤温补肾阳为治疗基本大法，重用阳和汤为基本方加减治疗软组织肉瘤，疗效显著。[徐鑫，王赛，张孟哲，等. 蒋士卿教授重用阳和汤治疗软组织肉瘤经验. 中医学报，2016, 31（3）：319-321.]

【临床应用】

案1 盆腔粘连症（许润三医案）

某某，35 岁，孕 0（G0）。就诊日期：2007 年 3 月 27 日。诊断：西医：盆腔炎性包块，盆腔粘连症；中医：癥瘕，妇人腹痛（阳虚兼湿瘀型）。主诉：下腹痛 15 年，加重 4 天。曾被诊断为肠易激综合征。半年前因腹痛、发热于外院行盆腔脓肿手术，术中发现盆腔严重粘连。术后下腹痛无明显缓解。20 天前因劳累、受凉后盆腔炎急性发作，抗炎治疗后好转。近 4 天月经来潮，量可，下腹隐痛，伴下坠感，少食即腹胀，喜温，食欲差，睡眠差，多梦，大便溏、每日 3～4 次，排便时腹痛。舌淡胖、边有瘀点，苔白腻，脉细。月经基本规律。查体：面色淡白，弓背抱腹，步履缓慢，左下腹压痛（+），无反跳痛及肌紧张。妇科检查：左附件区可触及一大小约 6cm×4cm 包块，质韧，压痛（+）；右附件增厚，轻压痛（+）。B 超：左附件区囊性包块，大小 5.6cm×4.6cm。请西医妇科医师会诊，考虑有严重盆腔粘连症，半年内盆腔脓肿手术史，术后盆腔疼痛无明显改善，目前盆腔包块炎性可能性大，暂时不考虑再次手术，建议保守治疗。方药：阳和汤加减。处方：鹿角霜 10g，肉桂 6g，麻黄 10g，炮姜 6g，熟地黄 20g，白芥子 10g，生甘草 10g，细辛 3g，皂角刺 10g，莪术 20g，蒲公英 20g，生黄芪 30g，黄酒 50g。14 剂后复诊，下腹痛减轻，饮食睡眠改善，大便次数仍多，觉咽干，口唇起疱疹。将上方麻黄减为 6g，加炒白术 30g、泽泻 10g。14 剂后复诊，笑逐颜开，气色有红润之象，走路轻便，下腹痛明显好转，软便、每日 1～3 次，排便痛亦明显缓解。嘱续服 1 个月，症状基本稳定，仅走路较久或月经来潮前稍觉下腹痛。复查 B 超，盆腔包块 4.6cm×3.3cm，较前有所缩小。

原按 阳和汤出自《外科全生集》，用于阴疽属阳虚寒凝证。方中熟地（君药）温补营血，鹿角填精补髓，肉桂、炮姜温阳通脉，白芥子温散寒痰，麻黄开腠理以达表。诸药合用，使气血旺盛，阳气通达，余邪得出，阴凝自散。许老经验：常在原方基础上加生黄芪、当归、皂角刺、莪术等，或与失笑散、少腹逐瘀汤等合用化裁，用治阳虚寒凝、痰湿瘀结型盆腔包块、输卵管积水、盆腔积液等引起的下腹痛。常用鹿角霜代替鹿角胶，前者"温通"作用更强；常加细辛以散经络之寒。输卵管积水可加穿山甲、马鞭草等以增消瘀化痰通络之力。［李仁杰，经燕．许润三教授运用补法治疗慢性盆腔疼痛经验．中华中医药杂志，2007，22（12）：860–862.］

案 2 盆腔炎性包块（许润三医案）

李某，23 岁，孕 0 产 0。初诊：2018 年 3 月 27 日。主诉：下腹痛 1 年，加重 4 天。现病史：病人 1 年前因急性下腹疼痛于外院行腹腔镜下盆腔脓肿手术，术中发现盆腔严重粘连，术后下腹痛有所缓解，但仍时有反复。近 4 天月经来潮，受寒后，量可，下腹隐痛发作，伴下坠感，少食即腹胀，喜温，食欲差，睡眠差，多梦，大便溏、3～4 次/日，排便时腹痛。舌淡胖、边有瘀点，苔白腻，脉细。查体：面色淡白，弓背抱腹，步履缓慢，左下腹压痛（+），无反跳痛及肌紧张。妇科检查：左附件区可触及一大小约 6cm×4cm 包块，质韧，压痛（+）；右附件增厚，轻压痛（+）。盆腔 B 超：左附件区见囊性包块，大小为 5.6cm×4.6cm。既往史：1 年前曾于我院妇产科行腹腔镜下盆腔脓肿手术。西医诊断：①盆腔炎性包块；

②盆腔术后。中医诊断：①癥瘕；②妇人腹痛。中医辨证：阳虚兼湿瘀。处方：阳和汤加味。用药：熟地黄20g，鹿角霜10g，肉桂6g，麻黄10g，炮姜6g，白芥子10g，生甘草10g，细辛3g，皂角刺10g，莪术20g，蒲公英20g，生黄芪30g，黄酒1两。14剂后复诊，下腹痛减轻，饮食睡眠改善，大便次数仍多，觉咽干、口唇起疱疹，将上方麻黄减为6g，改炒白术30g、泽泻10g。14剂后复诊，病人步入门诊，气色有红润之象，走路轻便，下腹痛明显好转，软便、1~3次/日，排便痛亦明显缓解。嘱续服1个月，症状基本稳定，仅走路较久或月经来潮前稍觉下腹痛。复查B超，盆腔包块4.6cm×3.3cm，较前有所缩小。后改方为桂枝茯苓丸加减善后，1年后复诊，B超提示盆腔包块2.3cm×2.5cm。

原按 对于盆腔脓肿的治疗，多数医家以清热解毒排脓为主，选用大柴胡汤、仙方活命饮、薏苡附子败酱散、大黄牡丹皮汤等，以凉药偏多。但针对该病人下腹坠痛、少食即胀、喜温、便溏、舌淡胖、边有瘀点、苔白腻、脉细、面色淡白等，辨证属阳虚血滞。许老独辟蹊径，采用阳和汤这一治疗阴疽名方，法温通活血养血、健脾利湿、调养奇经，在大队的温补药物基础上，仅用蒲公英一味清解之药加入方中，却能在短时间内取得独特疗效。[杨舫.许润三教授古方新用治疗盆腔炎性疾病后遗症.中日友好医院学报，2019，33（4）：250-251.]

案3 脂肪肉瘤（蒋士卿医案）

张某，男，59岁。2014年5月26日初诊。腹腔脂肪肉瘤手术4次，术后复发。现症见：畏冷，入眠难，纳呆，舌暗、苔白腻，舌下静脉轻度曲张，脉细。辨证为阳虚瘀结之证。治宜温阳化瘀、散结消瘤。处方：熟地黄30g，鹿角胶（烊化）30g，麻黄10g，炒白芥子20g，干姜12g，肉桂10g，甘草6g，砂仁（后下）15g，白花蛇舌草30g，半枝莲30g，盐黄柏20g，夜交藤30g，浙贝母30g，土茯苓50g，莪术20g，大蜈蚣粉（冲服）3g。20剂，配合小金胶囊等中成药口服。同时疏导病人紧张、焦虑等不良情绪，并嘱病人忌吃生冷、油腻之物，宜吃羊肉等温性食物，另外可多吃核桃、香菇等坚果类、菌类食物；按时休息，勿熬夜。

2014年6月23日二诊：病人服上药后无不适，已不畏冷，仍入眠困难。加酸枣仁30g，20剂继服。后病人间断来诊，仍以阳和汤为基本方加减服用，未诉明显不适。

原按　病人阳虚症状较为明显，兼有瘀滞，并且病程较长，加之年纪较大，故在体内瘀滞也较重，易发多种肿瘤。方中阳和汤为本方之主方，功在温补肾阳；浙贝母、土茯苓、莪术、蜈蚣粉合用共奏化痰祛瘀散结之功；瘀滞日久又易化热，加白花蛇舌草及半枝莲既抗肿瘤，又解肿瘤之"癌毒"；方中熟地黄、鹿角胶量大易滋腻脾胃，加砂仁化浊和胃；病人入眠难，乃瘀滞日久致阴亏阳亢之象，故在方中酌加封髓丹（盐黄柏、砂仁、甘草）滋阴降火，酸枣仁、夜交藤养心安神。全方配伍严谨，用药合理，同时又注重情志疏导和日常饮食调理，故效果明显，疗效满意。［徐鑫，王赛，张孟哲，等.蒋士卿教授重用阳和汤治疗软组织肉瘤经验.中医学报，2016，31（3）：319–321.］

方剂速记歌诀

阳和汤法解寒凝，贴骨流注鹤膝风。
熟地鹿胶姜炭桂，麻黄白芥甘草从。

抑肝散 43

【来源】

抑肝散，源于明·薛铠《保婴撮要·卷一》。以蜜和丸，又名抑青丸。

【组成】

软柴胡五分　甘草五分　川芎八分　当归一钱　白术一钱　炒茯苓一钱　钩藤钩一钱

【用法】

上水煎，子母同服。

【功效】

抑肝健脾，清热解痉。

【主治】

肝经虚热发搐，或痰热咬牙，或惊悸寒热，或木乘土而呕吐痰涎、腹胀少食、睡卧不安。

【方解】

钩藤清热平肝，息风止痉；柴胡疏肝解郁，和解清热；肝气有余则肝血不足，故用当归养血柔肝；川芎活血行气；肝木为病，易剋犯脾土，故应实土而防木侮，故用茯苓、白术、甘草培补脾土，淡渗利湿；甘草有缓急并助钩藤止痉之功。7 味合用，则肝血得养，脾土得补，肝气得疏，并能息风镇痉，则诸症悉愈。

【名医经验】

此方经后人加半夏、陈皮可养血疏肝，和胃化痰尤有显效，用于治疗肝胃同病而偏于痰湿盛者，用于神经过敏、喜怒、急躁、兴奋失眠者亦有良效。抑肝散虽名抑肝，实起疏肝、养肝之效。岳美中岳老临床应用抓住"肝虚"这一关键，加半夏、陈皮可治疗肝虚之神经衰弱、肝肿大，加息风止痉药、祛痰药如僵蚕、瓜蒌、枳壳治疗肝胆违和、痰瘀客脑之创伤应激障碍。

【临床应用】

案 1　神经衰弱（岳美中医案）

一老年女性，患神经衰弱，睡眠很差，伴头痛，咳嗽，吐清痰，脉象沉弦。此属肝血不足、体弱用强、凌犯脾胃，致健运失司、痰湿内生，循胃之大络上扰神明，即《素问·逆调论》所得"胃不和则卧不安"者是也。投以抑肝散加减：半夏 9g，橘红 10g，甘草 9g，当归 15g，川芎 10g，柴胡 15g，白术 24g，钩藤 15g。服之即能入眠。[卢祥之主编. 国医圣手岳美中经验良方赏析. 北京：人民军医出版社，2013：126.]

案 2　肝肿大（岳美中医案）

宋某，女，56 岁，干部。自 1956 年起患慢性肝炎，肝功能不正常，肝大、肋下 4～8cm，17 年来屡治未效，于 1972 年 8 月来诊。切其脉左关浮弦，视其舌苔白润、舌边不红绛，是肝阳虚衰之候，以致寒湿凝滞于肝脏，不能自行化解。而前者又多服苦寒解毒之药，不仅泛而无当，不中病情，反而寒凉助长寒湿，故使肝大久久不愈。又肝为血脏，有瘀血久积，以致肝大者甚多，投以活血化瘀，则逐渐缓解而消，但此证脉不涩、舌边不紫绛、胁无刺痛感，瘀血证不具，投祛痰药亦无的放矢。既属肝阳虚，治宜用逍遥散加味，但嫌方中芍药微寒性阴，有碍阳虚，不如抑肝散以川芎易白芍，有化解肝郁之作用，因投予加味抑肝散作汤用。处方：当归身 9g，川芎 6g，钩藤 9g，柴胡 9g，白术 9g，茯苓 9g，清半夏 9g，橘红 6g，炙甘草 4.5g。水煎服。病人服药 27 剂后，症状好转，肝大见缩小，又按原方续服 20 剂，肝功能恢复正常，肝已不肿大。[卢祥之主编. 国医圣手岳美中经验良方

赏析. 北京：人民军医出版社，2013：126.]

案3 创伤后应激障碍（岳美中医案）

龚某某，女，9 岁。1990 年 2 月 11 日初诊。约 1 个月前在放学返家途中卒遭狗咬，经治后伤口愈合，但遗惊恐，休作无时。发则身僵手握目吊气憋，旁人呼之不应而但见摇头，历时 5～10 分钟后渐缓，终以一声长叹继出哭声而解，昼夜发作 2～6 次。经多项检查，西医明确除外癫痫。刻诊：面隐青色，神情呆滞，胆怯畏缩。舌尖红而散见芒刺，苔薄黄微腻，脉细弦带滑。证系肝胆违和，心火偏亢，痰瘀客脑，魂魄无主。施抑肝散去白术，加辰灯蕊、黄连、僵蚕各 2g，瓜蒌、枳壳各 3g，琥珀 2g（分吞）。5 剂病愈，改服温胆汤善后，随访迄今证未发。[张建明. 岳美中经验应用举隅. 北京中医，1991，（3）：4.]

案4 顽固性失眠（矢数道明医案）

某某，女，66 岁。主诉：失眠，不论白天夜晚均难入睡，甚至出现歇斯底里症状。病人体瘦，急躁，遇事不顺心欲泣。诊之心下部与季肋下部硬如石，脐两侧有明显抵抗和压痛，腹部大动脉搏动亢进。经治疗毫无效果。病人意欲速死而不愿生。诊时悲泣不止。拟穷途一策给予抑肝散加陈皮、半夏。其虽无本方之典型腹痛，但据脐旁之动悸而投此方。服后夜遂能安，食量亦增，心下部之石硬已软，脐旁与脐下之抵抗压痛也已减轻。[卢祥之编著. 名中医治病绝招续编. 北京：中国医药科技出版社，1989：90.]

方剂速记歌诀

抑肝散方出保婴，抑肝健脾虚热清。
苓术归芎柴钩草，发搐平肝更解痉。

益黄散 44

【来源】

益黄散，源于宋·钱乙《小儿药证直诀》，又名补脾散。

【组成】

陈皮一两　丁香（一方用木香）二钱　诃子　青皮　甘草各五钱

【用法】

上为末，三岁儿一钱半，水半盏，煎三分，食前服。

【功效】

温中止泻，理气和中。

【主治】

脾胃虚弱，腹痛泄痢，不思乳食，神倦面黄，疳积腹大身瘦。

【方解】

本方在《小儿药证直诀》治脾胃虚弱，及治脾疳。方由陈皮、青皮、丁香（一方用木香）、煨诃子、甘草组成。主治小儿脾胃虚弱、寒湿不化之呕吐泄泻。方中青皮、陈皮理气燥湿，专理肝脾宿蕴；丁香温中止呕；诃子涩肠止泻，消痰下气；甘草益气和中。共奏理气温中、止呕止泻之效。

【名医经验】

本方在《小儿药证直诀》中治脾胃虚弱，及治脾疳。方由陈皮、青皮、丁香（一方用木香）、煨诃子、甘草组成。主治小儿脾胃虚弱、寒湿不化之呕吐泄泻。方中青皮、陈皮理气燥湿，丁香温中止呕，甘草益气和中，共奏理气温中、止呕止泻之效。董廷瑶先生对小儿因脾胃虚寒所致的呕吐泄泻，以益黄散为主，化裁治疗，用之辄效。若虚寒较显者，合理中；夜间哭闹者，加钩藤、龙齿；气滞腹满者，加枳壳、木香；兼夹热象者，加川黄连、制大黄等。[钱正修.董廷瑶先生对钱乙方的运用经验.中医药研究杂志，1985，（2）：17-18.]

【临床应用】

小儿泄泻（董廷瑶医案）

虞某某，男，9个月。1982年9月15日一诊。半年来，咳嗽痰多，夜间咳甚，大便泄泻、日下四五次、状如水样，纳食呆滞，面色萎黄，低热不清（37.8℃），小溲尚长，舌苔白薄腻。肺虚脾弱，中焦寒湿，病情复杂。先拟钱氏益黄散加味：陈皮3g，丁香1.5g（后下），煨诃子6g，青皮6g，煨木香3g，焦白术9g，生甘草3g，炮姜1.5g。5剂。

9月22日二诊：低热退净，便泄已和，咳嗽痰多，胃口不开。脾气初复，痰湿未尽。治以化痰止咳，二陈汤加百部、紫菀等。5剂而愈。

原按 该例为脾肺两虚之证。盖土为金母，脾土不健，肺虚难复，近又泄泻水样，故先以益黄散温化寒湿、理气止泻。加白术、炮姜加强温中健脾之力。药后脾土得健，泄泻得止，再治痰咳，则肺气易复，此亦补土生金之意也。病情虽复杂，但用药得法，亦应手得效。[钱正修.董廷瑶先生对钱乙方的运用经验.中医药研究杂志，1985，（2）：17-18.]

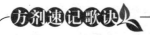
方剂速记歌诀

益黄散内用青陈，诃子丁香炙草伦。

脾土虚衰成泄泻，和脾调气效堪珍。

益母胜金丹 45

【来源】

益母胜金丹，源于清·程国彭《医学心悟》卷五。

【组成】

大熟地（砂仁酒拌，九蒸九晒）四两　当归（酒蒸）四两　白芍（酒炒）三两　川芎（酒蒸）一两五钱　丹参（酒蒸）三两　茺蔚子（酒蒸）四两　香附（醋、酒、姜汁、盐水各炒一两）四两　白术（陈土炒）四两

【用法】

以益母草八两、酒水各半熬膏，和炼蜜为丸，每早开水下四钱。血热者，加丹皮、生地各二两；血寒者，加厚肉桂五钱。若不寒不热，只照本方。

【功效】

养血活血，调经益肾。

【主治】

月经不调，室女经闭成损。

【方解】

本方在四物汤基础上加味。方中当归、白芍、川芎、熟地、丹参养血活血又补血虚；益母草、茺蔚子活血调经；佐以白术健脾，益其生化之源；香附疏肝。气行而血流畅，全方补而不滞，养血之力益彰，寒热并调，攻补相寓，气血兼顾。

【名医经验】

全国名老中医耿开仪称此方为妇科调经第一方，因全方平和，久服有效。临床应用本方治疗月经不调可见月经量少色淡等精血匮乏之象，周期或前或后。耿老亦常将此方用于闭经通后之调理。临床加减亦用于各证型之月经病，虚甚以补虚为主，实甚以攻实为主，随其寒热而增损化裁。《医学心悟·求嗣》曰："大抵先期而至，此血热也，益母胜金丹加生地黄、牡丹皮主之；若后期而至，此血寒也，益母胜金丹加肉桂主之；若将行腹痛，是气滞也，更加顺气之药；若气血两亏，既用前方减香附一半，加人参、黄芪、紫河车、茯神、远志之属。"[董其虎，李文清，耿开仪，等.名老中医耿开仪治疗闭经临床经验.光明中医，2019，34（9）：1331–1333.]

【临床应用】

案1　不孕（刘云鹏医案）

吴某，女，30岁。病人结婚6年未孕。月经周期为28～30天，每次经来量少，色淡红，面黄体弱，心悸少寐，纳食差，白带质稀，舌淡苔薄，脉沉弱。拟养血活血、调经种子为法，方以益母胜金丹加味：当归、白芍、川芎、熟地、白术、茺蔚子各9g，香附、益母草各12g，丹参、党参各15g。6剂，水煎服。药后上症好转，带下量少，月经来潮量多，舌脉如上。以益母胜金丹合五子丸化裁，服药10剂。精神好转，随即停经，诊为"早孕"，此后胎孕正常，足月顺产。

原按　精血匮乏、冲任失养之不孕，常见于久婚的妇女。临床表现出月经愆期、量少色淡、面色不泽、腰酸腿软、舌淡苔薄、脉细无力等症。刘老喜用益母胜金丹合五子丸。全方有养血填精、调经种子的功效，使肾精充盛、肝血得养、气血通调，自能孕育。若肾阳不足，见畏寒肢冷、性欲淡漠、小便清长、大便不实者，可加淫羊藿、仙茅、补骨脂各9g，巴戟天15g以温暖胞宫；偏于肝血不足，夹有肝气不舒者，于上方去五子丸加柴胡9g以疏肝解郁；夹热者可加生地、牡丹皮各9g以清热凉血；脾虚者加党参12g以益气健脾。[胡文金.刘云鹏治疗不孕症的经验.湖北中医杂志，1990，（1）：4.]

案2 闭经（耿开仪医案）

吕某，女，42岁，教师，已婚。2018年4月23日初诊。主诉：闭经半年余。病史：病人闭经半年余，面部晦暗，时感腰酸，自觉乏力，偶有乳胀，无潮热、盗汗，舌淡，脉细弱无力，大小便正常。既往月经3～5/30～60天，量偏少，无痛经史。孕产史：1-0-0-1。彩超（2018年3月25日）：子宫大小48mm×45mm×34mm，肌壁回声不均匀，前壁肌壁间见散在低回声；子宫内膜4.0mm，内膜回声均匀；右卵巢AFC=2枚，左卵巢AFC=0枚。予性激素检查示：$E_2$41.25pg/mL，FSH81.84 IU/L，LH52.57mIU/mL。考虑中医诊断：闭经，肝肾两虚证。治以补益肝肾。方药：酒当归15g，白芍10g，山药15g，熟地黄24g，牡丹皮12g，茯苓12g，酒山茱萸12g，续断12g，菟丝子20g，鹿角片12g，枸杞子15g，红花5g。服上方7剂后自诉少量阴道流血1次，无下腹痛，时有乳胀。原方加醋柴胡6g，香附15g，青皮6g。方药加减服用30余剂后，于6月3日月经来潮，量中等，色鲜红，乳胀较前明显减轻。月经第3天行性激素三项检查示：$E_2$88.62pg/mL，FSH18.51IU/L，LH11.26mIU/mL。予益母胜金丹加味养血调经：熟地黄20g，当归20g，炒白芍15g，川芎6g，牛膝10g，麸炒白术15g，醋香附15g，丹参15g，茺蔚子15g，益母草30g，生地黄15g，菟丝子20g，泽兰15g。现已服药20余天，于6月25日月经来潮，量中等，无明显不适。

原按 病人年逾40，《黄帝内经》云："五七，阳明脉衰，面始焦，发始坠；六七，三阳脉衰于上，面皆焦，发始白"，结合彩超及性激素检查结果，考虑病人卵巢功能已衰竭；病人面部晦暗、时感腰酸、自觉乏力，考虑病人精血不足；冲任不充，无血可下，发为闭经。辨证为肝肾两虚证。予归肾丸加味滋补肝肾为主，少佐以红花活血化瘀；病人兼有乳胀，予柴胡、香附、青皮疏肝理气。病人精血充足，则月事以时下，且病人性激素水平较前明显改善，卵巢功能已明显改善。经至后予益母胜金丹加味养血调经，攻补兼施，可收全功。[董其虎，李文清，耿开仪，等.名老中医耿开仪治疗闭经临床经验.光明中医，2019，34(9)：1331-1333.]

方剂速记歌诀

益母胜金有四物，茺蔚丹参术香附。

月经不调或前后，小腹隐痛经闭著。

毓麟珠 46

【来源】

毓麟珠，源于明·张介宾《景岳全书》卷五十一。

【组成】

人参　白术（土炒）　茯苓　芍药（酒炒）　杜仲（酒炒）　鹿角霜　川椒各二两　川芎　炙甘草各一两　当归　熟地黄（蒸捣）　菟丝子（制）各四两

【用法】

上为末，炼蜜丸，弹子大。每空心嚼服一二丸，用酒或白汤送下，或为小丸吞服亦可。

【功效】

气血双补，益肾健脾。

【主治】

妇人气血俱虚，经脉不调，或断续，或带浊，或腹痛，或腰酸，或饮食不甘，瘦弱不孕。

【方解】

《景岳全书》中记载："妇人血气俱虚，经脉不调，不受孕者，惟毓麟珠随宜加减用之最妙。"此方中菟丝子、鹿角霜、杜仲、熟地补肾强腰膝而益精髓，人参、白术、茯苓补气健脾，当归、白芍、川芎养血调经，川椒温督脉以扶阳，炙甘草调和诸药，全方共奏补气养血、益肾调经助孕之效。

【名医经验】

裴正学教授认为，不孕症治疗重点是温养肾气、调理肝气，使经调病除则胎孕可成，故常用毓麟珠加味治疗不孕。肾阳虚者用毓麟珠合金匮肾气丸加减；肾阳至虚、寒客胞中者，用毓麟珠合艾附暖宫丸；肾阴虚者用毓麟珠合六味地黄汤加减；肝郁用毓麟珠合逍遥散加减；肝郁脾虚者用毓麟珠合开郁种玉汤（当归、白芍、白术、茯苓、天花粉、牡丹皮、香附）加减；瘀血阻滞者用毓麟珠合少腹逐瘀汤加减；湿热下注者用毓麟珠合止带汤加减；肝经湿热下注者治宜泻肝清热除湿，方用毓麟珠合龙胆泻肝汤加苦参、黄连；湿浊偏甚者则用毓麟珠合萆薢渗湿汤加苍术、藿香。[祁琴．毓麟珠治疗不孕症经验．中国中医药报，2014-02-19（4）.]

【临床应用】

案1　不孕（裴正学医案）

李某，女，33岁。主诉：婚后3年未孕。该病人3年来未避孕仍未受孕，既往月经基本规律。半年来双侧小腹隐痛、坠痛不止，得热痛减，伴有腰部酸痛，劳累及经前加重，白带量多色白。平时手脚偏凉、畏寒，时有便秘。3年前曾人工流产2次。配偶生殖功能正常。排卵试纸监测排卵功能正常。当地医院B超查：右侧输卵管积水约4cm×3cm×2cm，左侧输卵管积水约5cm×6cm×5cm。当地医院建议手术，病人拒绝遂来求治。诊见舌质暗、苔白，脉沉紧。中医诊断：继发性不孕症，证属寒凝血瘀。治宜温经散寒、活血化瘀。处方：三棱15g，莪术15g，牡丹皮10g，肉桂6g，延胡索15g，乌药10g，当归20g，桃仁10g，红花10g，川芎10g，白芍15g，菟丝子10g，鹿角霜10g，杜仲10g，川椒10g，吴茱萸10g，茯苓12g。30剂，水煎服，日1剂。

二诊：腰痛、腹痛、手脚偏凉及便秘均较前减轻。B超检查：右侧输卵管积水已消失，左侧输卵管呈索条状增厚。白带仍偏多。舌质暗，脉沉涩。处方：前方改为吴茱萸20g、茯苓20g，改当归为山药20g，余同前方。

三诊：腰痛、腹痛症状明显减轻，白带较前减少，便秘缓解。复查 B 超：双侧输卵管积水消失。舌淡、苔白，脉沉。处方：党参 10g，白术 10g，茯苓 10g，当归 10g，川芎 10g，白芍 15g，菟丝子 15g，鹿角霜 10g，杜仲 10g，川椒 10g，延胡索 15g，乌药 20g，牡丹皮 10g，肉桂 6g，仙茅 15g，淫羊藿 20g。服药 1 个月后，输卵管造影检查：双侧输卵管通畅。次年六月剖宫产产下一女婴。［祁琴. 毓麟珠治疗不孕症经验. 中国中医药报，2014–02–19（4）.］

案 2　不孕案（裴正学医案）

李某，女，31 岁。主诉：结婚 5 年未孕。该病人结婚 5 年，未避孕而至今未孕。平素月经先后不定期，经量或多或少，色暗，有血块，无痛经，经前乳房胀痛，情绪烦躁，带下量少。月经周期 22～38 天，经期 3～4 天。曾行输卵管造影提示：输卵管通畅。夫妇抗精子抗体阴性，其丈夫行精液常规检查未见明显异常。查舌质淡暗、苔白，脉沉弱。行妇科检查未见明显异常。诊断：不孕症，证属肝气郁滞。治以疏肝解郁、调经。方药：柴胡 10g，当归 10g，川芎 10g，枳壳 15g，陈皮 6g，香附 10g，白芍 10g，青皮 10g，郁金 15g，瓜蒌 15g，淫羊藿 15g，路路通 15g，王不留行 15g，菟丝子 10g，鹿角霜 10g，杜仲 10g，川椒 10g。30 剂，水煎服，日 1 剂。

二诊：月经来潮，量中等，色暗红，血块减少，经前乳胀及烦躁症状消失，自觉手心烦热。查舌质淡暗、苔白，脉弦。方药：上方加桃仁 10g，红花 10g，牛膝 15g，女贞子 15g。30 剂，水煎服，日 1 剂。

三诊：月经来潮后 3 天，量增多，色红，无血块，经前无明显不适，现觉手心烦热，腰酸。查舌质红、苔白，脉沉弦。方药：上方加银柴胡 15g。30 剂，水煎服，日 1 剂。

四诊：月经周期基本调至正常，量中等，色红，经前无明显不适。查舌脉同前。因月经期、量、色、质基本调至正常，经期伴随症状缓解，故给予助孕治疗。方药：党参 10g，白术 10g，茯苓 10g，当归 10g，川芎 10g，白芍 15g，菟丝子 15g，鹿角胶（烊化）10g，杜仲 10g，川椒 10g，仙茅 15g，续断 10g，延胡索 10g，香附 10g，砂仁 6g，路路通 15g，通草 15g，淫羊藿 15g，川楝子 20g，巴戟天 10g。

30剂，水煎服，2日1剂。

五诊：已停经30天，自觉乳房稍胀。查舌质红、苔白，脉弦稍滑。行尿妊娠试验呈阳性。行超声检查示宫内可见妊娠囊，未见明显异常。诊断为早孕。嘱病人注意休息，禁房事。孕期顺利，次年顺产一男婴。

原按　裴老认为不孕症的辨证：首先依据月经的变化、带下病的轻重程度，其次依据全身症状及舌脉，进行综合分析，明确脏腑、气血、寒热、虚实，以指导治疗。治疗重点是温养肾气、调理肝气，使经调病除则胎孕可成。故临床常用毓麟珠，该药方出自《景岳全书》五十一卷，为治疗不孕症之专方。裴老在临床用之常随证加减合方，若肾阳虚者，治宜温肾助阳固精，方以毓麟珠合金匮肾气丸加减；若肾阳至虚，治宜温经散寒，方以毓麟珠合艾附暖宫丸；若肾阴虚者，治宜滋肾养血、调补冲任，方以毓麟珠合六味地黄汤加减；若肝郁者，治宜疏肝解郁理气，方以毓麟珠合逍遥散加减；若肝郁脾虚者，治宜疏肝理脾、养血调经，方用毓麟珠合开郁种玉汤加减；瘀血阻滞者，治宜活血化瘀、温经通络，方以毓麟珠合少腹逐瘀汤加减；湿热下注者，治宜清热解毒、利湿止带，方用毓麟珠合止带汤加减。［祁琴．毓麟珠治疗不孕症经验．中国中医药报，2014-02-19（4）.］

方剂速记歌诀

　　　　调经助孕毓麟珠，川椒鹿角可通督。

　　　　补肾强腰菟丝杜，气血双补八珍服。

援绝神丹 47

【来源】

援绝神丹，源于清·陈士铎《石室秘录》痢疾条。

【组成】

白芍二两　当归二两　枳壳二钱　槟榔二钱　甘草二钱　滑石末三钱　广木香一钱

莱菔子一钱

【用法】

水煎服。一剂轻，二剂止，三剂痊愈。

【功效】

养血行气。

【主治】

痢疾。凡人夏秋感热之气，患痢便血，一日间至百十次不止者。

【方解】

此方妙在用白芍、当归至二两之多，则肝血有余，不去制克脾土，则脾气有生发之机，自然大肠有传导之化；加之枳壳、槟榔、莱菔子，俱逐秽祛积之神药，尤能于补中用攻；而滑石、甘草、木香，调和于迟速之间，更能不疾不徐，使瘀滞尽下，而无内留之患也。

【名医经验】

窦金发主任医师认为："援绝神方的方药组合，甚是平常，但临床辨证施用，疗效确实可信。"窦老每见病下急迫、频频登厕，而又不似湿热毒邪壅盛之白头翁汤证者，辄投以本方，效如桴鼓。但此为急性病人，后来偶用于慢性腹泻病人，亦获满意效果。中医治疗慢性腹泻历来注重调理脾胃，同时辅以补肾、固涩等法，但临诊之际，往往有药证似乎合拍而疗效却不见著者，这种情况下若考虑本方，或有一得之助。[张弦，李妡玲主编.窦金发名老中医临证经验实录.北京：科学技术文献出版社，2018.]

【临床应用】

案1 慢性肠炎（窦金发医案）

秦某某，女，43岁，搬运工人。1971年2月来诊。腹泻2年多，逐渐加重，胃口不佳，饮食不思，头晕肢软，面黄肌瘦，而两下肢水肿、按之如泥，腹膨隆、击之如鼓，劳力丧失，已年余未能上班，大有"坐以待毙"之虑。曾积极延请中西医治疗，或小效，或不应。大便日3～4次或7～8次。无痢疾史。多次粪检大致正常，大便培养（－）。舌质淡胖，脉来沉弱。辨证为泄泻伤脾、久病及肾，一派阳虚气陷之象。处以补中益气合真武汤加减，3剂。不料药后反觉烦闷，腹胀泄泻加剧，即改以养脏汤，冀其温中祛寒、涩肠止泻。服药后寂无动静。后又叠投参苓白术散（汤）、升阳益胃汤等，均平平泛泛，一如既往。忽思援绝神方既可疗"患痢便血，一日至百次不止"之"危急"证，或可于此顽固之慢性腹泻亦能"援危"？立照原方未更，先予2剂试之，并嘱咐仔细煎熬，分3次温服。隔日病人来诊，喜形于色，云药后稍感腹内蠕动，反觉较前舒适，精神明显改善，泄泻大减。索原方5剂。再诊，大便已趋正常，下肢水肿消退，情绪乐观，与上方减芍、归为1/3量5剂。迄今病人康健，仍从事搬运工作。[张弦，李妡玲主编.窦金发名老中医临证经验实录.北京：科学技术文献出版社，2018.]

案2 慢性肠炎（窦金发医案）

曹某某，男，52岁，工人。腹泻30多年，稍受凉或啖进荤腥油腻食物则必泄泻如注，多年不敢进食鸡、鸭、肉汤之类。遍尝中西药迄今无小效，遂置之不理，只于饮食上倍加小心，但终不免溏泻时作、腹中雷鸣。每次剧发时，服药与否，都是五六天渐趋向愈，但不日又必举发。1972 年 5 月由"案 1"病人引来就诊。该次腹泻已 3 天，日行 4～5 次之多，大便呈稀水样或夹青菜等未消化食物，腹内鸣响，气窜作痛。饮食素来欠旺，近日更差，肢软乏力，舌无殊，脉沉。仿前例已验之法，用援绝神方，原方不动，只 3 服，应手霍然，之后，饮食渐旺，迄未复发。[张弦，李妩玲主编. 窦金发名老中医临证经验实录. 北京：科学技术文献出版社，2018.]

案 3　慢性细菌性痢疾（窦金发医案）

杨某某，男，38 岁，干部。腹痛腹泻 2 年余，大便 1 日 2～3 次或 4～5 次，坠滞不爽，有时强忍不去登厕亦可，但时有便意。2 年前有急性细菌性痢疾史，经治当时告愈，但不久复泻，治则少验，粪检或正常或见少量红白血丝。未作大便培养。饮食一般，精神尚可，舌暗红、苔薄白干涩、根部厚腻，脉沉带弦。1973 年 4 月 8 日来诊。认为病属慢性细菌性痢疾；证乃久泻伤中、肝强脾弱。治拟扶土抑木，痛泻要方加味：白术、陈皮、赤芍、防风、川黄连、煨木香、甘草。意为痛泻要方是治疗"痛泻"的有效方剂；改白芍为赤芍，习惯认为和血作用更强，病人舌暗红，当有瘀滞矣；甘草与芍药共成芍药甘草汤益能缓急止痛；香连（丸）为细菌性痢疾习选方。思忖所拟处方必切中肯綮，殊不知此乃一厢情愿，5 服之后，毫无反响，病情反有加剧之势，腹内拘急，虚坐努责。4 月 15 日复诊，遂用援绝神方 3 剂，怪哉，竟获显效，又续服十余剂而痊愈。[张弦，李妩玲主编. 窦金发名老中医临证经验实录. 北京：科学技术文献出版社，2018.]

案 4　慢性阿米巴痢疾（窦金发医案）

徐某某，男，44 岁，干部。自云十多岁时即患痢证，时愈时发，大便日行 1～2 次或 3～4 次，间或亦有数日不便者，曾粪检发现包囊体而诊断为慢性阿米巴痢疾，作病原治疗亦未能痊愈。感受寒湿、啖进油腻、劳累过度、情绪波动等都可为诱发因素。腹内拘急不舒，似痛非痛，发作时则腹痛明显，大便赤白相杂，里急后重。纳谷欠旺，头晕心烦。

2009 年 3 月 16 日初诊：舌质淡红、苔薄白干涩，脉沉带弦。辨证为"休息痢"；

乃久病气血亏虚，余邪稽留不去，脾胃输化无权。法拟健脾和血、理气化滞。用援绝神方加减：太子参 15g，赤芍 1g，当归 15g，花槟榔 15g，煨木香 5g，莱菔子 10g，六一散 15g，荆芥炭 5g。5 剂。

2009 年 3 月 21 日二诊：药后腹内轻松，精神食欲亦有改善。舌脉如故。原方 5 剂续进。

2009 年 3 月 26 日三诊：近来大便基本正常，腹内拘急感亦未再作，索原方而去。后来病人为巩固疗效，又服了十余剂。迄今年余，身健如常。

原按　援绝神方治疗慢性腹泻，其机制虽尚待进一步阐明，但如案 1、案 2 之慢性肠炎，案 3 慢性细菌性痢疾，案 4 慢性阿米巴性肠病等，异病同"方"，均获较满意效果则是确切的。或可如此诠释本方，"多虚者，急在正气，培之不早，临期无剂也"，慢性腹泻病人，正气多虚，虚则邪气易恋，留而不去，虚实夹杂，治当兼顾。本方祛积滞不用泻下攻邪峻剂，有余焰不用寒凉止血药品，而从中和之、理之、疏之，不偏不倚，因势利导，"不损伤正气，痢止身亦健"正是要着。重用芍药、当归养血和血、护固正气为主；枳、槟、菔子疏壅去积、令无所滞为辅；再加滑石淡渗，引湿热出于小便之中；木香理气，为舒急止痛要品；甘草甘缓，调和诸药。共成养血和络、理气止痛之功。另外，我们平日使用本方时，仍宗辨证论治原则，并非一见慢性腹泻则投，"原方不动"亦少有之，如芍、归常只用了原方的一半量；腹痛病人每与痛泻要方糅合；荆芥炭、艮花炭（编者注：即金银花炭）、羌活、熟大黄等亦常酌情选用。[张弦，李妩玲主编. 窦金发名老中医临证经验实录. 北京：科学技术文献出版社，2018.]

方剂速记歌诀

援绝神丹痢疾除，行气槟壳木香菔。
养血归芍十倍重，滑石甘草暑湿无。

赞育丹 48

【来源】

赞育丹,源于明·张介宾《景岳全书》卷五十一。

【组成】

熟地黄　白术各八两　当归　枸杞子　杜仲　仙茅　巴戟天　山茱萸　淫羊藿　肉苁蓉　韭子各四两　蛇床子　附子　肉桂各二两

【用法】

上炼蜜丸服。或加人参、鹿茸亦妙。

【功效】

补肾壮阳。

【主治】

男子阳痿精衰,虚寒无子。

【方解】

本方群集附子、肉桂、杜仲、仙茅、巴戟天、淫羊藿、肉苁蓉、韭菜子、蛇床子等大队辛热温肾壮阳之品以温壮元阳、补益命火;配以熟地、当归、枸杞子、山茱萸等填精补血、阴中求阳,制阳药之温燥;又有白术益气健脾,先后天并补。诸药配伍,共成温壮肾阳、填精补血之功。

【名医经验】

徐福松教授认为本方能补肾壮阳，有佐助生育之功效，故取《中庸》"赞天地之化育"语，命名为"赞育丹"，使肾气充足，命火得扶，性欲唤起，阳事坚举，则子嗣可望。赞育丹原是张景岳为男子阳痿精衰、虚寒无子所设方。现也多用于治疗男子阳痿、不育等。需要注意的是，肾为先天之本，既主生长发育，又主脏腑气化。因肾阳虚所致的多种疾病如心动过缓、抑郁症、再生障碍性贫血、席汉综合征皆可用赞育丹治疗。[谢正卿.赞育丹加减治肾阳虚阳痿 83 例.四川中医，1999（12）：24.][杜生梅，苏召才.赞育丹治疗席汉综合征.内蒙古中医药，1994（S1）：60—61.][徐福松.徐福松男科医案选.北京：人民卫生出版社，2011：213.]

【临床应用】

案 1　性欲减退（徐福松医案）

王某，男，32 岁。1988 年 12 月初诊。病人结婚 4 年不育，近年来渐渐阳物不举，直至性欲全无，伴畏寒肢冷、腰膝酸软、神疲乏力、不思饮食；尤以上午头晕身重，至夜神情清爽，小便清长频数、余沥不尽，大便时溏，舌红苔白，脉弦。拟诊为肾阳亏虚，治以赞育丹温肾壮阳。处方：肉桂 3g，熟地黄 12g，茯苓 10g，泽泻 10g，肉苁蓉 10g，鹿角霜 10g，怀山药 15g，制附子 15g，锁阳 10g。5 剂后诸症好转，原方再进 7 剂，诸症已除，性欲恢复，阳物已能勃起。

原按　本例肾气虚寒，命门火衰，性欲淡漠，作强无能，而致不育。故用生精赞育丹施治。按"赞育"两字，语出《中庸》"能尽物之性，则可以赞天地之化育；可以赞天地之化育，则可以与天地参矣"。赞，含帮助、佐助之意。由于本方能补肾壮阳，有佐助生育之功效，故取《中庸》"赞天地之化育"语，命名为"赞育丹"，使肾气充足，命火得扶，性欲唤起，阳事坚举，则子嗣可望。[徐福松.徐福松男科医案选.北京：人民卫生出版社，2011：213.]

案 2　心动过缓并阳痿（李寿庆医案）

某某，男，39 岁，个体。2009 年 11 月 5 日初诊。病人诉心悸烦躁 2 年余，渐伴阳事不举，神情紧张，情绪低落。曾就诊于北京多家医院，查 ECG：心动过缓，心率 40 次/分，伴右束支房室传导阻滞。自觉心悸、怔忡，胸闷气短，烦躁不安，多家医院多次诊断为"心动过缓"。曾用过麻黄素、生脉口服液、血府逐瘀口服液、炙甘草汤等药物治疗，自觉症状时轻时重。刻诊：心悸怔忡，胸闷烦躁，阳事不举，情绪低落，面色苍白，畏寒肢冷，腰痛乏力，耳鸣眩晕，睾丸潮湿冰冷，舌淡、苔白，脉沉细弱。ECG：心动过缓，心率每分 40 次，伴右束支传导阻滞。详询病情，方知其夫妻失和，心情痛苦，阳事不举，心胸烦闷。告知停用一切药物。四诊相参，脉症结合，辨证为"心悸、阳痿"之命门火衰证。治以温阳补肾，方用《景岳全书》赞育丹加减。组方：熟地 30g，肉桂 6g，制附子 10g（先煎），仙茅 15g，淫羊藿 30g，蛇床子 15g，巴戟天 15g，肉苁蓉 15g，韭菜子 15g，当归 15g，山茱萸 15g，枸杞子 15g，白术 15g，甘松 10g。日 1 剂，分 2 次服。守方服用 2 个月余。神情爽快，阳事尚可，心胸舒畅。ECG：心率 60 次/分，律齐。病人自己要求再服 2 周。

原按 《济生方·虚损》说：五劳七伤，真阳衰惫，固有之矣。故《外台秘要》说在治疗上多选用温肾壮阳、填精补髓之品。《景岳全书》："凡思虑焦劳、忧郁太过者，多致阳痿。惊恐不释者，宜用右归丸、赞育丹。"故凡思虑惊恐以致脾肾亏损而阳道痿者，必须培养心脾。而肾阳亏虚，不能温养心阳，心阳不振则振奋无力，故见心动过缓、惊悸、怔忡；心主阳气，肾为元阳，心肾相济，温煦五脏，若肾阳不足，心阳失温，心阳不振，不能推动血脉正常活动，心失所养，亦可见心悸、脉缓。《景岳全书·怔忡惊恐》认为怔忡由劳损所致者，临床表现为"心胸筑筑振动"，生动描述症状为"在上则浮撼于胸臆，在下则振动于脐旁。虚微动亦微，虚甚动亦甚"。凡属此者宜节欲、节劳，凡治此者速宜养精、滋培根本。本例迷恋酒色加之夫妻失和，渐致心悸、怔忡、脉缓、阳事不举。治以温阳补肾、固本扶阳，顽疾渐愈。[辛文华.李寿庆应用赞育丹验案.中国中医药报，2013-09-04（4）.]

案 3 抑郁症并阳痿（李寿庆医案）

某某，男，41 岁，干部。2010 年 6 月 6 日初诊。病人述患抑郁症 2 年余，曾反复于外地就诊，当地医院神经科、心理科均诊断其为"抑郁症"。屡服右佐匹克隆片、黛立新、多虑平以及中药逍遥散、越鞠丸、四逆散等方药，并经理疗、心理咨询治疗等，均未治愈。近来精神萎靡，神情呆钝，胡思乱想，悲伤欲死。刻诊：精神抑郁，神志呆滞，情绪低落，悲伤欲死，健忘失眠，阳事不举，面色㿠白，便溏溲清，舌淡胖、苔白，脉沉细。详询其痛苦，主要为阳痿 2 年余。通过四诊相参，辨证为"抑郁症、阳痿"之命门火衰证。治以温阳补肾，方用赞育丹加减。组方：熟地 30g，肉桂 6g，制附子 10g（先煎），仙茅 15g，淫羊藿 30g，蛇床子 15g，巴戟天 15g，肉苁蓉 15g，韭菜子 15g，当归 15g，山茱萸 15g，枸杞子 15g，白术 10g，甘松 10g。日 2 剂，分 2 次服。守方服用 90 余剂。随访获知健康如常人，生活积极向上，热爱家庭。

原按 本例久患抑郁症多服中西药，但自觉症状渐渐加重，已致悲伤欲死。李寿庆详询病史，方知阳事不举在前，长期抑郁在后，久而久之，心情苦闷，使病人丧失生活激情，消极萎靡，渐致抑郁，越是抑郁，越是阳事不举。焦虑、自卑、阳痿互为相伴，互为因果，恶性循环。中医学认为，肾为先天之本，人的正气主要靠肾阳、元阳；肾阳不能温煦心阳，心神失养，导致心主神明的能力下降，成为抑郁症发病的主要内在因素。而生活中的劳心、操劳、房劳以及七情刺激进一步耗伤人体的阳气，导致阳气不足，而出现抑郁、烦躁、懒、呆、低、下、忧、虑、恐、性事低下和众多机体状态不佳的现象，均符合中医学肾阳不足的病机。因此抑郁症以阳气为本、劳伤七情变化为标，故以温阳补肾、调理气机为主要原则。［辛文华. 李寿庆应用赞育丹验案. 中国中医药报，2013-09-04（4）.］

方剂速记歌诀

> 补肾壮阳赞育丹，桂附羊藿术二仙。
>
> 杜蓉蛇韭元阳济，杞萸地归阴精填。

竹叶汤 49

【来源】

竹叶汤，源于东汉·张仲景《金匮要略·妇人产后病脉证治第二十一》。

【组成】

竹叶一把　葛根三两　防风一两　桔梗一两　桂枝一两　人参一两　甘草一两　附
子一枚　大枣十五枚　生姜五两

【用法】

上十味，以水一斗，煮取二升半，分温三服。温覆使汗出。

【功效】

温阳益气，疏风解表。

【主治】

产后中风，发热，面正赤，喘而头痛。

【方解】

本方所治之证，属阳气不足、复感风邪所致。方中人参、附子温阳益气；竹
叶、葛根轻清宣泄；桂枝、桔梗、防风疏风解肌；甘草、生姜、大枣甘缓和中，
调和营卫。配合同用，既可扶正，又可散邪。

【名医经验】

国医大师唐祖宣认为，竹叶汤的实际功能远不限于仲景所论之"产后中风，发热，面正赤，喘而头痛"，临床中凡阳气虚弱、寒邪内侵之证，皆可以本方加减施治。掌握药物的煎服法，是提高疗效的关键。方中附子辛热有毒，先煎 15 分钟；再纳诸药，竹叶以后下为宜；三煎兑于一起，混匀，分四次服。内有蕴热、复感风寒等实热之证，则在本方禁忌之列。[许保华，唐丽. 唐祖宣老师运用竹叶汤的经验. 中原医刊，1989，（3）：36-37.]

【临床应用】

案 1　产后肿喘（林英藩医案）

余某某，女，29 岁，农民。多育子女，素体贫血阴虚，本次分娩先有面浮肢肿，产后加甚，遂至腹大脐凸，伴有发热咳嗽，喘逆气促，动则上冲晕厥。医药无效，抬来住院。体温 37.8℃，遍身高度浮肿，面色苍白，肌热神烦，脉弦浮虚数。血红蛋白 2.2g/L，红细胞 $1.03×10^{12}$/L，尿蛋白（++）。脉症合参，诊为：贫血；阴虚、心肾虚衰，兼表邪未解。按"标急则治标"，拟用金匮竹叶汤增减以祛风撤热。方用：带皮茯苓 15g，防风 4.5g，葛根 6g，桔梗 3g，淡竹叶 10g，干地黄 15g，黑豆 15g，泽兰 6g，桑叶、菊花各 4.5g。连投 3 剂，汗透遍身，寒热、咳喘、烦扰均减，夜静得睡，唯浮肿气逆仍在，疲乏不支。遂投养阴补血之方：生熟地各 10g，当归 6g，黑豆 15g，石枣 10g，带皮茯苓 15g，泽泻 10g，芝麻稿 15g，匏壳 30g，木香 2g。服药 1 周，浮肿诸症见退，精神良好，自以为痊愈，除夕夜起床更衣受凉，诸症复发，且腹痛泄泻交作，脉微弱无根。此为外邪初退，本体虚寒毕露，虽云更衣受凉，实则心肾阴阳两伤。凡虚人重病之后，每等意外机转变化，为我辈医家不可忽视，遂投真武汤温里扶阳建运法。方用：川熟附子 4.5g，炮姜 3g，炒白芍 4.5g，炒白术 6g，带皮茯苓 10g，肉桂 2g，炒党参 10g，并送人参养荣丸。2 剂症平。后以人参养荣丸调理 2 周，检查血红蛋白 91g/L，红细胞 $3×10^{12}$/L，病人食欲倍增，痊愈出院。[陈玲. 林英藩老中医用经方治妇产科病三案. 福建中医药，1986，（1）：50-51.]

案 2　肺痿（唐祖宣医案）

刘某某，男，55 岁。1987 年 11 月 14 日诊治。患肺结核已十余年，以抗结核药物对症治疗，病情时好时坏，服中药小柴胡汤、百合固金等方亦无明显效果，近日发热加重邀唐师治疗。症见：身体羸弱，面容虚浮，苍白无华，身困乏力，潮热盗汗，严重时衣被俱湿，发热恶寒，入夜尤甚，大便溏薄，小便清长，晨起微咳，舌质淡、苔薄黄、边有齿印，脉浮大无力。查体温 38.2℃，胸透示双肺肺结核。此属久病正虚，卫表不固，风寒内侵。治宜：温阳益气，解表散寒。方用：竹叶、炮附子、生姜各 10g，葛根、柴胡各 15g，桂枝、桔梗、防风各 12g，甘草6g，潞党参 15g，黄芪 30g，川贝母 10g，大枣 7 枚。服药 3 剂，汗出大减，体温降至 37.4℃。继服上方 15 剂，临床症状基本消少，体温降至正常范围。

原按　此方所治为肺痿日久、正气虚衰、卫外功能低下所致。临床辨证中常见：身体羸弱，低热绵绵，经久不愈，常自汗出，气喘声嘶，舌质淡无苔或苔薄白，脉沉细无力。唐师用此方治肺痿常加川贝母 9～12g；汗出酌加黄芪、人参，附子每用 6～9g。［许保华，唐丽．唐祖宣老师运用竹叶汤的经验．中原医刊，1989，（3）：36–37.］

案 3　痛痹（唐祖宣医案）

王某某，男，27 岁。1981 年 12 月 23 日诊治。身体素弱，3 年前因偶受风寒，医用发表之品而致汗出不止，此后经常感冒。1 个月前因气候骤变感寒，遂感身痛项强，肢体关节疼痛尤甚，双手屈伸不利，得热痛减，遇寒加重，在本地卫生院诊为风湿性关节炎，服消炎止痛及激素类药物无效，用解表散寒之中药效亦不显，求治于唐师。症见：形体消瘦，身体羸弱，面色萎黄，表情痛苦，常自汗出，身痛项强，肢体关节疼痛尤甚，得热痛减，遇寒加重。查体温 37.3℃，舌质淡、苔薄白，脉沉细数。实验室检查：血白细胞总数 $6.7×10^9$/L，中性粒细胞 0.7，淋巴细胞 0.29，酸性粒细胞 0.1，红细胞总数 $4.5×10^{12}$/L，血沉 37mm/h，血小板 $220×10^9$/L。此为风寒内侵，血脉凝滞。治宜：祛风解表，温经散寒。方用：炮附子、防风、桂枝、潞党参各 15g，细辛、竹叶各 6g，葛根 45g，甘草 12g，生姜、麻黄各 10g，大枣 7 枚，黄芪 30g。服药 1 剂，疼痛大减，身体内有蚁行感，此为风寒欲去、血脉流畅之象。继用同上，共服 10 剂，疼痛消失，余症均减，复查全血、血沉、血小板均在正常范围内，临床治愈。

原按 此方证之痛痹乃风寒闭阻、气血运行不畅所致。临床辨证中多见：肢体关节疼痛，局部发凉，得温则舒，遇寒加重，舌质淡、苔薄白，脉沉细。唐师谓：竹叶汤中桂枝、防风祛风散寒，附子温阳止痛，风寒去则血脉通畅，其痛可去。临床中，附子以大量运用，每用 15～30g，酌加麻黄、细辛等品，其效更佳。
[许保华，唐丽．唐祖宣老师运用竹叶汤的经验．中原医刊，1989，（3）：36–37.]

案 4　发热（唐祖宣医案）

张某某，女，27 岁。1974 年 12 月 18 日诊治。产后 5 日，不慎感寒发热，头项强痛，大汗淋漓，医用荆防之品治之无效，急邀唐师诊治。发热面赤，气喘声促，大汗淋漓，头项强痛，食欲不振，舌体肥大、质淡、苔薄黄，脉虚浮，体温39.2℃。此乃产后正虚，复感外邪，形成正虚邪实之证。治宜：温阳益气，解表散寒。方用：竹叶、甘草各 9g，葛根 24g，防风、桔梗各 15g，桂枝、潞党参、炮附子各 12g，生姜 18g，大枣 12 枚。此病属正虚邪实之疾，纯用攻表，则虚阳易脱，单用扶正之品，又易助邪为患，攻补兼施，才能切合病机。竹叶、附子一寒一热，相互为用，可收表里兼治之效。病人共服药 2 剂，病情告愈。

原按 此方证之发热乃正气虚衰、复感风寒、卫表不固所致。临床辨证中常见：发热恶寒，头项强痛，大汗淋漓，面赤气喘，口淡不渴，脉象虚浮，舌淡苔薄白或微黄。唐师常用此方治疗产后发热、习惯性感冒发热，收效颇佳。临床中面赤重用竹叶；口渴重用桔梗；项强者重用葛根；大汗淋漓加黄芪，重用附子、人参。[许保华，唐丽．唐祖宣老师运用竹叶汤的经验．中原医刊，1989，（3）：36–37.]

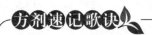
方剂速记歌诀

> 产后中风竹叶汤，头疼热赤喘能康。
> 竹叶葛根防桔桂，甘草人参附枣姜。

滋肾生肝饮 50

【来源】

滋肾生肝饮，源于明·薛己《校注妇人良方》卷八。

【组成】

山药　山茱萸各一两　熟地黄（自制）二钱　泽泻　茯苓　牡丹皮各七分　五味子（杵，炒）五分　柴胡　白术　当归　甘草各三分

【用法】

水煎服。

【功效】

益肾疏肝，健脾解郁。

【主治】

郁怒伤肝脾，血虚气滞，小便淋沥不利，月经不调，两胁胀闷，小腹作痛，或寒热往来，或胸乳作痛，或咽喉噎塞，或两脚筋挛，或肢节结核，面色青黄不泽，形气日瘦，左关弦洪，右关弦数。

【方解】

本方由六味地黄丸加味而成，主治妇人肾阴亏虚、肝郁脾虚之证。方以六味地黄丸滋补肝肾为主；当归养血柔肝，白术健脾燥湿，五味子固肾涩精，并为辅药；柴胡升举清阳、调和脾胃、引药入肝，甘草益气和中、调和诸药，并为佐使。

本方肝脾肾三脏并调，补而不滞，为治疗妇人病的良方。

【名医经验】

夏老认为滋肾清肝饮可以滋阴养血，提高癸水水平，而现代疾病多囊卵巢综合征属于中医学"闭经"范畴，病在肾阴虚，天癸不足，久而阴虚及阳，阳虚则痰浊内生。加之阴虚心肝气郁，血行不畅，气滞血瘀，痰瘀互阻，卵子不能发育成熟，呈多囊性改变，以致月经后期而至，直至闭止。治疗本病的基本法则是补肾调周，根据夏老的月经周期理论，分为经后初、中、末3个时期论治，临证常以带下的分泌来衡量阴分水平的增长程度。滋肾清肝饮是治疗闭经的大法，但"静"才能生水，夏老常强调辅以宁心安神之法。后天脾胃之精的调养也极其重要，夏老常合异功散，或木香六君汤等化裁，健脾以充养后天之精。脾旺才能燥湿化痰，血海才能按时满溢，这在临床上应予重视。[王静.夏桂成教授从心论治闭经的学术思想探讨.南京中医药大学学报，2015，31（5）：401-406.][殷燕云，谈勇，赵可宁，等.夏桂成治疗月经病验案2则.江苏中医药，2010，42（11）：51-52.]

【临床应用】

案1 多囊卵巢综合征（夏桂成医案）

梁某，女，22岁，北京人，形体偏胖，尤以下腹肥胖明显。2014年7月末初诊。因"经行延后1年，伴经水停闭4个月"就诊。病人2013年起出现经行延后，时2个月1行，末次月经2014年3月25日，至今未行。今日查B超示：双侧卵巢多囊样改变，子宫内膜6.3mm。近来面部痤疮，现经闭4个月，大便偏干，带下少，纳谷尚可，夜寐尚安，小溲调。舌红苔腻，脉细弦。月经史：12岁初潮，32日一潮，每次持续7天，量中等，夹血块，色红，无痛经。近1年月经期延后如上所述，末次月经：2014年3月25日。未婚，否认性生活史。既往身体健康，无特殊病史。西医诊断：多囊卵巢综合征（PCOS）；中医诊断：闭经，证属肾阴偏虚、癸水不足。阴不足则精不熟，阴不足则津液亏少；阴虚日久，久必及阳，阳虚痰湿内生，经水停闭不行而发闭经。按调周法，属于经后中期，从养血滋阴、宁心安神论治，佐以助阳，方以滋肾生肝饮合钩藤汤加减。处方：丹参 10g，赤芍 10g，白芍 10g，怀山药 10g，山茱萸 9g，钩藤（后下）10g，茯苓 10g，茯神 10g，莲子心 5g，合欢皮 10g，川续断 10g，菟丝子 10g，荆芥 6g，炙龟甲 10g，炒酸枣仁 10g。嘱病人测基础体温（BBT）。

服药 12 剂后似见少量锦丝样带下间作，口唇部痤疮明显，BBT 未升，二便调，舌偏红、苔腻，脉弦细。按经后中末期论治，方取补天五子种玉丹加减，加重助阳。处方：丹参 10g，赤芍 10g，白芍 10g，怀山药 10g，山茱萸 9g，牡丹皮 10g，茯苓 10g，川续断 10g，菟丝子 10g，荆芥 6g，杜仲 10g，五灵脂 10g，紫石英 10g，炙鳖甲 9g，六一散 10g。

服用 12 剂后，锦丝样带下不显，BBT 未升，夜寐梦多，早醒（凌晨 5、6 点）。遂从经后中期论治，方取加减滋肾生肝饮合钩藤汤加减。处方：丹参 10g，赤芍 10g，白芍 10g，怀山药 10g，山茱萸 9g，钩藤（后下）10g，莲子心 5g，合欢皮 10g，茯苓 10g，茯神 10g，川续断 10g，菟丝子 10g，荆芥 6g，炙鳖甲（先煎）10g，怀牛膝 10g。

12 剂后复诊，述 BBT 开始上升，近日见明显锦丝样带下，略感腰酸，夜寐尚安，梦多，面部痤疮减轻，脉细弦带滑。以经间期论治后，方以补肾促排卵汤加减。处方：丹参 10g，赤芍 10g，白芍 10g，怀山药 10g，山茱萸 9g，莲子心 5g，茯苓 10g，川续断 10g，菟丝子 10g，杜仲 10g，五灵脂 10g，鹿角片 10g，制苍术 10g，制香附 10g，炙鳖甲（先煎）9g。

BBT 上升，12 天后月经来潮，量中等，7 天净，血块少，无痛经。经后期，以归芍地黄汤合越鞠二陈汤加减，处方：丹参 10g，赤芍 10g，白芍 10g，怀山药 10g，山茱萸 9g，茯苓 10g，莲子心 5g，合欢皮 10g，川续断 10g，菟丝子 10g，怀牛膝 10g，制苍术 10g，广郁金 10g，六一散（包煎）10g，炙龟甲 10g。继续结合调周法治疗，此后月经每次约 40 余日一潮，继续按上法调治 3 个月后经期开始恢复正常。

原按 此病例为多囊卵巢综合征，属于中医学"闭经"范畴。本病病在肾阴虚，天癸不足，久而阴虚及阳，阳虚则痰浊内生。加之阴虚心肝气郁，血行不畅，气滞血瘀，痰瘀互阻，卵子不能发育成熟，呈多囊性改变，以致月经后期而至，直至闭止。治疗本病的基本法则是补肾调周。本病病人由于阴精不足，阴虚及阳，阳亦不足，长期处于经后期阶段，故重在此阶段治疗。根据夏老的月经周期理论，分为经后初、中、末 3 个时期论治，临证常以带下的分泌来衡量阴分水平的增长程度。夏老认为，滋阴养血，提高癸水水平，是治疗闭经的大法，但"静"才能生水，强调宁心安神。心火引动肝火炎上必然影响月经、癸水，治当从心，运用调周法时加宁心安神及疏肝解郁之法，方加钩藤汤或合越鞠二陈汤，如钩藤、莲子心、茯苓、茯神、合欢皮、广郁金、制苍术等。该病人虽然有多脂肥胖、痤疮等痰湿蕴阻之证，但夏老认为其根本的原因还在于肾虚阴弱、癸水不足，因此在经后初期，仍因遵循"静能生水"原则，可以不用或少用化痰湿药物；进入经后中期，阴静而动，就需要结合化痰湿药物。在经后中期可选用滋肾生肝饮合钩藤汤加减，此期是治疗本病最重要的时期，如能阴长到较高水平的经后末期，出现较多带下，质稍黏，或有少量锦丝样带下，就可以很快顺利进入经间排卵期，否则将返回经后中期或初期，因此经后末期治疗也相当重要。该病人二诊时因见少量锦丝样带下间作，按经后中末期治，方取补天五子种玉丹加减，加重助阳，但因紧张烦劳，病情又返回经后中期，再次按经后中期论治，方取滋肾生肝饮合钩藤汤加减，才促进阴长至重，顺利进入经间排卵期，此期方取补肾促排卵汤加减。按调周法调治后月经逐渐恢复正常节律。［王静. 夏桂成教授从心论治闭经的学术思想探讨. 南京中医药大学学报，2015，31（5）：401–406.］

案 2　多囊卵巢综合征（夏桂成医案）

张某，女，27 岁。病人于 2009 年 9 月 8 日因"未避孕近 2 年未孕，月经后期 1 年"就诊。近 1 年病人形体渐胖，体质量增加 15kg，体毛重。盆腔 B 超：双侧卵巢多囊样表现。月经第 3 天性激素六项：T0.49ng/dL，PL26.47ng/mL，P1.08ng/mL，$E_2$45.95ng/L，LH18.64mIU/mL，FSH4.81mIU/mL。末次月经：7 月 27 日。刻下：经周第 43 天，白带量几无，两少腹易疼痛，无腰酸乳胀，夜寐欠安，梦多，二便尚调，舌质红、苔腻，脉细弦。诊断符合多囊卵巢综合征。治法按经后中期治疗，方选滋肾生肝饮：丹参 10g，赤芍、白芍各 10g，山药 10g，山茱萸 9g，怀牛膝 10g，牡丹皮 10g，茯苓 10g，川续断 10g，炙鳖甲（先煎）10g，广木香 9g，合欢皮 10g，砂仁（后下）5g，六一散（包煎）10g。连服 12 剂。

病人于 2009 年 10 月 20 日第二次就诊。末次月经：7 月 27 日。刻下：月经近 3 个月不潮，见少量拉丝带下，BBT 未升，腰酸，余无不适，夜寐欠安，梦多，二便调，脉弦，舌红苔腻。治法按经后末期治疗，方选补天五子种玉汤：丹参 10g，赤芍、白芍各 10g，山药 10g，山茱萸 9g，怀牛膝 10g，牡丹皮 10g，茯苓 10g，川续断 10g，杜仲 15g，菟丝子 10g，鹿角霜 10g，五灵脂（包煎）10g，荆芥 6g，合欢皮 10g，六一散（包煎）10g。连服 12 剂。

病人于 2009 年 11 月 2 日第三次就诊。末次月经：7 月 27 日。刻下：BBT 上升 4 天，腰酸，上方服后略有头晕，夜寐多梦，二便调，脉细弦，舌偏红、苔腻。按经前后半期论治，方取毓麟珠加越鞠丸：丹参 10g，赤芍、白芍各 10g，山药 10g，牡丹皮 10g，茯苓 10g，怀牛膝 10g，川续断 10g，杜仲 10g，紫石英（先煎）10g，五灵脂（包煎）10g，荆芥 6g，合欢皮 10g，制苍术 10g，制香附 10g。连服 9 剂，病人月经来潮，继服经期方 5 剂。

原按 夏桂成教授认为该病人肾虚偏阴，心肝气郁，天癸乏；阴阳互根，阴虚日久及阳，阳虚蒸腾气化不利而致痰湿壅阻、痰浊滋生，冲任失于调和；且阴虚致心肝气郁，又易化火，故见多毛、痤疮、月经后期甚至闭止。其治疗本病在传统中医的辨证论治基础上，又遵循女性月经周期存在规律性阴阳消长转化的特点，强调循时治疗，分期论治。[李瑾．中医治疗多囊卵巢综合征经验．河南中医，2013，33（8）：1272–1273.]

案 3 月经后期（夏桂成医案）

高某，女，33 岁，已婚。2006 年 3 月 7 日初诊。病人月经周期延后 17 年，结婚 10 年未孕。自 16 岁初潮后月经周期一直不规律，短则 2 个月、长则 6 个月一潮，经量中等，经色暗红，时夹血块，经行 7 天净。带下黏腻，锦丝状带下偏少。结婚 10 年未孕。平素情绪抑郁，悲伤欲哭，形体偏胖，腰酸畏寒，纳少便溏，舌质淡胖、苔薄白腻，脉象弦细沉。先后于多家医院生殖中心就诊，查男方精液常规无异常。女方妇科检查：宫体偏小，余未见异常；B 超提示：双侧卵巢多囊样改变；子宫输卵管碘油造影示通畅。采用补佳乐、达英–35 及克罗米芬等西药促排卵助孕治疗 1 年未见效果。诊断：①月经后期（月经失调）；②不孕症（原发性不孕症）。中医认为，此乃肾阳偏虚，痰湿内生，血海不能按时盈满，致月经后期；心肝气郁，瘀浊壅阻胞宫，致成不孕。治拟补肾疏肝、燥湿化痰、活血调经助孕。就诊时月经愆期，停经 42 天，BBT 低温相，B 超监测左侧卵巢见 1.5cm×1.6cm 卵泡，即按经后中期论治，予以养血补肾、理气健脾。方取滋肾生肝饮合异功散加减。处方：丹参 10g，赤白芍各 10g，山药 10g，山茱萸 10g，牡丹皮 10g，茯苓 10g，川续断 10g，菟丝子 10g，熟地 10g，白术 10g，广木香 9g，陈皮 6g，荆芥 6g。常法煎服。

复诊：服药 7 剂，BBT 升至 36.7℃2 天，伴乳胀心烦，少腹胀痛，纳可便溏，带下增多，舌红、苔腻，脉弦细。采用养血补肾助阳、疏肝理气大法。取毓麟珠合七制香附丸、天仙藤散加减。处方：丹参 10g，赤白芍各 10g，山药 10g，牡丹皮 10g，茯苓 10g，紫石英 10g，川续断 10g，杜仲 10g，制香附 10g，天仙藤 10g，丝瓜络 6g。常法煎服。

三诊：服药 10 剂后，月经来潮，量、色、质正常，7 天经净后就诊。此时本当重用滋阴填精之品以充养血海，因出现胃脘痞闷、大便溏薄，转从脾肾同治，予以滋阴养血，兼以健脾和胃法。取归芍地黄汤合木香六君汤加减。处方：丹参 10g，赤白芍各 10g，山药 10g，山茱萸 10g，牡丹皮 10g，茯苓 10g，川续断 10g，桑寄生 10g，怀牛膝 10g，制苍白术各 10g，太子参 15g，焦山楂 10g，煨木香 9g。常法煎服。

四诊：服药 7 剂后，大便转实，但情绪不畅，带下不多。治疗采取滋肾健脾，佐以疏肝法。予以滋肾生肝饮合异功散加减。处方：丹参 10g，赤白芍各 10g，山药 10g，山茱萸 10g，牡丹皮 10g，茯苓 10g，川续断 10g，菟丝子 10g，干地黄 10g，炒白术 10g，焦山楂 10g，炒柴胡 6g，陈皮 6g。常法煎服。

五诊：服药 10 剂后，BBT 仍处低温相，再次出现胃脘痞闷，大便溏泻、每日 3～5 次，神疲倦怠，带下黏腻，舌淡、苔白腻，脉细弦。仍按月经后期论治，采用健脾和胃、温中化痰、通络调经法。取参苓白术散加减。处方：党参 10g，炒白术 10g，茯苓 10g，山药 10g，赤白芍各 10g，山茱萸 10g，川续断 10g，菟丝子 10g，煨木香 9g，炮姜 6g，佛手片 6g，陈皮 6g。常法煎服。

六诊：服药 7 剂后，诸症改善，但带下不多，BBT 仍呈低温相，增加补肾疏肝之力。改用二甲地黄汤合越鞠二陈汤化裁。处方：炙鳖甲 10g，炙龟甲 10g，熟地 10g，赤白芍各 10g，山药 10g，山茱萸 10g，牡丹皮 10g，茯苓 10g，川续断 10g，菟丝子 10g，广郁金 10g，制苍术 10g，怀牛膝 10g，太子参 10g，陈皮 6g。常法煎服。

七诊：服药 7 剂后，带下明显增多，但未见锦丝带下。改用补天五子种玉丹加减，进一步滋阴补肾助阳、疏肝理气调经。处方：丹参 10g，赤白芍各 10g，山药 10g，山茱萸 10g，茯苓 10g，川续断 10g，菟丝子 10g，杜仲 10g，怀牛膝 10g，五灵脂 10g，巴戟天 9g，广木香 9g。常法煎服。

八诊：服药 7 剂后，出现锦丝状带下，转从经间期补肾调气血以促阴转阳，予以补肾促排卵汤治疗。处方：丹参 10g，赤白芍各 10g，山药 10g，山茱萸 10g，牡丹皮 10g，茯苓 10g，川续断 10g，菟丝子 10g，鹿角片 10g，熟地 10g，五灵脂 10g，广木香 9g，红花 6g。常法煎服。

九诊：服药 9 剂后，BBT 升入高温相 3 天，略感乳胀心烦，纳可便调，舌质淡红、苔薄白，脉细弦。按经前期论治，采用温补肾阳、疏肝理气调经大法，以毓麟珠合七制香附丸加减。治疗半年后，月经周期基本上 35 天一潮，治疗 8 个月后妊娠，转入补肾保胎治疗。

原按 月经后期一证，夏老认为主要原因是阴精不充，不能及时行其滋长，经后期相对延长。多责之于先天，同时与后天摄身不慎密切相关。如很多年轻女性长期熬夜上网，或女学生学业繁重、挑灯夜读，长期缺乏睡眠；或长期白天睡懒觉至中午，导致生物钟紊乱，肾–天癸–冲任–胞宫生殖轴功能失调；或嗜食洋快餐等高脂食品，致痰湿内壅，阻塞经络，最终血海不能按期盈满而发为月经后期。临床 B 超多提示双侧卵巢多囊样改变，BBT 低温相延长，但尚未发展成闭经，应及时治疗。在阴长过程中，痰湿肝郁，脾不健运，亦不同程度地阻碍阴长至重，致经后期延长。夏老采用补肾调周法治疗时非常重视后天脾胃的调养，本例反复出现纳差便溏，夏老或选用参苓白术散，或选用滋肾生肝饮合异功散，或木香六君汤等化裁，目的就是健脾，以后天充养先天；脾旺才能燥湿化痰，血海才能按时满溢，这在临床上应予重视。[殷燕云，谈勇，赵可宁，等. 夏桂成治疗月经病验案 2 则. 江苏中医药，2010，42（11）：51-52.]

方剂速记歌诀

滋肾生肝生熟地，茱萸山药术丹皮。

苓泽柴胡五味草，疏肝滋肾此方依。

滋生青阳汤 51

【来源】

滋生青阳汤，源于清·费伯雄《医醇賸义》卷一。

【组成】

生地四钱　白芍一钱　丹皮一钱五分　麦冬（青黛拌）一钱五分　石斛二钱　天麻八分　甘菊二钱　石决八钱　柴胡（醋炒）八分　桑叶一钱　薄荷一钱　灵磁石（整块同煎）五钱

【用法】

水煎服。

【功效】

滋阴潜阳，平肝息风。

【主治】

肝风。头目眩晕，肢节摇颤，如登云雾，如坐舟中。

【方解】

方中用生地为君，滋阴潜阳；辅以白芍、石斛、麦冬滋润养阴；石决明、磁石重镇降逆以潜阳息风；桑叶、菊花、薄荷、柴胡清肝平肝以疏解郁热；天麻平肝息风，滋燥缓急。诸药配伍，则滋阴与潜阳，相得益彰，平息肝风，尤适于肝阳上亢较甚、肝风内动者。

【名医经验】

全国名老中医张炳厚认为，滋生青阳汤加减，可主治肝阳、肝风、肝火头痛，高血压头痛，动脉硬化头痛，三叉神经痛。该方原为主治中风头目眩晕、肢节摇颤、如登云雾、如坐舟中之证。而三叉神经痛等证的病机以肝肾阴虚、肝风上扰最为多见。可取该方滋阴潜阳、养血柔肝、息风通络之性，主治三叉神经痛。方中白芍、当归养血敛阴，柔肝止痛，平抑肝阳；石决明、天麻平肝潜阳，息风止痉；生地、麦冬、牡丹皮、石斛清热凉血，养阴生津。全方旨在滋阴潜阳，柔肝息风。临证中重用白芍、当归，取其"治风先治血，血行风自灭"之意。[王莒生主编. 名老中医经验集. 北京：中国中医药出版社，2006.][张炳厚主编. 神医怪杰张炳厚. 北京：中国中医药出版社，2007.]

【临床应用】

案1　三叉神经痛（张炳厚医案）

王某，女，63岁。患右侧三叉神经痛半年，每次疼痛发作时如针刺火烙一般，痛及右侧颞部及巅顶，其右侧面颊不能碰触，每日不敢洗脸，甚至一见到水就会心生恐惧之感。曾用针灸及神经阻滞法治疗无效。每日靠服卡马西平控制疼痛，但即使这样，也不能使症状完全缓解。其于2002年6月12日在张老师处就诊，观其舌质暗，舌前少苔、中根苔白厚，脉弦细。老师认为此病人阴血亏虚，风痰入络，兼有血瘀。遂重用杭白芍、大生地滋阴养血，用甘草配芍药缓急止痛，用钩藤、桑叶、菊花、葛根疏风清热，明天麻、白僵蚕、白附子化痰祛风，配红花、桃仁活血化瘀，加全蝎、蜈蚣、白花蛇搜风通络。该方仅服14剂病即告痊愈。随访3个月无复发。

原按　张炳厚教授认为三叉神经痛属于中医学"面风"范畴。"肾主骨生髓通于脑""肝肾同源""头为诸阳之会""高巅之上，唯风可到"。面风，病发于头，其本多为肝血亏虚，其标多为痰凝血瘀、风邪上扰。治疗此病时一定要找到其所病之关键，不能因其痛，只想到是因邪实所致不通，而应想到"因虚致实"。因此张老师治疗此病多用滋生青阳汤加减。重用白芍、生地等滋养肝血；再用桃仁、红花、赤芍、炒穿山甲等活血通脉；用钩藤、葛根、桑叶、白芷、菊花等疏风清热；用白僵蚕、白附子、明天麻、淡竹叶、草决明等化痰解郁；用生黄芪益气通阳；更擅用全蝎、蜈蚣、乌梢蛇、白花蛇等虫蛇药物搜风通络。张老师认为其血在身，贵在冲和不息，环周不已，外充于表，内养于脏，出入升降，循环无端。气血相配，相互影响；气虚血滞，血虚气衰。气血失和则五脏功能失调，可致瘀血阻络、痰浊内生、虚风内动，外风乘虚而入，内外相合而发此病。用以上方药可以调和气血、疏风通络、祛邪外出，故能屡治屡验。[张炳厚主编. 神医怪杰张炳厚. 北京：中国中医药出版社，2007.]

案2 三叉神经痛（张炳厚医案）

杨某，男，50岁。右侧颜面、鼻旁区跳痛、灼痛、刺痛5年。痛甚连及右齿、右侧前额、眉棱骨，因痛苦不堪而纳呆少言。平日痰多色黄而黏，大便干燥。曾用激光、局部封闭及口服止痛剂治疗，疗效不显。来诊时面色红赤，舌苔薄白，脉沉细。张师揆诸病情，诊为肝阴不足、肝风上扰、流窜阳明。遂用滋生青阳汤加减：白芍40g，钩藤、生石决明、炙甘草各20g，生地、麦冬、生石膏、牡丹皮各15g，白僵蚕、白芷、葛根各10g，全蝎5g，全蜈蚣2条，白花蛇1条。水煎，日1剂，分2次温服。进药14剂后，病人喜而告之：疼痛大减，且疼痛持续时间明显缩短。效不更方，上方加白附子10g，继服14剂后，疼痛消失，状若常人。又予10剂以巩固疗效。随访1年，未再复发。

原按 三叉神经痛的病机以肝肾阴虚、肝风上扰最为多见。张师取该方滋阴潜阳、养血柔肝、息风通络之性。方中白芍、当归养血敛阴，柔肝止痛，平抑肝阳；石决明、天麻平肝潜阳，息风止痉；生地、麦冬、牡丹皮、石斛清热凉血，养阴生津。全方旨在滋阴潜阳，柔肝息风。临证中重用白芍、当归，取其"治风先治血，血行风自灭"之意。[张炳厚主编. 神医怪杰张炳厚. 北京：中国中医药出版社，2007.]

案3 三叉神经痛（张炳厚医案）

田某，男，69岁。头痛20余年。现病史：20年前在某口腔医院诊断为三叉神经痛，曾做激光治疗无效。10年前在该院手术治疗，疼痛消失，术后2年疼痛复发，逐年增剧，多治无效。1990年1月来我院治疗。症状：右颜面拘挛疼痛，口角疼痛尤著，向颞部放射，一日数发，以索密痛每次 1g、每日 3 次维持。说话咀嚼疼痛必作，常垂泪惧餐，终日不语，疼痛难忍，痛苦不堪。痰多而黏，腰酸腿软，夜半咽干，身痒手颤，舌苔白滑，脉弦细。血压波动在 160～180/90～110mmHg。辨证：肝肾阴虚，肝风内动，夹痰阻络。诊断：西医：三叉神经痛；中医：偏头痛。立法：平肝息风，化痰解痉，开窍通络。方用滋生青阳汤加减（亦为天麻钩藤饮加减）：白芍 30g，生地 20g，石决明 20g，磁石 20g，草决明 12g，天麻 10g，竹茹 10g，半夏 10g，白僵蚕 10g，白附子 6g，全蝎 5g，蜈蚣 1 条。水煎服，日 1 剂，分 2 次温服。前 3 个疗程疼痛明显减轻，第 4、5 个疗程疼痛相对加重，血压升高，加重石决明等平肝药物剂量后，疼痛又明显减轻。至第 9 个疗程时，疼痛又剧增，遂加白花蛇 1 条，疼痛递减。至第 15 个疗程，痛止症消。随访 3 个月未发。

原按 本例实属顽疾，顽就顽在风火相煽、痰瘀共患、以瘀为主，绝非一般药物所能奏效，必加大量虫蚁之品，搜剔化瘀，果然事随心愿，症愈痛除。头痛在临床表现十分复杂，往往是寒热虚实、瘀血痰浊错综互见，临证时必须权衡主次，审证求因，辨证论治，才能获得预期效果。[王莒生主编.名老中医经验集.北京：中国中医药出版社，2006.]

案 4　高血压病（王行宽医案）

张某，女，56 岁。初诊：2011 年 3 月 8 日。久患风眩，即使血压高达208/106mmHg，虽无典型肝阳上亢之头晕痛，然细释之，脉弦细、头面部乍热现红、头痛、口苦，亦当为阴虚阳亢之征。辨证分析：病人久患风眩，脉弦细，头面部乍热现红，头痛，口苦。辨证为风眩；肝肾亏虚，阳亢于上。方用滋生青阳汤加减：生地黄 15g，石斛 15g，麦冬 10g，白芍 15g，磁石 20g（先煎），桑叶 10g，菊花 10g，生牡蛎 30g（先煎），柴胡 8g，石决明 20g（先煎），怀牛膝 15g，茺蔚子 10g，天麻 10g（蒸兑），夏枯草 15g，甘草 3g。10 剂，水煎服，日 1 剂。

2011 年 3 月 17 日二诊：药后肝阳获潜，血压明显下降至 160/95mmHg，面部乍热潮红亦明显改善。肝阳者，多指病态，而青阳者系肝之正常阳气，欲使肝之青阳上升起煦养之功，必使肝阳得以潜匿，故原方去石决明、茺蔚子。再 10 剂。

2011 年 3 月 27 日三诊：上僭之肝阳渐臻平潜，阴亏阳亢之乍热潮红已剩轻微，仍有口苦。舌淡暗、苔薄黄，脉弦细。BP140/90mmHg。上方加黄芩 10g。14 剂。药后肝阳平，风眩止。

原按　肝为刚脏，体阴而用阳，以血为本，以气为用；肝为刚脏，愈压愈亢，惟顺其气以平之。王师引用清代名医费伯雄之说，以肝之阳气为青阳。青阳为病，升发不及则脑失清明；升发太过则风阳上扰变证骤起，而发为眩晕。方选滋生青阳汤治疗。"头目眩晕，肢节摇颤，如登云雾，如坐舟中"（《医醇賸义·中风》），《素问·脏气法时论》曰："肝欲散，急食辛以散之。"因此本案选用滋生青阳汤，汤中柴胡疏肝解郁以顺其气，所谓"气行则血行""血行风自灭"；白芍滋养阴血以养其体，所谓"养其肝血，则其用自平"，二者合用，疏肝和肝，涵养肝血，具有疏柔相济、动静结合、体用兼顾之妙；生地黄、麦冬、石斛养阴生津，助白芍养肝；因肝阳易亢，恐化风生火，扰乱心与血脉，故以天麻、石决明、磁石、生牡蛎平肝潜阳；怀牛膝引血下行；桑叶、菊花、夏枯草、茺蔚子清肝泻肝。全方滋阴潜阳之功效显著，佐以养血柔肝，故药后血压下降显著。［谭元生，唐文利，雍苏南，等．王行宽教授从肝论治高血压病经验．湖南中医药大学学报，2015，35（5）：34-36.］

方剂速记歌诀

> 滋生青阳肝风方，地芍斛麦阴潜阳。
> 天麻磁决息且降，桑菊柴薄疏以凉。